Methoden der Informatik in der Medizin

Bericht der 3. hannoverschen
Tagung über Medizinische Informatik
vom 28.-30. März 1974

Herausgegeben von P. L. Reichertz und G. Holthoff

Mit 124 Abbildungen und 7 Tabellen

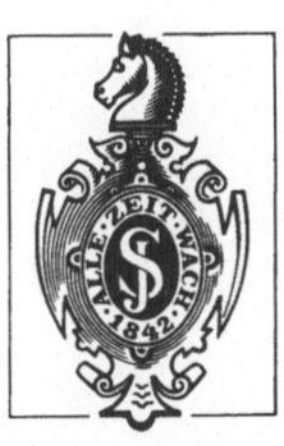

Springer-Verlag
Berlin Heidelberg New York 1975

Prof. Dr. Peter Leo Reichertz,
Medizinische Hochschule Hannover,
Abteilung und Lehrstuhl für Medizinische Informatik,
3000 Hannover-Kleefeld, Postfach 180

Gabriele Holthoff,
Medizinische Hochschule Hannover,
Department für Biometrie und Medizinische Informatik,
3000 Hannover-Kleefeld, Postfach 180

ISBN-13: 978-3-540-07201-0   e-ISBN-13: 978-3-642-66089-4
DOI: 10.1007/978-3-642-66089-4

Library of Congress Cataloging in Publication Data. Hannoversche Tagung über
Medizinische Informatik, 3d, 1974. Methoden der Informatik in der Medizin. Includes
bibliographies and index. 1. Electronic data processing--Medicine--Congresses.
2. Electronic data processing--Diagnosis--Congresses. I. Reichertz, P. L., 1930- ed.
II. Holthoff, G., 1949- ed. III. Title. [DNLM: 1. Automatic data processing--Congresses.
2. Communication--Congresses. 3. Diagnosis, Computer assisted--Congresses.
4. Medicine--Congresses. W3 HA23 .1974m / W26.5 H246 1974m] R858.A1H36
1974 610'.28'54 75-4794.

Satz, Druck, Bindearbeiten: Julius Beltz, Hemsbach/Bergstr.

Inhaltsverzeichnis

Autorenverzeichnis

Bancsich, J. Dr.
   Wien, Rechenzentrum am Extraordinariat für Medizinische Computer-
   wissenschaften

Buser, K. Dipl.-Volkswirt
   Hannover, Institut für Sozialmedizin und Epidemiologie der Medizinischen Hochschule Hannover

Chock, P. Dr. med.
   Chicago, Rush-Presbyterian-St. Luke's Medical Center Kidston House

Christl, H.L. Dr. rer. nat.
   Wiesbaden, Deutsche Klinik für Diagnostik

Eggstein, M. Prof. Dr. med.
   Tübingen, Medizinische Universitätsklinik

Ferrari, A.
   Milano, C.D.I. Centro Diagnostico Italiano S.P.A.

Gräser, W. Dipl.-Ing.
   Tübingen, Medizinische Universitäts-Klinik, EDV-Abteilung

Gross, U.M. Prof. Dr. med.
   Berlin, Pathologisches Institut der Freien Universität Berlin im
   Klinikum Steglitz

Hackle, J. Ober-Ing.
   Erlangen, Siemens AG, Bereich Medizinische Technik

Hauptmann, E. Dipl.-Ing.
   Düsseldorf, Neurochirurgische Universität Düsseldorf

Henskes, D. Th.
   Hannover, Department für Biometrie und Klinische Informatik der Medizinischen Hochschule Hannover

Kaltschmidt, H. Dr. Ing.
   München, Messerschmidt Bölkow-Blohm GmbH

Kaul, U. Dipl.-Psych.
   Hannover, Institut für Sozialmedizin und Epidemiologie der Medizinischen Hochschule Hannover

Kilian, K.P. Dipl.-Ing.
   München, Klinisch-chemisches Institut des Krankenhauses München-
   Harlaching

Knedel, M. PD Dr. med.
   München, Klinisch-chemisches Institut des Krankenhauses München-
   Harlaching

VIII

Koeppe, P. Prof. Dr.-Ing.
   Berlin, Strahlenklinik und -Institut des Klinikum Steglitz der Frei-
   en Universität Berlin

Krämer, M. Dipl.-Phys.
   Düsseldorf, Klinische Anstalten der Universität Düsseldorf, Neurochirurgische Klinik

Kopetzky, C.D. Dr. med.
   Homburg, Pathologisches Institut der Universität des Saarlandes

Küsel, W. Cand. med.
   Hannover, Department für Biometrie und Klinische Informatik der Medizinischen Hochschule Hannover

Loy, V. Dr. med.
   Berlin, Pathologisches Institut der Freien Universität Berlin im
   Klinikum Steglitz

Marksteiner, A.
   Wien, Rechenzentrum am Extraordinariat für Medizinische Computer-
   wissenschaften

Meyer-Waarden, K. Dr. Ing.
   Karlsruhe, INstitut für Biokybernetik und Biomedizinische Technik
   der Universität Karlsruhe

Mieth, I. Dipl.-Phys.
   Milano, C.D.I. Centro Diagnostico Italiano S.P.A.

Müller, K. Dipl.-Ing.
   Erlangen, Siemens AG, UB Med. Abteilung DV-EV

Petsch, H. Dipl.-Ing.
   München, Klinisch-chemisches INstitut des Krankenhauses München-Harlaching

Pigors, R. Dipl.-Math.
   Hannover, Labordatenverarbeitung der Medizinischen Hochschule Hannover

Porth, A.J. Dr. Dipl.-Math.
   Hannover, Labordatenverarbeitung der Medizinischen Hochschule Hannover

Reichertz, P.L. Prof. Dr. med.
   Hannover, Department für Biometrie und Klinische Informatik der Medizinischen Hochschule Hannover

Riemann, H. Prof. Dr. med.
   Frankfurt/Main, Zentrum der Radiologie im Klinikum der Johann-Wolf-
   gang-Goethe-Universität

Ries, P. Dr. med.
   Hannover, Pathologisches Institut der Medizinischen Hochschule Hannover

Rosenkranz, K. Dr. med. vet.
   Hannover, Department für Biometrie und Klinische Informatik der Medizinischen Hochschule Hannover

Röttger, P. Dr. med.
    Frankfurt/Main, Senckenbergisches Zentrum der Pathologie, Klinikum
    der Johann-Wolfgang-Goethe-Universität

Schipper, P. Dipl.-Ing.
    Erlangen, Siemens AG, Bereich Medizinische Technik

Schmülling, R.M. Dr. med.
    Tübingen, Medizinische Universitätsklinik, Abteilung IV Stoff-
    wechselkrankheiten

Sporn, C. Dipl.-Ing.
    Erlangen, Siemens AG, Bereich Medizinische Technik

Thurmayr, R. Dr. med.
    München, Gesellschaft für Strahlen- und Umweltforschung mbH, Insti-
    tut für Medizinische Datenverarbeitung

Wingert, F. Prof. Dr. med. Dipl.-Math.
    Münster, Institut für Dokumentation, Informatik und Biomathematik

Eröffnung der Tagung

P. L. Reichertz

Alle Teilnehmer an dieser 3. hannoverschen Tagung über Medizinische
Informatik möchte ich recht herzlich begrüßen. Wie in den letzten Jahren hat dieses Zusammenkommen den Zeck, grundsätzliche und praktische
Untersuchungen, Systemkonzepte, Erfahrungen und Überlegungen im Kreis
der Arbeitsgruppe für Medizinische Informatik in der Deutschen Gesellschaft für Medizinische Dokumentation und Statistik zu diskutieren.
Darüberhinaus sollen aber alle Interessierten in die Diskussion einbezogen werden. Hierbei ist es vorgesehen, auch jüngere Projekte zu Wort
kommen zu lassen, um Kommunikationsmöglichkeiten zu eröffnen.

Bei der Bewältigung der ersten, durch die Erwartung der frühen Projekte
meist großen Belastungen und Probleme ist es nun unsere Aufgabe, die
Beziehung zur wissenschaftlichen Informatik herzustellen und zu vertiefen. Auf die Dauer wichtigstes Instrument ist hierzu die sorgfältige
und langfristige Ausbildungsplanung, die immer in der Arbeitsgruppe
einen breiten Rahmen gefunden hat. Auch in diesem Jahr werden wir uns
diesen Problemen in einem Diskussionsforum zuwenden.

Darüberhinaus wäre es aber auch mein Wunsch, daß diese Tagung Informa-
tikern Gelegenheit bieten würde, ihre Kenntnisse von der spezifischen
Anwendungsproblematik in der Medizin zu vertiefen. Die Beachtung von
Randproblemen ist oft gleichermaßen entscheidend wie die der zu lösen-
den Hauptaufgabe. Medizinische Systeme sind eingebettet in eine komplexe
Struktur der allgemeinen Gesundheitsversorgung und sind durch deren De-
terminaten mitbestimmt.

Wenn auch gewiß andere Voraussetzungen als bei den biologischen Natur-
wissenschaften bestehen, so seien doch hier einige Gedanken Konrad Lo-
renz' aus den '8 Todsünden der zivilisierten Menschheit' zitiert. Er
befaßt sich hier mit komplexen biologischen Systemen:

> Bekannte Aussprüche, wie etwa der, daß jede Naturforschung so weit
> Wissenschaft sei, als sie Mathematik enthalte, oder daß Wissenschaft
> darin bestehe, "zu messen, was meßbar ist und meßbar zu machen, was
> nicht meßbar ist" sind erkenntnistheoretisch wie menschlich der
> größte Unsinn, der je von den Lippen derer kam, die es besser hätten
> wissen können.
>
> Jede Naturwissenschaft, auch die Physik, beginnt mit der <u>Beschrei-
> bung</u>, schreitet von da aus zur <u>Einordnung</u> der beschriebenen Er-
> scheinungen fort und von da erst zur Abstraktion der in ihnen obwal-
> tenden Gesetzlichkeiten vor. Diese schon von Windelband als die Des-
> kriptiven, die systematischen und die nomothetischen bezeichneten
> Stadien müssen von jeder Naturwissenschaft durchlaufen werden.
>
> Je komplexer und höher integriert ein organisches System ist, desto
> strenger muß die Windelbandsche Reihenfolge der Methoden eingehalten
> werden und deshalb treibt gerade auf dem Gebiet der Verhaltensfor-
> schung der moderne, verfrüht experimentelle Operationalismus seine
> absurden Blüten.

Der grundsätzliche Irrtum der von der behaviouristischen Doktrin
diktierten Denk- und Arbeitsweisen liegt in eben dieser Vernachlässigung der Struktur: Ihre Beschreibung wird für schlechthin überflüssig erachtet, allein operationistische und statistische Methoden gelten als legitim. Da alle biologischen Gesetzlichkeiten sich
aus den Funktionen von Strukturen ergeben, ist es ein vergebliches
Bemühen, ohne deskriptive Erforschung der Strukturen der Lebewesen
zur Abstraktion der Gesetzlichkeiten zu gelangen, von denen ihr Verhalten beherrscht wird. Dies wirkt sich um so schädlicher aus, je
komplexer das untersuchte System ist und je weniger man von ihm weiß.
Die modische Neigung, die Forschung auf niedrigen Integrationsebenen
für die wissenschaftlichere zu halten, führt dann allzuleicht zum
Atomismus, d.h. zu Teiluntersuchungen untergeordneter Systeme, ohne
die obligate Berücksichtigung der Art und Weise, in der diese dem
Aufbau der Ganzheit eingefügt sind. Ihre bösesten Wirkungen erreicht
die heutige wissenschaftliche Mode erst dadurch, daß sie Statussym-
bole schafft, denn erst dadurch entsteht die von Simpson verspottete
Rangordnung der Wissenschaften. Der richtige moderne Operationalist,
Reduktionist, Quantifikator und Statistiker blickt mit mitleidiger
Verachtung auf jeden der Altmodischen, die glauben, man könne durch
Beobachtung und Beschreibung tierischen und menschlichen Verhaltens,
ohne Experimente und selbst ohne zu zählen, neue uns wesentliche Ein-
blicke in die Natur tun. Die Beschäftigung mit hochintegrierten, le-
benden Systemen ist dann als wissenschaftlich anerkannt, wenn von
den strukturgebundenen Systemeigenschaften durch absichtliche Maßnahmen, simplicity filters, wie Donald Griffin sie treffend nannte,
der trügerische Schein exakter, d.h. äußerlich physikähnlicher Ein-
fachheit erweckt wird, oder aber, wenn die statistische Auswertung
eines zahlenmäßig imponierenden Datenmaterials die Tatsache vergessen läßt, daß die untersuchten Elementarteilchen Menschen und nicht
Neutronen sind, kurz nur dann, wenn alles aus der Betrachtung fort-
gelassen wird, was hochintegrierte organische Systeme, einschließlich des Menschen, wirklich imposant macht.

Ich will mit diesem Zitat nicht unterstellen, daß die dringend notwendige methodische Unterbauung unseres neuen Wissenschaftsgebietes gering
anzusetzen ist. Ganz im Gegenteil. Ich möchte aber bitten, über einige
dieser Sätze nachzudenken. Sie könnten erklären, weshalb manche im Bereich der Medizinischen Informatik entwickelten Systeme trotz großer
methodologischer Unzulänglichkeiten erfolgreich eingeführt worden sind,
während andere, methodisch einwandfreie, nicht den gewünschten Erfolg
hatten. Vielleicht liegt es daran, daß wir es hier mit komplexen Systemen zu tun haben, in denen der Mensch eingeschaltet ist, und zwar sowohl als handelndes Subjekt wie als betroffenes Objekt. Über die mathematischen Methoden sind daher die deskriptiven und systematischen, die
am Anfang der Entwicklung auch der Medizinischen Informatik standen,
nicht zu vernachlässigen. Darüberhinaus müssen wir auch bemüht sein,
unsere Analysen auf das Verhalten der Systeme systematisch zu erweitern, zu unterbauen und methodologisch voranzubringen.

Zurück zu dieser Tagung. Sie ist gegliedert nach den Sektionen der Arbeitsgruppen und ihren generellen Themen. Ich würde mich freuen, wenn
Ihre Teilnahme für Sie ein Gewinn wäre. Ihr Hiersein wird auf jeden Fall
für unsere Arbeit von Nutzen sein.

Ich wünsche Ihnen angenehme Tage in Hannover.

Zusammenfassung der Darstellungen des I. Teils des ersten Halbtages

P. KOEPPE

Mit Ausnahme des Beitrages der Herren Casper, Harders und Smidt standen die Vorträge des ersten Vormittags unter dem Zeichen einer gewissen Besinnung, einer Denkpause nach Jahren einer vielleicht zu sehr technologisch orientierten Arbeit. So beschäftigen wir uns seit langem mit dem Aufbau von Informationsystemen im Gesundheitswesen, aber eine genauere Betrachtung des Begriffs "Information" ist nur vereinzelt erfolgt, im deutschen Sprachraum insbesondere von Wersig (vgl. Wersig, G.: Das Krankenhaus-Informationssystem (KIS), Verlag Dokumentation, München-Pullach u. Berlin (1971), sowie die dort angeführte Literatur).

Zwar gibt es, beginnend mit dem berühmten Werk von Shannon und Weaver ("A Mathematical Theory of Communication", 1949) seit Jahren eine "Informationstheorie", die aber den Begriff der Information selbst nicht definiert, vielmehr von einem abstrakten Informationsgehalt ausgeht und dessen Übertragungsverhalten studiert.

Jedes Fach, das von dieser Theorie Gebrauch machen will, muß daher zunächst für sich (unter Beachtung gewisser allgemeiner Gesichtspunkte) den Begriff "Information" definieren.

Hierzu stellte Kopetzky in seinem Vortrag Betrachtungen an, wobei er insbesondere auf die Zusammenhänge zwischen Information und Kommunikation im medizinischen Bereich einging. Ein Informationssystem kann primär nur Signale oder Zeichen übertragen, sog. statistische Informationen. Zur Interpretation dieser (nackten) Nachricht bedarf es einer zusätzlichen Größe bei dem Empfänger, z.B. bestimmter Kenntnisse, um etwa in der Nachricht "Appendizitis" mehr als nur eine Buchstabenfolge zu sehen. Erst aus dem Zusammenwirken beider Komponenten wird die Nachricht zu einer "semantischen Information". Die gleiche Nachricht kann auch den Charakter einer "pragmatischen Information" haben, wenn der Empfänger mit der Buchstabenfolge Appendizitis in ihrer allgemeinen Bedeutung nichts anzufangen weiß, aber an einen Bekannten erinnert wird, der daran gestorben ist.

Ein Informationssystem stellt nun kein Gebilde sui generis dar, sondern soll dem Informationsaustausch dienen, wobei jedoch nur der statistische Anteil übermittelt werden kann. Zu einer semantischen Information (im Sinne einer Bedeutung) wird die Nachricht erst, wenn zwischen Sender und Empfänger ein gewisses Maß an gleichartiger Interpretationsfähigkeit vorliegt, die wieder eine allgemeine Kommunikation voraussetzt.

Um diese ungemein wichtigen Überlegungen noch deutlicher zu machen, sei Kopetzkys Beispiel "MARGARETHE" etwas abgeändert: Die Buchstabenfolge "ANDREA" enthält für einen Deutschen die semantische Information eines weiblichen Vornamens; für einen Italiener ist Andrea jedoch männlichen Geschlechts.

Für ein "Namens-Informationssytem" ergäben sich folgende Alternativen:
- Beschränkung auf einen Sprachraum, oder
- erklärende Zusätze ("dies ist ein weiblicher Vorname").
Dies ist die Grundsituation auch eines Medizinischen Informations-

Systems, dessen innerer Aufbau ebenso wie sein Umfang grundlegend von
den System-peripheren Kommunikationsbedingungen abhängt.

Diese Überlegungen werden von Kopetzky anhand einiger Beispiele näher
erläutert und mit Schlußfolgerungen versehen.

In der lebhaften Diskussion betonte Goos die Bedeutung der vom Menschen
abhängigen "Mehrstufigkeit" der Information, die Notwendigkeit der Normierung der einzelnen Ebenen, wobei die Definitionen in gesonderten
Thesauri festzuhalten wären. Dieses Vorgehen ist zwingend, wenn der
Input nur in Kenntnis dieser Konventionen interpretierbar wäre.

Hierzu gab Reichertz zu bedenken, daß häufig in der Medizin zunächst
keine gültigen Konventionen möglich seien.

Nach Goos ist dies gelegentlich auch in anderen Disziplinen so; in solchen Fällen müßte man zu abstrakten Formulierungen übergehen.

Eine andere Schwierigkeit beim Aufbau Medizinischer Informations-Systeme
besteht darin, daß sie sich nicht mit den Methoden einsamer Forschung
verwirklichen lassen, vielmehr handelt es sich hierbei um die Lösung
von Mangement-Problemen, die umso bedeutsamer werden, je weiter das
System ausgebaut ist und je mehr es in eine operationelle Phase gelangt.

Aus diesem Grunde sind von Beginn an bestimmte Prinzipien des Projektmanagements zu beachten, die z.Z. in Handbuchform von einer Projekt-
Gruppe der Arbeitsgruppe Medizinische Informatik zusammengestellt werden. Erste Ergebnisse sowie die Gliederung des Handbuches erläuterte
Rosenkranz.

Dem Berichter erscheint der Ansatz, die Managementfunktionen durch horizontale und vertikale Zusammenschaltung einfacher Regelkreise nach-
zubilden, zu mechanistisch. Nach ihrer Handlungsweise sind die Menschen
mit Sicherheit "nichtlineare" Elemente, häufig sogar nicht determini-
stisch, d.h. die gleiche Eingansgröße bewirkt zu verschiedenen Zeiten
einen verschieden Output. Das Gesamtsystem wird daher nur stabil sein
können bei komplexer Konstruktion mit starker Gegenkopplung. Damit wird
erreicht, daß Veränderungen im Verhalten der einzelnen aktiven Bauelemente auf das Gesamtergebnis nur noch geringen Einfluß haben. Angewandt auf den Menschen stimmen diese Überlegungen nicht gerade opti-
mistisch.

Der Beitrag von Caspar et al, vorgetragen von Harders, fällt aus der
Thematik der Vormittagssitzung heraus. Er handelt von einem in der Planung befindlichen Kommunikationssystem, das den "gesamten medizinischen
Datenverkehr" in einem Krankenhaus umfassen soll. Danach sollen alle
alphanumerischen Informationen, die über einen Patienten während seines
Krankenhausaufenthaltes anfallen, in das System aufgenommen werden.
Weder auf das Mengenproblem (z.B. hinsichtlich der Datenerfassung)
noch auf Strukturierungsfragen wird eingegangen. Unklar ist die Be-
hauptung, wonach es für Szintigramme oder EKG-Kurven zur Zeit weder
die geeigneten Speicher noch die erforderlichen Wiedergabeeinheiten
gibt.

In der Disskussion ergab sich, daß die Planung von 25 Krankenstationen
ausgeht, wobei jeweils 2 Stationen von einer Sekretärin zu betreuen
sind, die auch die erforderlichen Eingaben in das System vornehmen soll;
eine nach Ansicht des Berichters reichlich optimistische Vorstellung.

Ebenfalls erst in der Diskussion stellte sich heraus, daß die vorge-
tragene Datenbasis im wesentlichen dem Datenbank-Konzept der Codasyl-
Gruppe entspricht. Hierzu hätte man sich etwas ausführlichere Darlegungen gewünscht.

Der Zusammenhang zwischen Kommunikation und Informationsvermittlung

C. D. KOPETZKY

REICHERTZ (12) definierte die medizinische Organisation als Informationsflußkontrolle. Der Kontrollprozeß schließt dabei die typische Or-
ganisationsgliederung von der Ist-Analyse bis zum Ist-Soll-Vergleich
ein. Bestimmende Parameter sind neben anderen: Soziale Überlegungen, der
Kosten-Nutzen-Vergleich, die finanzielle Tragbarkeit und schließlich die
organisatorische und technische Realisierbarkeit.

Eine Informationsflußkontrolle macht jedoch vor allem anderen die Beantwortung der Frage, was dies sei, notwendig. SCHOBER, WERSIG u.a. nennen
6 unterschiedliche Definitionen des Informationsbegriffes (1, 2, 3, 4,
5, 13). So versteht einer darunter eine Nachricht, einen Reiz, ein Signal. Für einen anderen ist der Zusammenstoß zweier Elementarteilchen und
die dadurch bedingte Richtungs- und Energieänderung eine Informations-
übertragung. Er stellt damit die Information als dritte Größe neben die
der Energie und Materie.

Für den Patienten schließlich besteht die wichtigste Information darin,
daß er erfährt, daß die bei ihm entfernte Geschwulst gutartiger Natur
ist. Ohne auf die gewiß lohnende Diskussion der unterschliedlichen Auf-
fassungen eingehen zu können, möchte ich mich im folgenden auf die Information beschränken, die uns die medizinischen Daten vermitteln können. Grundsätzlich lassen sich diese unterteilen in
1. analoge Daten (das Aussehen des Patienten, Röntgenbild, EKG, Fieber-
   kurve, Phonogramme u.a.) und
2. sprachliche (Diagnose, Befundbericht, Laborwerte u.a.).

Lassen Sie mich die mit diesen Größen verbundene Information an einem
schon früher gebrachten Beispiel kurz rekapitulieren (9). Mit der Buchstabenfolge "MARGARETE" der ersten Abbildung, die z.B. von einem Informationssystem ausgegeben worden sein kann, verbinden sich drei Arten von
Information (1, 2, 3, 5, 7, 14, 16, 17).

MARGARETE

1. statistische Information
= Buchstabenfolge
2. semantische Information
= weiblicher Vorname
3. pragmatische Information
= Vorname meiner Mutter

Abb. 1

Zunächst erkennen wir, daß es sich hierbei um für uns lesbare Buchstaben handelt. Diese Information nennen wir die <u>statistische Information.</u>
Sie entspricht dem nachrichtentechnischen Informationsbegriff. In einem
zweiten Schritt ordnen wir dieser Buchstabenfolge die uns geläufige
Bedeutung zu, daß es sich um einen weiblichen Vornamen handelt. Hiermit
haben wir die sogenannte <u>semantische Information</u> gewonnen. Neben dieser
allgemein gültigen Bedeutung wird jedoch immer, wenn auch in unterschied-
lichem Maße, eine allein individuell gültige Bedeutung zugeordnet. Für
den Autor besteht sie z.B. darin, daß es sich bei dieser Buchstabenfolge um den Vornamen seiner Mutter handelt. Wir nennen dies die <u>pragmat-
ische Information.</u>

Fast selbstverständlich, jedoch von außerordentlicher Tragweite, ist
die Tatsache, daß nur die statistische Information mittelbar und damit von einem Informationssystem übertragbar ist. Das, was wir im allgemeinen unter Information verstehen, die Bedeutung der von uns verwendeten Worte und Ziffern, also die semantische und pragmatische Information, ist nicht übertragbar. Sie wird vielmehr durch eine aktive
und intelektuelle Leistung des Lesers der Zeichenfolge, also der statistischen Information zugeordnet.

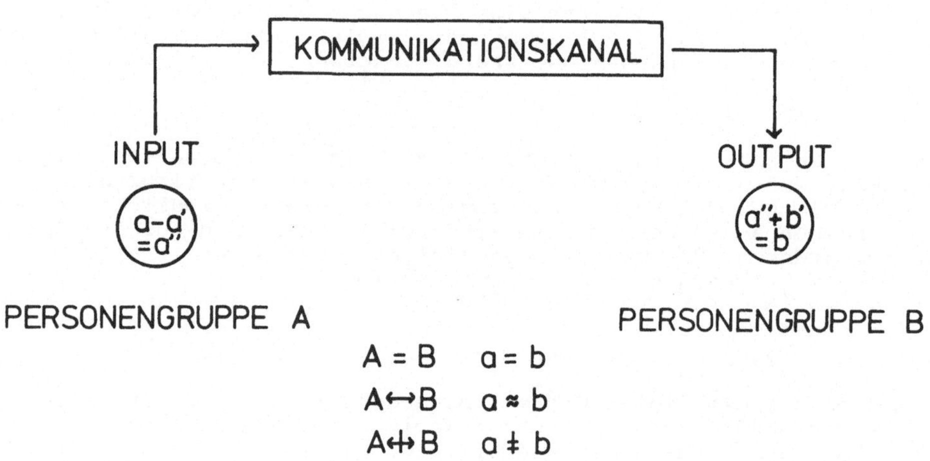

Abb. 2

Anhand der Abb. 2 läßt sich weiterführen:
Es sind hier zwei Personengruppen, A und B, gegenübergestellt, die
durch einen Kommunikationskanal, z.B. eine EDV, miteinander verbunden
sind. Nehmen wir an, die Personengruppe A möchte die gesamte Information
a der Gruppe B vermitteln. Dies ist jedoch, wie wir gesehen haben,
nicht möglich. Wir müssen die semantische und pragmatische Information
abziehen. Erst der Rest, die Zeichenfolge a'', kann übertragen werden
und erscheint damit auf der Wiedergabeseite. Hier wird ihr von der
Gruppe B die <u>gruppenspezifische</u> semantische und pragmatische Information b' zugeordnet, wodurch die Gesamtinformation b entsteht.

Jetzt sind drei Zustände denkbar:
1. Die Personengruppe A ist identisch der Personengruppe B. In diesem
   Fall ist anzunehmen, daß a = b ist.
   Am Rande sei darauf hingewiesen, daß die Identität nicht nur eine
   personelle, sondern auch eine qualitative sein muß. Wenn man z.B.

eine Eintragung in den "Speicher" seines Notizbuches oder Termin-
kalenders gemacht hat und beim Lesen darüber nachgrübelt, was man
wohl damit gemeint haben könnte, dann ist zwar in diesem Fall die
Person A identisch der Person B, die Information bei der Eingabe a
jedoch nicht identisch der vermittelten Information b.
2. Die Personengruppe A ist nicht identisch B, beide Gruppen stehen
   jedoch in Kommunikation miteinander.
   Ohne Frage ist dies bei größeren Informationssystem der häufigere
   Fall.
3. Im ungünstigen Fall besteht keinerlei Kommunikation zwischen der
   Gruppe A und B.

An dieser Stelle ist es notwendig, näher auf den Begriff der Kommunikation einzugehen. Auch dieser wird in der unterschiedlichsten Bedeutung
verwendet. Im Gegensatz zu einer weit verbreiteten Auffassung, die
unter der Kommunikation das technisch-prozessuale Geschehen der Datenübertragung und -vermittlung sieht, verstehe ich unter Kommunikation
in Übereinstimmung mit CHERRY (5) und anderen die eben beschriebene
aktive intelektuelle Leistung , in der bewußt oder unbewußt uns übermittelten Daten eine Bedeutung zugeordnet wird, d.h. Information vermittelt wird. Genauer: Kommunikation ist für mich die Gesamtheit der
Informationsvermittlungsprozesse zwischen Individuen und ihrer Umgebung.

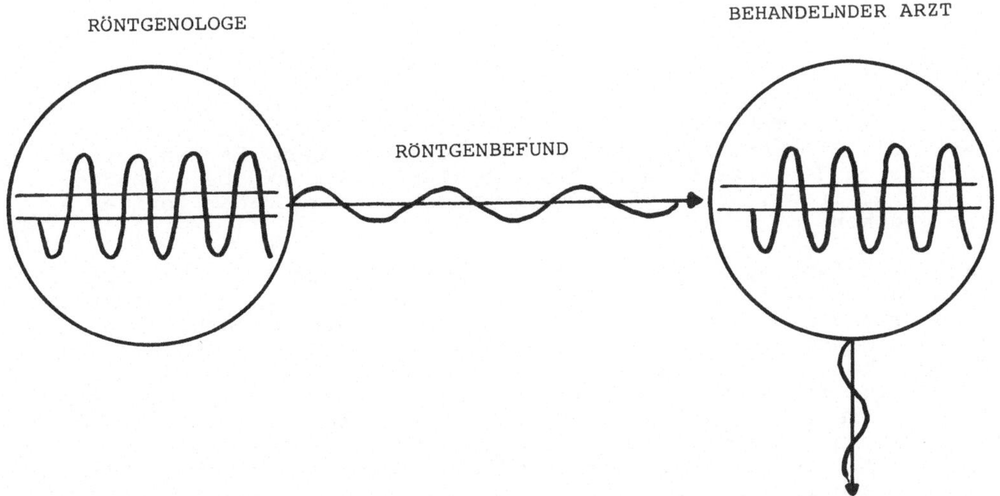

Abb. 3

Lassen Sie mich das eben gesagte an einem Denkmodell (Abb. 3) erklären:
Ich habe hier zwei Ärzte gegenübergestellt, zwischen denen eine Kommunikation hergestellt ist. Das eine sei ein Röntgenologe, das andere
der behandelnde Arzt, der einen Röntgenbefund erhält. Die Information,
die der Röntgenologe übersenden möchte, also die Bedeutung seines
Röntgenbefundes, ist als Schwingung dargestellt (linker Kreis).

Wir wollen jetzt annehmen, daß beim Lesen dieses Befundes durch den
behandelnden Arzt eine weitgehend identische Informationsvermittlung
stattfindet. Dies ist durch das Vorhandensein eines Resonanzfeldes

8

dargestellt, dessen Eigenschwingung durch die Daten des Röntgenbefundes
maximal stimuliert wird. In diesem Fall ist also die Vermittlung von
semantischer Information angenommen, die nach einer weiteren, hier
nicht dargestellten Verarbeitung, zu einer, inhaltlich allerdings anderen, Informationsweitergabe an die Krankenschwester führt, z.B. mit
der Aufforderung, die Diät des Patienten zu verändern. Diese Darstellung folgt im wesentlichen dem kybernetischen Denkmodell von STACHO-
WIAK in der Erweiterung von WERSIG (<u>13</u>, <u>15</u>).

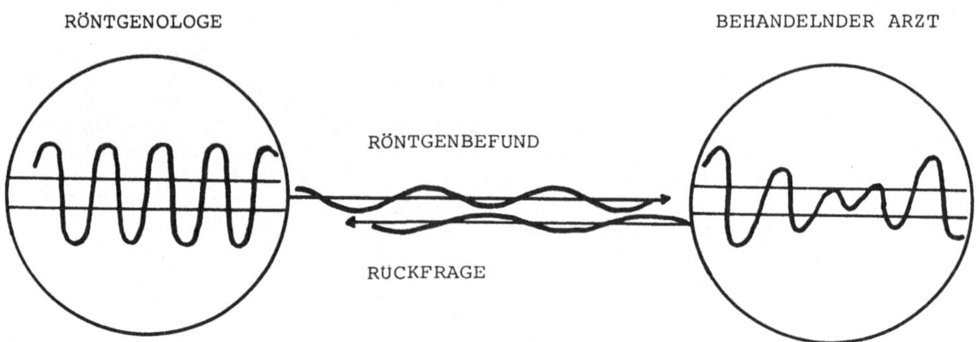

Abb. 4

In Abb. 4 ist ein anderer Fall dargestellt. Hier existiert bei dem behandelnden Arzt, aus welchen Gründen auch immer, kein eindeutiges Re-
sonanzfeld, was durch eine gedämpfte Schwingung dargestellt ist. Man
hört zwar die Glocken, weiß aber nicht, wo sie hängen. Es kann jetzt
sein, daß sich der Arzt dieser Tatsache bewußt wird und beim Röntge-
nologen zurückfragt. Damit wäre wiederum die Situation der vorigen Abbildung gegeben.

Aus eigener Erfahrung wissen wir jedoch, daß wir geneigt sind, die aus
dieser Situation bedingten Zweifel durch eine Entscheidung zu beseiti-
gen. Ich erinnere mich hierbei an das Lesen von fremdsprachlichen
Texten, bei denen man immer wieder versucht, unbekannte Vokabeln aus
dem Zusammenhang heraus eine warscheinliche Bedeutung zuzuordnen.
Möglicherweise entsprechen wir hiermit einem Grundverlangen nach Eindeutigkeit. Diese Einstellung läßt die vermittelte Information in einem
semantischen, allgemein gültigen, und in einem mehr oder weniger großen
pragmatischen, also nicht allgemein gültigen Teil zerfallen. In diesem
Fall bestünde beim Arzt die Gefahr einer inadäquaten, unter Umständen
falschen weiteren Maßnahme. Dennoch darf diese Fähigkeit auf keinen
Fall nur negativ betrachtet werden. Mir erscheint sie z.B. die unab-
dingbare Voraussetzung, wissenschaftliche Vorträge zu verstehen, in
denen unbekannte Begriffe verwendet werden, deren Bedeutungen erst im
Laufe des Vortrages verständlich werden.

Schon an diesem Beispiel hat sich gezeigt, daß das Resonazfeld, d.h.
die Bedingungen, unter denen wir übermittelten Daten eine Bedeutung
zuordnen, nichts Statistisches ist, sondern sich laufend verändert.
Deutlicher wird das anhand der Abb. 5.

Die Ausgangssituation ist die gleiche wie in der ersten Abb., d.h. es
liegt eine eindeutige Informationsvermittlung vor. Wir nehmen jetzt an,
daß der weitere Kollege dem behandelnden Arzt beim Lesen des Befundes
über die Schulter sieht und etwas zweifelnd nur zwei Worte sagt: "Na
ja". In unserem Denkmodell wird die durch diese beiden Worte erzeugte

Resonanzschwingung in unmittelbare Interferenz zu den durch den Röntgenbefund hervorgerufenen treten. Das Ergebnis kann jetzt z.B. darin bestehen, daß ein zweiter Röntgenologe konsultiert wird.

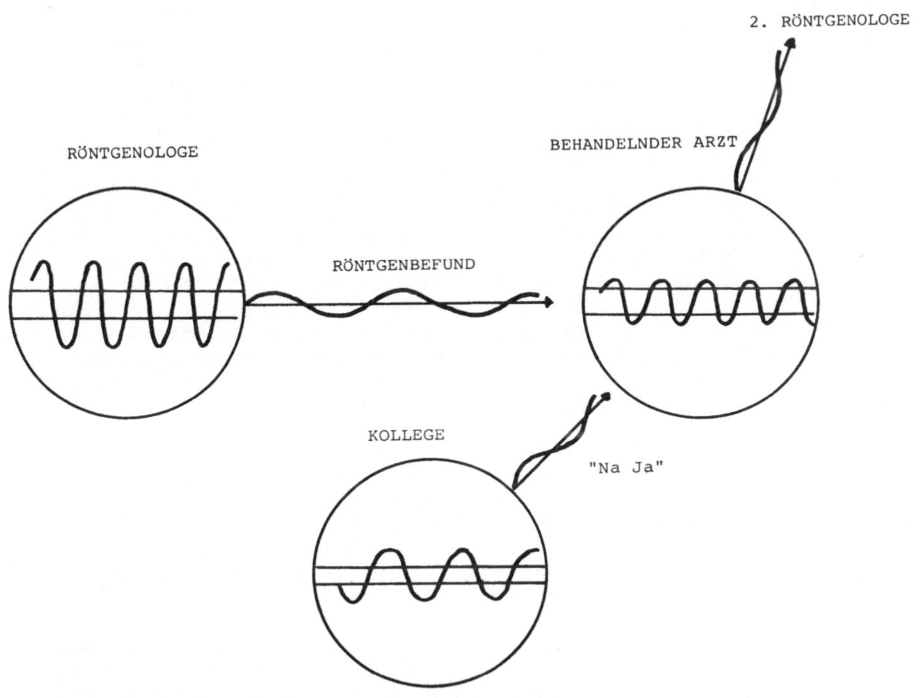

Abb. 5

So banal diese Beispiel auch sein mag, es zeigt zweierlei:
1. Die Zuordnung einer Bedeutung zu einem übermittelten Datum ist niemals eine automatische Gleichsetzung, sondern das Ergebnis eines komplizierten, wenn auch meist unbewußten Entscheidungsprozesses, der sich in einer stetig ändernden kybernetischen Situation abspielt.
2. Dieser Entscheidungsprozess erfolgt unter Hinzuziehung _aller_, also auch nicht-fachlicher, abgelaufener oder ablaufender Informationsvermittlungsprozesse und damit unter Hinzuziehung einer nicht abzuschätzenden Menge an redunanter Information.

Bei den bisherigen Überlegungen haben wir einen für die Kommunikation wesentlichen Faktor, nämlich die Zeit, unberücksichtigt gelassen. Danach müssen wir in eine indirekte oder direkte Kommunikation unterteilen. Die erstere unterscheidet sich von der letzt genannten dadurch, daß der Datenfluß durch unterschiedlich lange Zwischenspeicherung mit zeitlicher Verzögerung erfolgt. Was sich so theoretisch anhört, hat einen sehr realen und allgemeinen Bezug. Beim Lesen eines Buches treten wir in Kommunikation mit dem Autor, unabhängig vom Erscheinungsjahr des Buches und damit letzlich auch der Existenz des Autors.

Die handschriftlich oder elektronisch abgespeicherte Krankengeschichte besteht, wie wir gesehen haben, letztlich aus einer Aneinanderreihung von toten Buchstaben und Ziffern. Das, was sie bedeuten, der Wert, den sie für den Patienten haben, bleibt im Bewußtsein der behandelnden

Ärzte zurück. Dies lebt und entwickelt sich durch die tägliche Kommunikation weiter oder wird durch einen personellen Wechsel weitgehend
verändert. Anders als z.B. in der philosophischen Literatur, in der
jedes bedeutende Buch ein zeitgeschichtliches Dokument bleibt, auch
wenn sein Inhalt überholt ist, werden unsere abgespeicherten medizinischen Daten mit zunehmendem Alter unsicherer, wenn nicht gar wert-
los. Sie sind nicht allein deshalb überholt, weil es in der Zwischzeit
bessere und aussagefähigere Methoden gibt, sondern weil wir auch vielfach nicht mehr in der Lage sind, ihre ehemalige Bedeutung zu rekon-
struieren (11).

Dies gilt jedoch nicht für unsere analogen Daten. Solange sich die Methode nicht ändert, mit der sie gewonnen worden sind, wie z.B. beim
Röntgenbild, unterliegen sie diesem Alterungsprozess nicht. Der Grund
hierfür ist einfach: Die Analogdaten sind unsere ursprünglichen Befundgrößen. Bei ihrer Betrachtung muß also jedesmal aufs Neue ein neuer
Befund und eine neue Diagnose erhoben werden. Im Gegensatz zu sprachlichen Daten können die Analogdaten mit verbessertem Wissenstand (Folge
einer erweiterten Kommunikation) in ihrem Wert steigen. In der Tat
geschieht es nicht selten, daß alte Röntgenbilder auf Grund neuerer
Aufnahmen in einem völlig neuen Licht erscheinen und wesentlich mehr
Information erzeugen als bei der ersten Betrachtung.

Zurückkommend auf die Kommunikation gilt es festzuhalten, daß im Hinblick auf sprachliche Daten die direkte Kommunikation vorzuziehen ist.
Dem steht entgegen, daß uns ungleich mehr Daten über dem Wege der indirekten Kommunikation zur Verfügung stehen, mit deren Hilfe wir den
weitaus größten Teil unserer Information gewinnen. Hier scheint ein wesentlicher Widerspruch zu meinen bisherigen Darlegungen zu bestehen,
der jedoch recht einfach aufzulösen ist.

Erinnern wir uns, daß eine intensive, also direkte Kommunikation dazu
führt, daß wir bei der Zuordnung von Bedeutungen zu sprachlichen Daten
eine nicht abschätzbare Zahl von redundanten Informationen zur Verfügung haben. Dies ist bei einer indirekten Kommunikation nicht der Fall.
Um dennoch eine Verständigung, d.h. eine adäquate Zuordnung von Bedeutungen zu ermöglichen, bleibt die logische und in der Praxis tatsächlich angewandte Konsequenz, die inhaltliche Redundanz der uns übermittelten Daten zu erhöhen. Hierzu ein schon früher gebrachtes Beispiel (9):
Der Stationsarzt fragt die Krankenschwester, welcher Patient auf Zimmer
3 liege. Er erhält die lakonische Antwort: "Der Magen von gestern".
Auf Grund der zahlreichen abgelaufenen Kommunikationsprozesse reicht
diese Information völlig aus, um beim Arzt ein vollständiges Informa-
tionsmuster über diesen Patienten zu erzeugen. Die gleiche Antwort
würde jedoch in einem größeren Kreis mit geringerer Kommunikation, z.B.
bei der folgenden Chefvisite, nur Unverständnis und zu Recht Unmut her-
vorrufen. Stattdessen muß eine vollständige Vorstellung des Patienten
mit Krankengeschichte, Beschwerden, Erläuterung bisheriger Befunde und
Maßnahmen erfolgen. Für den Stationsarzt sind dies Wiederholungen von
Informationen, die er längst besitzt, also redundante Informationen,
nicht jedoch für die Teilnehmer der Chefarztvisite. Der hier rein inhaltlich verstandene Redundanzbegriff ist also nicht absolut, sondern
relativ, er ist direkt abhängig von der Summer der bisher stattgefunde-
nen Kommunikationsprozesse. Eine undifferenzierte Forderung nach Verminderung der Redundanz ist hiernach, so meine ich, nicht mehr haltbar.

Die Abb. 6 zeigt noch einmal den Zusammenhang zwischen der direkten
Kommunikation und der patientenbezogenen Informationsvermittlung auf,
bezogen auf die Trias: Befundgröße (analog), Befundbeschreibung und
Diagnose (digital).

Die direkte Kommunikation ist in 3 qualitative Klassen eingeteilt, wobei die erste Klasse (+++) etwa der Kommunikation zwischen Stationsarzt, Krankenschwester und Patienten entspricht, die zweite Klasse (++) der des Krankenhauses und schließlich die dritte Klasse (+) der Kommunikation zwischen mehreren Krankenhäusern. Wichtig ist hierbei, daß der Faktor Zeit in Abhängigkeit vom Wissenstand und der personellen Fluktuation immer eine Verschiebung von der ersten (+++) in die letzte Klasse (+) verursacht.

| | direkte Kommunikation | | | |
	+++	++	+	
Diagnose	X			digital
Befundbeschreibung Epikrise u.a.	X	X	(X)	digital
Befundgröße (Rö.-Bild, EKG-Kurve)	X	X	X	analog

X = patientenbezogene Information

Abb. 6

X stellt die mögliche patientenbezogene Information dar. Die Diagnose ist, wie wir sehen, für eine patientenbezogene Information nur in Gruppen verwendbar. Sobald diese abnimmt, sind wir auf Daten mit einer größeren inhaltlichen Redundanz angewiesen. Die Tatsache, daß diese Regel für unsere Analogdaten nicht gilt, sollte uns veranlassen, diese mehr als bisher in unsere Informationssysteme aufzunehmen.

Aus alledem lassen sich mehrere, für unsere praktische Arbeit wesentliche Schlussfolgerungen ziehen:
1. Die Qualität eines Informationssystems wird weniger durch die technische Realisation, sondern weit mehr durch die zunächst systemunabhängige direkte Kommunikation des Benutzerkreises bestimmt (6). Hierdurch erfährt die allzu technische Betrachtung unserer Informationssysteme eine, wie ich meine, dringend notwendige Korrektur. Siehe hierzu auch die Beiträge von LOCKEMANN (10) und KOEPPEL (8).
2. Die Standardisierung der medizinischen Sprache ist unmöglich.

Unsere Datenverarbeitungsmaschinen können Vergleiche und ja-nein-Entscheidungen vornehmen. Dies sind Prozesse, die qualitativ auf einer ungleich niedrigeren Stufe stehen als die eben besprochenen. Wenn wir demnach beabsichtigen, in Abhängigkeit von medizinischen Daten maschinelle Entscheidungen zu treffen, sind wir auf eine strikte Eindeutigkeit dieser Daten angewiesen. Diese muß im menschlichen Bereich bestehen. Hieraus resultiert die immer wieder erhobene Forderung nach Verwendung von einheitlichen Worten mit einheitlichen Bedeutungen.

Ich habe versucht darzulegen, daß die Bedeutungen, die wir sprachlichen Daten zuordnen, von unserer vorherigen Kommunikation abhängig sind.

Dies wird besonders deutlich an der rapide zunehmenden Entwicklung medizinischer Fachsprachen und den damit verbundenen Schwierigkeiten einer interdisziplinären Verständigung schon innerhalb der Medizin.

Die Standardisierung der medizinischen Sprache müßte demnach eine totale Kommunikation aller Personen aller medizinischen Berufe voraussetzen. Jede neue Erkentnis müßte jedem Arzt, und soweit betroffen, jeder Krankenschwester, jedem Pfleger usw. mitgeteilt werden. Diese Forderung erweist sich damit als unerfüllbarer Wunschtraum der medizinischen Dokumentation und Datenverarbeitung. Daß ich nicht mißverstanden werde, ich habe mit keinem Wort der dringenden Notwendigkeit von Metasprachen wie Thesauri, Recherchesprachen u.a. der wissenschaftlichen anonymen Dokumentation widersprochen, obwohl auch diese von der dargelegten Problematik nicht unberührt bleiben. Das eben Gesagte bezieht sich ausschließlich auf die patientenbezogene Dokumentation.

Konkret bedeutet dieses, daß ein übernormaler Aufwand für die Erfassung, Abspeicherung und Wiedergabe von patientenbezogenen Daten nur unter Beachtung folgender Punkte vorgenommen werden sollte:
1. Beschränkung auf einen definierten Benutzerkreis, der in möglichst direkter Kommunikation steht.
2. Ausschließliche Abspeicherung von Daten, von denen erwartet werden kann, daß sie eine allgemein gültige Bedeutung im Benutzerkreis besitzen.
3. In den Fällen, in denen es gilt, wichtige Daten zu erfassen und wiederzugeben, für die aber die vorgenannten Bedingungen nicht erfüllt werden können, ist durch erklärende Zusätze (Befundbeschreibung, Epikrisen u.a.) eine Allgemeingültigkeit herzustellen.
4. Eine aufwendige Langzeitspeicherung digitaler Daten, z.B. im online Betrieb, wird in aller Regel weder sinnvoll noch notwendig sein. Stattdessen sollte ein zentrales Problemepikrisenblatt angestrebt werden, das jedoch weniger als eine den Rechtsnormen entrechende Dokumentation angesehen werden kann, sondern mehr als Hinweisregister.
5. In jedem Fall muß mehr als bisher die Möglichkeit geboten werden, auf evtl. vorhandene analoge Befundgrößen in möglichst kurzer Zeit zurückzugreifen. Eine Langzeitabspeicherung ist hier sinnvoll.

Für die technische Realisation unserer Informationssysteme, wie immer diese auch organisiert sein mögen, ergeben sich drei Forderungen:
1. Größere Speicherkapazitäten für redundante Textmengen.
2. Die Abspeicherung und Wiedergabe von analogen Daten muß in das System integiert werden.
3. Das technische Konzept muß neben der Kommunikation mit dem Rechner und den Datenspeichern des Systems auch eine verbesserte zwischenmenschliche, direkte Kommunikation ermöglichen.

Das diesen Vorstellungen folgende Grobkonzept eines hybridorganisierten Kommunikations- und Informationssystems habe ich bereits in München auf Systems'73 vorgestelltlt (9). Wenn das so ist, daß die Kommunikation eine derart bestimmende Rolle auch für unsere praktische Arbeit spielt, dann stellt sich zwangsläufig die Frage, welche Möglichkeiten wir haben, diese zu bestimmen. Die folgende Aufstellung gibt einige Anhaltspunkte.

Bestimmende Faktoren für die direkte Kommunikation
A. Individuelle
   Intelligenz
   Analytisches Denken/Selbstkritik
   Kooperationsbereitschaft
B. Soziale/organisatorische
   Betriebsklima (Gruppenklima)

Personelle Fluktuation
Gruppengröße
Arbeitsstress
Informationsschnittpunkte
Räumliche Entfernungen
Technische Kommunikationsmittel
Veränderungen von Methoden und Erkenntnissen/Zeiteinheit
Im Gegensatz zu den individuellen sind die sozialen und organisatorischen Faktoren relativ einfach abzuschätzen.

Welche konkreten organisatorischen Maßnahmen sich daraus ableiten lassen, zeigt folgendes Beispiel:
Das Pathologische Institut der Universität des Saarlandes, dem ein wesentlicher Teil meiner Arbeit gewidmet ist, verfügt über einen relativ kleinen Mitarbeiterstab, der bei äußerst geringer personeller Fluktuation schon langjährig zusammenarbeitet. Auch unter Bewertung der anderen Faktoren ergibt sich eine, mit der alltäglichen Erfahrung übereinstimmende, außerordentlich gute Kommunikation. Von daher ist es nicht verwunderlich, daß bei Fragen nach histologischen Vorbefunden der Rückgriff auf den Befundtext in weitaus den meisten Fällen bei der Bewertung der aktuell eingesandten Gewebsprobe ausreicht. Nur in seltenen Fällen muß auf die uns zur Verfügung stehende Analoginformation, das histologische Präparat des Vorbefundes, zurückgegriffen werden. Unser Hauptinformationsbedürfnis war deshalb durch Abspeicherung unserer Befundtexte in einer automatischen Mikrofilmdatei lösbar, zu der jetzt jeder Histologe von seinem Arbeitsplatz aus einen direkten Zugriff über Fernsehbildschirm hat.

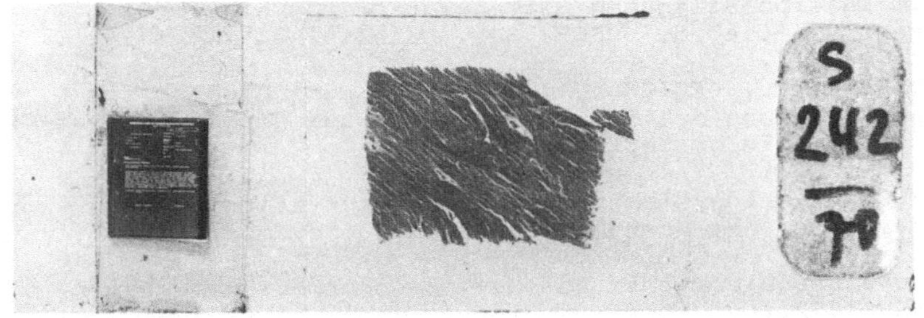

Abb. 7

Es gibt jedoch nicht wenige Pathologen, die in jedem Fall einer Rückgriff auf die Analoginformation, d.h. das histologische Präparat, verlangen. Ich bin sicher, daß diese Kollegen an einem größeren Institut arbeiten, an dem die dargestellten bestimmenden Faktoren nicht so optimal sind, wie bei uns. Ausnahmen werden auch hier die Regel bestätigen. In einem solchen Fall muß also der Befundtext und das histologische Präparat vorliegen. In diesem Fall könnte eine optimalere Organisation dadurch erreicht werden, daß Befundtext und histologisches Präparat zusammengefaßt werden, indem der Befundtext als Mikrofilm auf den Objektträger des histologischen Präparats aufgebracht wird (Abb. 7). Dadurch würde statt zweier Archive nur ein Archiv, statt zweier Suchvorgänge nur ein Suchvorgang notwendig sein.

Da das Lesen des Mikrobildes und Betrachten des histologischen Präparates zudem im gleichen Arbeitsgang unterm Mikroskop erfolgen kann, würde ein spezielles Rückvergrößerungsgerät entfallen.

Lassen Sie mich meine Ausführungen mit einem Zitat beenden, das schon
CHERRY in seinem Buch "Kommunikationsforschung - eine neue Wissenschaft"
(<u>5</u>) verwendet hat: "Kaum jemand wird daran interessiert sein, ... sich
vor Augen zu führen, daß das Offensichtliche nicht immer bekannt und
das Erkannte nicht immer gegenwärtig ist; ...". Dies ist nicht etwa
der Stoßseufzer eines geplagten Datenverarbeitungsmannes, sondern die
Worte von SAMUEL JOHNSON, ausgesprochen vor mehr als 200 Jahren (Vor-
wort zum English Dictionary).

<u>Literatur</u>

1. BAR-HILLEL, Y.: An Examination of Information Theory. Philosophy
   of Science <u>22</u>, 86 - 105 (1955).

2. BAR-HILLEL, Y.: Logical Syntax and Semantics. Language <u>30</u>,
   230 - 237 (1954).

3. BAR-HILLEL, Y., CARNAP., R.: Semantic Information. Brit. J. Phil.
   Sci. <u>4</u>, 147 - 157 (1953).

4. CAPURRO, R.: Informatik - Information Science - Informationswissenschaft, Nachr. Dok. <u>24</u>, 105 - 108 (1973).

5. CHERRY, C.: Kommunikationsforschung - eine neue Wissenschaft.
   (Welt im Werden). Frankfurt am Main: S. Fischer 1962.

6. ENGELBERT, H.: Bevor wir eine "Informationswissenschaft" ent-
   wickeln können, müssen wir die Informationswissenschafter aufbauen!, Informatik <u>20</u>, 1 (1973).

7. KOLMOGOROFF, A.: Interpolation und Extrapolation von stationären
   zufälligen Folgen. Bull. Acad. UDSSR, Ser. Math. <u>5</u>, 3 - 14 (1942).

8. KOEPPE, P., SCHAEFER, P., PREICHEL, J.: ORVID - Bericht über das
   Ende der Routine-Anwendung des Systems. Vortrag auf der 18. Jahrestagung der DGMDS, Bielefeld, Sept./Okt. (1973).

9. KOPETZKY, C.D.: Ein Hybridsystem zur Befunddokumentation in der
   Pathologie, Vortrag auf der Systems 73, München, November (1973).

10. LOCKEMANN, C.: Grundprobleme beim Aufbau von Informationssystemen.
    ÖVD <u>2</u>, 238 - 244 (1972).

11. REINIKE, W.: Informationsspeicher und die Aktualität von Infor-
    mationen. Informatik <u>19</u>, 6 (1972).

12. REICHERTZ, P.L.: Persönliche Mitteilung.

13. SCHOBER, H.W., WERSIG, G.: Informationswissenschaft - was ist das?
    Zeitschrift der Techn. Universität Berlin <u>3</u> (1971).

14. SHANNON, C.E., WEVER, W.: The Mathematical Theory of Communication.
    Urbana: University of Illinois Press 1949.

15. STACHOWIAK, H.: Denken und Erkennen im kybernetischen Modell.
    Heidelberg-New York: Springer 1965.

16. WIENER, N.: Kybernetic. Düsseldorf-Wien: Econ-Verlag 1963.

17. WIENER, N.: The Extrapolation, Interpolation and Smooting of
    Stationary Time Series. New York: The Technology Press of M.I.T.
    and John Wiley & Sons 1942.

Prinzipien des Projektmanagements im Gesundheitswesen

K. O. Rosenkranz, P. L. Reichertz

Anspruchsvollere Ziele der Gesundheitsversorgung auf der einen, Ko-
stenexplosion und Personalmangel auf der anderen Seite kennzeichnet
die Situation im Gesungheitswesen heute. Aus ihr erwächst der Zwang,
zur Lösung der anstehenden Probleme neue Organisationsformen und Verfahrensweisen zu entwickeln und einzusetzen.

In vielen Bereichen der Technik, aber auch in der Bauwirtschaft und
nicht zuletzt im militärischen Bereich, gehören die Methoden des For-
schungs- und Entwicklungsmanagements schon seit langem zum Alltag.
Demgegenüber hat innovatives Management im Gesundheitswesen keine
Tradition, trotz der spektakulären Entwicklung vieler Teilbereiche.
Der Kenntnis- und Ausbildungsstand auf dem Gebiet des Projektmanagements ist daher auch wenig entwickelt. Doch gerade für die EDV-Abt-
eilungen als Hauptträger innovativer Detailarbeit ist das Projekt-
mangement besonders wichtig. Es garantiert zwar nicht den Projekterfolg,
aber es ebnet einer guten Idee den Weg dorthin. Im Interesse einer
allgemeinen Verbesserung der Projektarbeit sollte daher die Einarbei-
tung in die Erkenntnisse und Methoden des Projektmanagements gefördert
werden. Mit dieser Zielsetzung hat die vor einigen Monaten eingesetze
Projektgruppe die Konzeption eines Handbuches für Projektmanagement
im Gesundheitswesen erarbeitet, die hier zur Diskussion gestellt werden soll.

Es sind zwei Teile vorgesehen. Der erste Teil: "Prinzipien des Projektmanagements im Gesundheitswesen" soll eine in sich geschlossene
Darstellung der wichtigsten Grundlagen und Denkweisen geben. Der
zweite Teil: "Methoden des Projektmanagement im Gesundheitswesen"
ist als eine alphabetisch geordnete Sammlung der praxisnah beschriebenen Methoden und Verfahrensweisen vorgesehen. Während im ersten
Teil die Übersichtlichkeit und Geschlossenheit der Darstellung im
Vordergrund steht, ist es beim zweiten Teil erfoderlich, für die einzelnen Beiträge Fachleute als Autoren zu gewinnen. Die Detailkonzeption
des zweiten Teils ergibt sich aus der alphabetschen Ordnung der einzelnen Artikel.

Für den ersten Teil wurde folgende Kapitelgliederung entwickelt:
1. Einführung
2. Projektenvironment
3. Management
4. Projekt
5. Projektmanagement
6. Problembereiche
7. Glossar
8. Literaturverzeichnis
9. Sachregister

In der Einführung werden Notwendigkeit und Problematik systematischer
Innovation im Gesundheitswesen angesprochen. Das Kapitel Projektenvironment beschreibt die speziellen Bedingungen denen Projekte im
Gesundheitswesen unterworfen sind. Es ist hauptsächlich für Leser
ohne Erfahrungen im Gesundheitswesen gedacht und soll Länge und

Frustrationsdruck der Orientierungsphase vermindern. Im Kapitel Management werden Begriffe und Funktionen des Managements eingeführt. Dabei wird den Modellvorstellungen über das Zusammenwirken der Managementfunktionen und dem daraus entwickelten Begriff der Kooperation besondere Bedeutung zugemessen. Außerdem finden die Führungstechniken Beachtung. Das Kapitel Projekt soll den Zusammenhang zwischen den Begriffen Projekt und Systementwicklung herstellen. Das Projekt wird interpretiert als der der nach logischen Regeln ablaufende Prozess der Entwicklung eines Systems von einem Ausgangszustand in einen, den Projektzielen möglichst entsprechenden Abschlußzustand. Im Kapitel Projektmanagement wird auf den Grundlagen der vorangestellten Kapitel das Projektmanagement im engeren Sinne dargestellt. Zunächst werden die projektexternen und -internen Voraussetzungen, anschließend die einzelnen Projektphasen mit ihrer jeweils charakteristischen Aufbau- und Ablauforganisation beschrieben. Das folgende Kapitel behandelt eine Reihe von Problembereichen, die sich erfahrungsgemäß im Verlaufe eines Projektes entwickeln können. Es werden Vorschläge zur Propylaxe und Therapie dieser Fehlentwicklung angeboten. Im Glossar sind die Definitionen der wichtigsten im ersten Teil verwendeten Begriffe zusammengetragen. Das anschließende Literaturverzeichnis ist in zwei Teile gegliedert. Im ersten Teil werden zu jedem Kapitel die Basis- und die weiterführende Literatur aufgeführt. Im zweiten Teil ist die im ersten Teil des Handbuches verwendete Literatur zu finden. Den Abschluss bildet das Sachverzeichnis des ersten Teils des Handbuches.

Es sollen nun die Kapitel zwei bis fünf erläutert werden. Dabei werde ich mich auf die wichstigsten Gedanken beschränken.

Kapitel 2 soll einen Überblick vermitteln über das Environment, in das ein Projekt im Gesundheitswesen hineingestellt wird, und mit dem es sich auseinanderzusetzen hat. Es soll in diesem Kapitel versucht werden, die wesentlichen Einflußfaktoren aufzuzeigen, die ein Projekt inhaltlich und in seinem Verlauf bestimmen. Die Gliederung dieses Kapitels ist:
2. Projektenvironment
    2.1 Patient
    2.2 Medizinische Methodik
        (Anamnese, Befund, Diagnose, Therapie)
    2.3 Medizinische Fachgebiete
        (Innere Medizin, Chirurgie, etc.)
    2.4 Arten der medizinischen Versorgung
        (Vorsorge, Behandlung, Rehabilitation)
    2.5 Formen der medizinischen Versorgung
        (Praxis, Klinik, Gesundheitsfürsorge)
    2.6 Projektträger
        (Öffentlicher Dienst, Verbände, Wirtschaftsunternehmen)
    2.7 Projekttypen
        (Forschung, Dienstleistung, Administration)

Der Patient - der Kranke, aber in zunehmendem Maße heute auch der gesunde Mensch - ist mit seinen Bedürfnissen Ausgangspunkt und Zielobjekt aller Bemühungen der medizinischen Versorgung. Diese Tatsache, sowenig deutlich sie auch oft in einem Projekt zunächst erscheinen mag, hat eine große Bedeutung für den Erfolg und die Anerkennung des Projektes. Die nächsten beiden Abschnitte dieses Kapitels führen ein in die Methodik von Anamnese, Befundung, Diagnostik und Therapie, die dem patientenbezogenen Handeln zugrunde liegt und in die Fachgebiete der Medizin mit ihren Charakteristika. Anschließend werden die verschiedenen Arten der medizinischen Versorgung wie Vorsorge, Behandlung und Rehabilitation geschildert. Der Abschnitt über die Formen der medizinischen Versorgung läßt sich aufteilen in die Bereiche der Praxis, der

Klinik und der Gesundheitsfürsorge. Die letzten beiden Abschnitte dieses Kapitels sollen versuchen, die verschiedenen Projektträger einerseits - wie z.B. den öffentlichen Dienst, Verbände und Wirtschafts-
unternehmen - und verschiedener Projekttypen andererseits - wie z.B.
Forschungs-, Dienstleistungs- und Administrativprojekte - zu charakterisieren.

Im nächsten Kapitel werden Konzeptionen, Begriffe, Funktionen und Modellvorstellungen des Managements allgemein dargestellt:
3. Management
    3.1 Managementkonzeptionen
        (Management by Objectives,- by Exception,
        - by Delegation, - by Systems)
    3.2 Managementbegriffe
        (Institutionell, Funktionell)
    3.3 Managementfunktionen
        3.3.1 Zielsetzung
        3.3.2 Planung
        3.3.3 Entscheidung
        3.3.4 Realisierung
        3.3.5 Kontrolle
    3.4 Zusammenwirken der Funktionen·
        (Kreismodell, Regelkreismodell, Kooperation)
    3.5 Kommunikation
        (Information, Zeit)
    3.6 Führungstechniken
        (Qualifikation, Motivation)

Die Erläuterung des Managementbegriffes geht aus von seinem Gebrauch
im Zusammenhang mit verschiedenen Managementkonzeptionen wie "management by objectives", "management by exception" und "management by
Systems". Die für die weitere Benutzung notwenige Präzisierung des
Begriffes erfolgt in zwei Richtungen, einerseits institutionell, andererseits funktionell. Institutionell gesehen bezeichnet er eine
bestimmte Personengruppe, die durch die Träger der dispositiven Aufgaben in einer Unternehmung gebildet wird und vom Geschäftsführer bis
zum Vorarbeiter reicht. Diese Gruppe wird häufig eingeteilt in oberes,
mittleres und unteres Management. Funktionell gesehen läßt sich Management definieren als die Gesamtheit der zur Erfüllung der dispositiven
Aufgaben erforderlichen Funktionen. Es sind dies Zielsetzung, Planung,
Entscheidung, Realisierung und Kontrolle. Diese Funktionen werden im
nächsten Abschnitt des dritten Kapitels analysiert und als abstrakte
Elemente eines idealisierten Managemnetprozesses dargestellt,.

Am Anfang einer Managementaufgabe steht die Zielsetzung im Vordergrund.
Sie setzt sich aus folgenden Funktionselementen zusammen:
- Die Problemanalyse verschafft die zur Zielsetzung erforderlichen
  Vorinformationen.
- Auf der Basis dieser Vorinformation werden Zielvorschläge entwik-
  kelt und zusammengetragen.
- Diese Zielvorschläge werden zur Vermeidung von Zielkonflikten hori-
  zontal und vertikal abgestimmt.
- Abschließend werden die Ziele möglichst exakt und detailliert nach
  Inhalt, zeitlichem Bezug und ausführender Stelle formuliert.

Auf die Funktion der Zielsetzung folgt die Funktion der Planung. Sie
ist die gedankliche Vorbereitung zukünftigen Entscheidens und Handelns. Dabei werden Situationen und Handlungsabläufe konstruiert und
Prognosen über die Konsequenzen erstellt. Die Planung ist ein schö-
pferischer Prozess, der sich nicht in der Anwendung bestimmter Techniken erschöpfen darf, sondern eine speziell auf die Situation abge-

18

stimmte methodische Vorgehensweise erfordert. Hierzu wurde eine Reihe
von mathematischen Verfahren entwickelt, die optimale oder doch näherungsweise optimale Lösungen auch für komplexere Probleme ermöglichen:
- lineare, nicht lineare und dynamische Optimierung,
- Branching and Bounding,
- heuristische Verfahren,
- Modellbildung und Simulation,
- Netzplantechnik,
- Entscheidungstabellentechnik.

Bei der Durchführung der Planung sind die Grundsätze der
- Vollständigkeit,
- Genauigkeit,
- Kontinuität,
- Fexibilität und
- Wirtschaftlichkeit
zu beachten.

Im Anschluß an die Planung wird durch die Funktion der Entscheidung
die Auswahl unter den Planungsalternativen getroffen. Hierzu sind
Entscheidungkriterien erforderlich. Eine Entscheidung läßt sich präzisieren durch eine formalisierte Darstellung der Entscheidungskriterien
und eine Systematisierung des Entscheidungsprozesses. Das Verfahren
der Nutzwertanalyse hat sich als relativ einfach, aber brauchbar für
diese Zwecke erwiesen.

Die Realisierung der Managementfunktion besteht darin, daß die im Entscheidungsprozess als optimal ausgewählte Planungsalternative verwirklicht wird. Das erreicht der Manager einerseits durch Organisation der
erforderlichen personellen und materiellen Resourcen, andererseits durch
Einwirkung auf die Mitarbeiter in Form von Veranlassung, Einweisung
und Unterweisung.

Die letzte der fünf Managementfunktionen besteht in der Kontrolle der
Realisierung. Sie überwacht anhand von Kontrollstandards die Einhaltung der Planungsvorhaben. Diese Überwachung besteht aus der Messung
des Ist-Zustandes und dem Vergleich mit dem Soll-Zustand. Treten dabei Soll-Ist-Differenzen auf, so sind systematische Abweichungsana-
lysen erforderlich, um die Störfaktoren zu erkennen.

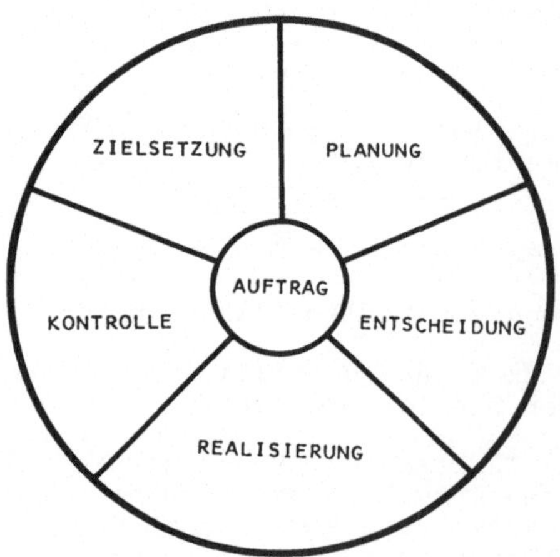

Abb. 1 Kreismodell der Managementfunktionen

Das Zusammenwirken der fünf Managementfunktionen läßt sich stark vereinfacht an einem Kreismodell (Abb. 1) darstellen. Die fünf Funktionen folgen in der beschriebenen Reihenfolge aufeinander. Die Grenzen
dieses einfachen Kreismodells liegen darin, daß es nur ungenügend die
in der Praxis vielfältigen Verzahnungen der einzelnen Funktionen untereinander abbildet. Die Abweichungsanalyse führt beispielsweise kei-
neswegs immer zu einer Änderung der Zielsetzung, sondern meistens nur
zu Konsequenzen zunächst für die Funktion Realisation.

Ein leistungsfähigeres Modell für das Zusammenwirken der Managementfunktionen stellt das Regelkreismodell der Abb. 2 dar. Seine beiden
charakteristischen Elemente sind das Regelobjekt auf der rechten und
der Regler auf der linken Seite. Das Regelobjekt besteht aus der Managementaufgabe als Problem, als Plan und als Ausführung. Der Regler
auf der linken Seite wird durch die Managementfunktionen Kontrolle
und Entscheidung gebildet.

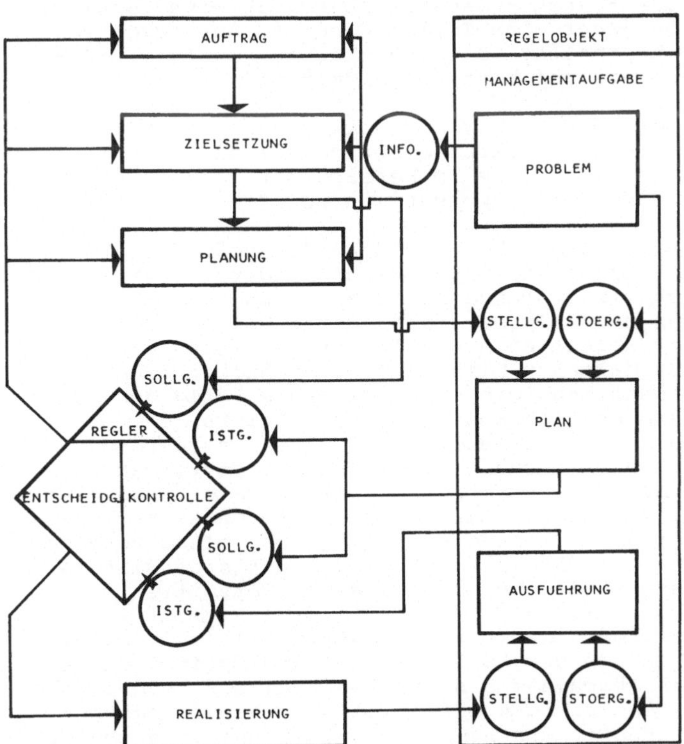

Abb. 2 Regelkreismodell der Managementfunktionen

Zunächst existiert die Managemntaufgabe als Problem. Die Information
darüber führt zum Auftrag, der die Funktion Zielsetzung aktiviert.
Die gesetzten Ziele werden von der Funktion Planung übernommen und
über ihre Stellgröße in den Plan der Managementaufgabe umgesetzt. Der
weitere Verlauf des Managementprozesses wird durch den Regler mit seinen Funktionen Kontrolle und Entscheidung bestimmt. Der Ist-Zustand
des Plans wird am Soll der gesetzten Ziele gemessen, beurteilt und
entschieden. Ist der Planzustand zielgerecht, kann die Funktion Reali-

sation in Tätigkeit treten. Sie bewirkt über ihre Stellgröße die Ausführung des Planes der Managementaufgabe. Der Ist-Zustand der Ausführung und ihr aus dem Plan abzuleitender Soll-Zustand sind nun die Eingangsgrößen für den Regler. Als Reaktion auf die vom Problem der Managementaufgabe ausgehenden Störgrößen kann er einerseits die Funktion Realisation, andererseits aber die Funktionen Zielsetzung und Planung ansprechen oder sogar den Auftrag selbst modifizieren.

Bis jetzt wurden die Funktionen losgelöst von ihren Trägern betrachtet. Nun erscheint es sinnvoll, zu der institutionellen Interpretation des Begriffes Management zurückzukehren. Der Hierarchie der verschiedenen Managementschichten, wie oberes, mittleres und unteres Management, entspricht eine analoge Hierarchie der Aufgaben.

Das oben beschriebene Regelkreismodell der Managementfunktionen läßt sich nun auf allen Management- und Aufgabenebenen ansetzen. Jeder Regelkreis empfängt seine Aufträge von der übergeordneten und schafft selber wiederum Aufgaben für die untergeordnete Managementebene. Ausserdem können innerhalb der Ebenen verschiedene Regelkreise parallel geschaltet sein, von denen jeder eine Teilaufgabe des Auftrages von der übergeordneten Ebene bearbeitet. Diese Betrachtungsweise ermöglicht es, einerseits den einzelnen Mitarbeiter mit seiner Einzelaufgabe als Regelkreis, andererseits eine ganze Institution entsprechend der Aufgabenstruktur als ein Netzwerk von Regelkreisen aufzufassen. In diesem Netz sind die einzelnen Regelkreise horizontal und vertikal zusammengeschaltet. Man bezeichnet das im Bereich der Technik als Vermaschung, im Bereich des Management spricht man von Kooperation.

Das Netzwerk von Regelkreisen kann aber nur dann die geforderte Leistung erbringen, wenn die einzelnen Teilnetze einwandfrei funktionieren. Besonders kritisch wirkt sich dabei die Kommunikation mit ihren Faktoren Information und Zeit aus. Das letzte Glied in einer Reihe zusammengeschalteter Regelkreise erhält nur dann eine richtige Ist-Größe, wenn die vorgeschalteten Glieder regeltechnisch richtig funktionieren. Hier wird deutlich, wie entscheidend wichtig das Funktionselement Messen in der Funktion Kontrolle des Reglers ist. In engem Zusammenhang hierzu steht das Zeitverhalten der Regelkreisglieder. Wie schnell Information weitergegeben werden, hängt von deren Reaktionsgeschwindigkeit ab. Der gesamte Prozeß wird um so schneller ablaufen, je schneller die einzelnen Glieder die erforderliche Leistung erbringen und weitergeben. Wenn eine Verzögerung eines vorangegangenen Regelkreises eine verspätete Reaktion des nächsten Gliedes zur Folge hat, spricht man regeltechnisch von einer Totzeit.

Im Bereich des Managements bedeuten Totzeiten Kostenbelastungen. Ihre Ursachen sind häufig in Mängeln der Qualifikation und Motivation der Mitarbeiter zu finden. Den Abschluss des dritten Kapitels bildet daher ein Abschnitt, in dem die später im zweiten Teil des Handbuches beschriebenen Führungstechniken in den Rahmen der oben entwickelten Vorstellungen eingeordnet werden. Im vierten Kapitel wird zunächst der Begriff des Begriff des Projektes erläutert und seine Beziehungen zum Prozess der Systementwicklung hergestellt. Ein Projekt weist folgende Kriterien auf:
1. Ein Projekt ist ein zielorientiertes Geschehen, das zur Erreichung der gesetzten Ziele den geplanten und gesteuerten Arbeitseinsatz erfordert und dabei Kapazitäten von Personal und Einrichtungen belegt, sowie Zeit und Mittel verbraucht.
2. Es hat nur jeweils einen vorher festgelegten Anfangs- und Abschlußzeitpunkt und durchläuft den zwischen diesen Punkten liegenden Prozeß nur einmal.
3. Sein Inhalt besteht häufig darin, ein System von einem Ausgangszu-

stand in einen, den Projektzielen entsprechenden Abschlußzustand
zu entwickeln.

Unter System soll hier eine gedanklich abgrenzbare, organisierte Menge
von Elementen verstanden werden, die gewisse Eigenschaften besitzen
und durch gewisse Relationen miteinander verknüpft sind. Aus diesen
Eigenschaften und Relationen der Elemente ergeben sich Struktur und
Verhalten des Systems. Die Systementwicklung verläuft in sechs Stufen:
4. Projekt
    4.1 Projektkriterien
    4.2 Systembegriffe (Struktur, Verhalten)
    4.3 Systementwicklung
        4.3.1 Problemanalyse
        4.3.2 Systemanalyse
        4.3.3 Systemdesign
        4.3.4 Implementierung
        4.3.5 Dokumentation
        4.3.6 Beurteilung

Die Problemformulierung klärt den Anlaß der Systementwicklung und ihre
Ziele. Die Analyse untersucht und beschreibt den Ausgangszustand des
zu entwickelnden Systems hinsichtlich Struktur und Verhalten. Daraus
wird anhand der im Ausgangszustand erfüllten und der gewünschten Funktionen die Systemkritik entwickelt. Das design ist in mehrere Stufen
unterteilt, die sich durch den Grad ihrer Detailierung unterscheiden,
im Prinzip aber aus folgenden Teilen bestehen:
1. Darstellung der neuen Struktur- und Verhaltensorganisation.
2. Abweichungen von der bisherigen Organisation und die Konsequenzen,
3. Schnittstellen zu anderen Systemen oder Elementen,
4. Planung der Resourcen für die Realisierung.

Die Implementierung besteht aus der Erstellung, Testung und Finali-
sierung des Abschlußzustandes des Systems. Die Dokumentation soll sowohl den Benutzer als auch dem Weiterentwickler des Systems den er-
fforderlichen Einblick in das System vermitteln. Die Beurteilung als
letzte Stufe der Systementwicklung wird erst erreicht, wenn das System
schon einige Zeit dem Alltag ausgesetzt war. Sie besteht aus der Ko-
sten- Nutzenanalyse, der Sammlung der Erfahrungen mit dem System und
ihrer Auswertung für seine Weiterentwicklung.

Das Kapitel über das Projektmanagement gliedert sich in die beiden
Hauptabschnitte der Projektvoraussetzungen und des Projektablaufes:
5. Projektmanagement
    5.1 Projektvoraussetzungen
        5.1.1 Externe
        5.1.2 Interne
    5.2 Projektablauf
        5.2.1 Konstituierung
        5.2.2 Konzeption
        5.2.3 Detailierung
        5.2.4 Realisation
        5.2.5 Übergabe
        5.2.6 Abschluß

Die Projektvoraussetzungen lassen sich unterteilen in projektexterne
und -interne. Die externen Voraussetzungen lassen sich differenzieren
in sachliche, wie beispielsweise die prinzipielle Lösbarkeit wichtiger
Probleme und Erfahrungen ähnlicher Projekte, und in organisatorische,
wie die Stellung zum Auftraggeber und zum Projektenvironment, sowie
die Bereitstellung von Personal- und sonstigen Kapazitäten von Zeit
und Mitteln. Zu den projektinternen Voraussetzungen zählen die Pro-

jektkommissionen, die Projektgruppe und häufig die Geräteausstattung.
Zunächst wären hier die Anforderungen an den Projektmitarbeiter allgemein zu nennen. Neben seinem fachlichen Können zur Ausübung der ihm
zugedachten Funktionen sollte er kommunikations- und anpassungsfähig
sowie besonders belastbar sein. Außerdem muß er selbstständig und
kreativ arbeiten können und begeisterungsfähig sein.

Für den Projektleiter sind außerdem noch ganz besondere Persönlich-
keitswerte zu fordern. Wegen des temporären Charakters des Projektes
und der Projektgruppenzusammensetzung beszieht der Projektleiter seine
Motivationsmöglichkeiten nur in geringem Maße aus der Weisungsbefugnis im traditionellen Sinn. Mehr als für andere Leistungsfunktionen
hängt der Erfolg eines Projektmanagers von informeller Motivation ab.
Diese ergibt sich einerseits aus seiner Persönlichkeit, seinen Fach-
kenntnissen und seinem Überblick über und Einsatz für das Projekt,
andererseits aber aus einer Unterstützung durch die Institutionslei-
tung.Darüberhinaus muß er ganz besonders frustrationsimmun sein und
sich mit dem Projekt identifizieren können, ohne den sachlichen und
zeitlichen Projektrahmen aus den Augen zu verlieren.

Für die Organisationsform der Projektgruppe gibt es die Möglichkeiten
der reinen Projektorganisation, der Einfluß- Projektorganisation, der
Matrix Organisation und der projektspezifischen Mischorganisation. Bei
den Mischformen wird der Kern der Projektgruppe meistens nach der reinen Projektorganisation aufgebaut. Das bedeutet, daß sämtliche Pro-
duktionsfaktoren, die zur Projektdurchführung erforderlcih sind, der
Weisungsbefugniss des Projektleiters unterstehen. Die für nur kurz-
fristige Aufgaben benötigten Resourcen werden der Projektgruppe nach
dem Prinzip der Matrixorganisation zugeordnet. Dabei trägt der Projektleiter nur die projektbezogene Verantwortung und der funktionale
Leiter übt die disziplinarische Weisungsbefugnis aus. Bei der Form
der Einflußorganisation übt der Projektleiter nur auf dem Weg über den
funktionalen Leiter Einfluß auf die am Projekt beteiligten Produktions-
faktoren aus.

Der Abschnitt über die Geräteausstattung ist speziell für EDV-Projekte
gedacht. Hier werden Prinzipien genannt zur Auswahl und Zusammenstel-
lung geeigneter Systemkonfigurationen.

Die im vierten Kapitel beschreibenen Stufen der Systementwicklung
bilden die Grundlage für die Einteilung der Ablaufphasen im Projektmanagement. Zunächst steckt der Auftraggeber des Projektes die Ziele
für die erste Phase, die Konstituierung des Projektes. Sie besteht im
wesentlichen aus der von der Systementwicklung her bekannten Stufe
der Problemformulierung und der Bildung der Projektgruppe als aus-
führendem und der Projektkommission als Kontrollorgan.

Der Übergang zur nächsten Phase, der Konzeption, wird gesteuert durch
die Projektkommission die die Ergebnisse der ersten Phase kontrolliert
und die Ziele für die zweite Phase setzt. Hier wird die Stufe der Analyse ausgeführt und das Gesamtdesign entwickelt. Nach dieser Phase
erfolgt eine Beurteilung der Konzeption durch die Projektkommission
und die Entscheidung über Abbruch des Projektes, Rückverweis in die
Konzeptionsphase oder Fortsetzung der Arbeit in der Detailierungsphase, die im wesentlichen aus dem Detaildesign besteht. Anschießend
werden in ähnlicher Weise wie vor der Detailierungsphase die Fortschritte der Projektarbeit durch die Projektkommission überwacht und
gesteuert. Die nächsste Projektphase ist die Realisation, in der das
geplante System erstellt, getestet und finalisiert wird. Auch nach
dieser Phase tritt die Projektkommission in Funktion und steuert den
Verlauf des Projektes.

Die Phase der Übergabe entspricht der Stufe der Implementierung und
Dokumentation in der Systementwicklung. Die Abschlußphase enthält im
wesentlichen die Stufe der Beurteilungen. Sie endet mit der Auflösung
der Projektorgane und der Rückgliederung der Projektmitglieder.

<u>Literatur</u>

1. BEER, S.: Kybernetik und Management. Frankfurt a. M.: Fischer Verlag 1963.

2. DANIELS, YEATES, ERBACH: Grundlagen der Systemanalyse. Köln: Müller Verlag 1971.

3. DATHE, H.M.: Moderne Projektplanung. München: Carl Hanser Verlag
   1971.

4. GROCHLER, E.: Handwörterbuch der Oragnisation. Stuttgart: Poeschel
   Verlag 1969.

5. KAPPLER, E.: Systementwicklung. Wiesbaden: Betriebswissenschaft-
   licher Verlag Dr. Th. Gabler 1972.

6. SCHRÖDER, H.J.: Projektmanagement. Wiesbaden: Betriebswirtschaft-
   licher Verlag Dr. Th. Gabler 1970.

Zusammenfassung der Darstellungen des II. Teils des ersten Halbtages

W. Scholz

Probleme beim Aufbau komplexer Informations- und Steuerungssysteme im
Krankenhaus

Unter diesem Generalthema wurden 4 Vorträge zusammengefaßt, von denen
sich 3 mit konkreten Erfahrungen beim Aufbau derartiger Systeme befas-
sten, während in einem weiteren Vortrag versucht wurde, die komplexe
Thematik auf allgemeingültige Kriterien aus dem sozialphychologischen
Bereich zurückzuführen.

Die 3 Erfahrungsberichte und das Konzept einer Arbeitsgruppe zeigten,
daß das größte Problem bei der organisatorischen Implementierung com-
putergestützter Informationssysteme in Krankenhäusern darin besteht,
die zu entwickelnden Systeme dem täglichen Benutzer so nahezubringen,
daß er sich bei der praktischen Arbeit ihrer in jedem Falle bedienen
kann und auch bedient.

Eröffnet wurden die Vorträge von P. Koeppe/Berlin, der die Bedeutung
der Manware beim Aufbau von Krankenhaus-Informationssystemen heraus-
stellte. Koeppe meint, daß anstelle von Überlegungen über die Möglichkeiten großer Informations- und Steuerungssysteme die Berücksichtigung
der Bedürfnisse des Krankenhauses und seiner Beschäftigten im Vordergrund
stehen müsse. Für Koeppe gilt es in erster Linie, die tägliche Routine-
arbeit durch Datenverarbeitungsanlagen zu erleichtern und erst in zweiter
Linie, abstrakte Bedürfnisse wie allgemeines Informationsinteresse, langfristige Verbesserung der Krankenversorgung, Forschungsanliegen u.ä. zu
befriedigen.

Zu einem ähnlichen Ergebnis kommen P.L. Reichertz und A. Porth, die in
einer Analyse ihrer 3jährigen Erfahrung das medizinische System in Hannover vorstellen. Am Schluß deder Ausführungen erwähnt P.L. Reichertz neben der notwendigen Analyse medizinischer Informationen, die nur sehr
langsam vorankommt, und der Notwendigkeit einer einheitlichen Dokumentation und einer zielgerechten Kommunikation zwischen verschiedenen einzelnen Projektgruppen als wesentlichstes Element beim Aufbau komplexer
Informations- und Steuerungssysteme ein dauerhaftes Engagement interessierter Partner im klinischen Bereich. Hierzu sind in Hannover verschiedene Untersuchungen im Hinblick auf die erforderlichen "human factors"
gemacht worden, die beim Aufbau komplexer Informations- und Steuerungssysteme berücksichtigt werden müssen.

Insbesondere eine Arbeitsgruppe, für die D.Th. Henskes vorträgt, hat
sich mit diesem Thema befaßt und versucht, sozialpsychologische Kriterien für die Eingliederung der elektronischen Informationsverarbeitung
in den Arbeitsablauf einer Klinik zu finden. Die Arbeiten auf diesem
Gebiet befinden sich noch am Anfang. Weitergehende Aussagen zu diesem
Thema werden von Henskes für die MEDINFO 1974 angekündigt.

Leider blieb aus zeitlichen Gründen nur wenig Raum für eine breitere
Plenumsdiskussion der angesprochenen Punkte, jedoch wurde die sich anschließende Pause benutzt, um im kleinen Kreis diese Fragen weiter zu
diskutieren.

Die Bedeutung der Manware beim Aufbau von Krankenhaus-Informationssystemen

P. Koeppe

Zusammenfassung

Erfahrungen beim Routinebetrieb des Befundungs-Systems ORVID waren der
Anlaß, psychologische und soziologische Aspekte bei der Implementierung und bei dem Routinebetrieb von Informationssystemen insbesondere
in der Medizin näher zu betrachten. In Analogie zu Hardware und Software (als Sammelbegriffe für die Voraussetzungen im Hinblick auf die
maschinelle bzw. die programmtechnische Seite) wird unter Manware der
Bereich der Organisation, Ausbildung, Aufnahmebereitschaft, Mitarbeit
usw. außerhalb des eigentlichen EDV-Bereichs verstanden.

In diesem Sinne kann von "Voraussetzungen an die Manware" bei der Einführung von Informationssystemen gesprochen werden. Der Vortrag soll
keinerlei Anspruch auf Vollständigkeit erheben; erwünscht ist vielmehr
die Anregung über Mikrosekunden und Byte-Handling hinaus an weiterreichende Probleme zu denken.

Illustrationen zum Thema

The hospital follows the practice of
suspending from the staff any physician
who does not complete all of his charts
within 30 days after his patients are
discharged. For this reason the medical
records department notifies the attending
physician in the event a chart is still
incomplete after 15 days.

Aus: COMPUTERWORLD

January, 1974

Wie man anderenorts Management-
Probleme im Krankenhaus zu lösen
versucht.

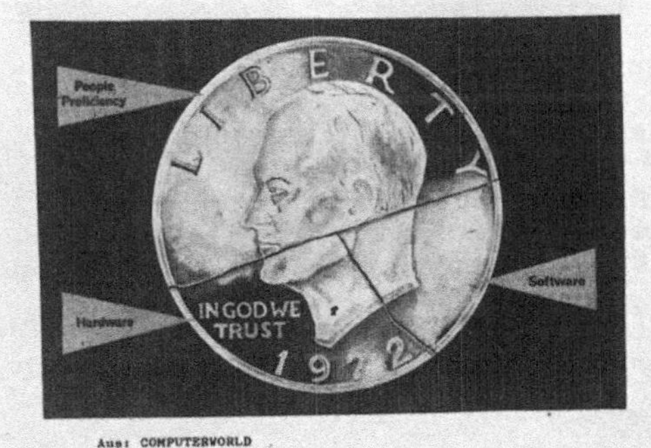

Der geteilte Computer-Dollar:
Ein Viertel für die Hardware
("In God We Trust"), ein Viertel
für die Software (überwiegend
weiße Flächen), der Rest für
"People proficiency" (proficient
lt. Oxford Dictionary: expert
in doing).
Aus einer Anzeige der Fa. Software Sciences Corp., Computerworld, Feb. 1974)

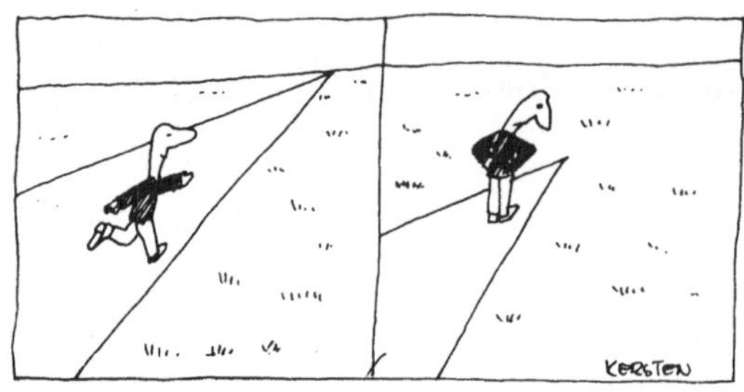

Auf dem Wege zum Krankenhaus-
Informationssystem ....
(Zeichnung von D. Kersten in
HOBO- Berliner Wochenmagazin)

Vorbemerkung

Der folgende Beitrag bringt keine in sich geschlossene Darstellung des
Problems. Es soll vielmehr "Denkanstösse vermitteln", wie man heute
sagt.

Meine Qualifikationen in Psychologie und Soziologie sind von Null nicht
sehr verschieden. Die Berechtigung, trotzdem einen Vortrag über dieses
Thema zu halten, leiten sich primär aus seiner Vernachlässigung ab.
Eine weitere Rechtfertigung sind langjährige gute und schlechte Erfahrungen mit einem routinemäßig eingesetzten System zur Befunderstellung
in der Radiologie ('ORVID')(1-7). Eine tiefere Begründung erfährt die
Behandlung des Themas durch Befürchtungen, die in immer stärkerem Maße
anläßlich der zahlreichen Beratungen über eine neue Konzeption eines
medizinischen DV-Systems der Freien Universität Berlin in der EDV-
Planungskommission des Senators für Wissenschaft und Kunst sowie in
den verschiedenen FU-Gremien auftraten: Wir haben intensiv über den
Bedarf an Arbeits- und peripherem Speicherplatz gesprochen, über Betriebssysteme und Datenbankstrukturen, über Programmieraufwand und
Hardwarekosten gestritten, aber die Notwendigkeit eines Informationssystems wurde ebenso als selbstverständlich vorausgesetzt wie bestimmte
menschliche Verhaltensweisen, etwa die Bereitschaft, den Dialog mit
einem System mehr als nur mit spielerischem Hintergrund aufzunehmen.

Ich fürchte, daß Diskussionen anderenorts ähnlich verlaufen; jedenfalls
drängt sich dieser Schluß bei der Lektüre einschlägiger Veröffentlich-
ungen auf (11-15). Mir ist bewußt, daß meine Ausführungen auf Widerspruch stoßen werden, insbesondere die Bemerkungen in Abschnitt 2. Ich
will auch nicht bezweifeln, daß manche Formulierung überspitzt ist und
daher korrigiert werden muß, aber die Diskussion sollte erst einmal
begonnen werden.

Zum Problem der Manware

Es besteht vermutlich Einverständnis dahingehend, daß die Implementierung eines Informationssystems nicht vergleichbar ist mit der Installation einige Automaten im klinisch-chemischen Labor oder auch eines
Computersystems für spezifische Aufgaben etwa in der Nuklearmedizin,
sondern eine neue Qualität darstellt. Diese Qualität schließt nicht
nur menschliche Entscheidungsprozesse ein, sondern erzwingt darüberhinaus deren Formalisierung, wie KIRSCH (8) betont.

Mir erscheint diese Erkenntnis von außerordentlicher Bedeutung, ver-
weist sie doch Probleme wie Datenbankstrukturen und Terminalgestaltung

in die zweite Reihe: Entscheidend für die Reaktion der Benutzer eines
Informationssystems (und damit für seinen Erfolg) ist deren Bereitschaft, ihre Verhaltensweise formalisieren zu lassen. Für die hiermit
zusammenhängenden Probleme zwei Beispiele: Beim Betrieb von ORVID
stellten wir fest, daß wiederholt Sachverhalte (Befundbeschreibung,
Diagnosen, usw.) mühsam manuell eingegeben wurden, obwohl sie vom Inhalt her in dem Thesaurus enthalten waren. Nachforschungen ergaben,
daß dies dem Befunder häufig "ansich" durchaus bekannt war. Der Grund
lag vielmehr in dem zum Teil unbewußten Bestreben, eine individuelle
Leistung zu vollbringen (7), oder, anders formuliert, in dem Wunsch,
dem Befund eine "pragmatische Komponente" (KOPETZKI) hinzuzufügen.
Diese Schwierigkeit kann mit besonderem beruflichen Engagement erklärt
werden, doch führt die Gegenposition zu ähnlichen Problemen. Gerade
wegen seiner Naivität sei hier der Reisebericht eines Arztes zitiert,
der offensichtlich kein EDV-Experte ist (9). Er schreibt über das Informationssystem des Loyala University Medical Center: "...Dieses Bereitstehen, diese Servicesituation, bedeutet allerdings wohl vom Personal straffe Einordnung in ein unerbittliches System, welches für
Gammler und unter Leistungsdruck Leidende nur wenig Chancen läßt".
In dieser polemischen Formulierung steckt ein ernstzunehmender Kern.

Zunächst sei noch einmal festgestellt, daß die erheblichen Aufwendungen
für ein Informationssystem nur dann zu rechtfertigen sind, wenn sie
auch erheblichen Nutzen bringen. Was immer man als Nutzen definiert:
Fest steht, daß er nicht erbracht werden kann, wenn die bestehende
Organisation übernommen wird, sondern (allenfalls) als Ergebnis eines
wechselseitigen Adaptationsprozesses. Die Beschäftigten müssen ihren
Arbeitsstil u.U. erheblich ändern. Während in der freien Wirtschaft
eine solches Erfordernis mit der Notwendigkeit, durch Rationalisierung
konkurrenzfähig zu bleiben, begründet werden kann, fehlen entsprechende
Argumente im öffentlichen Dienst, der ohnehin hoffnungslos defizitär
ist. Man kann andererseits nicht davon ausgehen, daß die Mehrheit der
Beschäftigten ohne weiteres bereit wäre, ihre Arbeitsgewohnheiten um-
zustellen, da dies mindestens für eine Übergangszeit mit erhöhter Ar-
beitsintensität verbunden ist.

Man muß hier emotionslos feststellen, daß sich die Einstellung zu Arbeit nach etwa vier Jahrzehnten Vollbeschäftigung in Deutschland grundlegend geändert hat. Insbesondere ein Angehöriger des öffentlichen
Dienstes wird nur lachen bei dem Gedanken, er solle dankbar dafür sein,
arbeiten zu dürfen. Ein Unternehmer wird in erster Linie als "Ausbeu-
ter" betrachtet; das in der Schaffung von Arbeitsplätzen liegende Verdienst wird weitgehend übersehen (daß dies nicht aus Idealismus geschieht, ändert nichts an dem Ergenis; häufig erwachsen gute Taten aus
weniger guten Motiven (und umgekehrt)).

Aus dieser veränderten Einstellung entwickelt sich häufig eine gleich-
gültige Haltung gegenüber der korrekten und vollständigen Ausfüllung
der Arbeitsinhalte.

Zur Therapie hat man die sog. "horizontale Gliederung" ersonnen, d.h.
die Verlagerung der Verantwortung von der Spitze eines hierarchischen
Systems auf die einzelnen Mitarbeiter unter Abbau der Kontroll- und
Weisungsbefugnisse des Vorgesetzten. Langfristig mag dies der richtige
Weg sein; in der Übergangsperiode birgt er eher zusätzliche Probleme,
denn die Vorstellung, daß jeder Mitarbeiter nur darauf wartet, Verantwortung übertragen zu bekommen, um sie dann auch voll zu tragen, hat
sich in dieser Verallgemeinerung doch wohl als zu einfach herausgestellt:
Mitbestimmung wird zunächst als Chance des Mitredens und Mitforderns
verstanden, allenfalls in zweiter Linie als Last des Mittragens von
Verantwortung.

Ich möchte nicht mißverstanden werden: Es geht mir nicht darum, "den Deutschen " oder auch nur "den Angehörigen des öffentlichen Dienstes" pauschal als faul zu denunzieren. Man muß vielmehr erkennen, daß mit der Verminderung der Bedeutung der Arbeit als unmittelbar existenzbedingend ein tiefgreifender Wandel in der Anschauung hierüber stattgefunden hat und stattfindet.

Vielleicht ist eine historische Parallele erlaubt: Während nicht nur von der damaligen Staatsführung diejenigen, die keinen Drang verspürten, ihr Leben für "Führer , Volk und Vaterland" zu opfern, verächtlich als feige bezeichnet wurden, wird heute in der Erkenntnis, daß Kriege die Probleme in den meisten Fällen nicht lösen, eine zurückhaltende Verhaltensweise überwiegend als die einzig richtige betrachtet. Wieder soll uns hier nicht interessieren, ob diese Haltung richtig ist, ob sie nicht u.U. tödlich für unseren Freiheitsbegriff ist; genung, sie existiert.

Analog müssen wir wohl lernen zu akzeptieren, daß in Anbetracht einer veränderten Einstellung Begriffe wir Faulheit, Interesselosigkeit jenseits der unmittelbaren Pflichten und fehlendes Verantwortungsbewußtsein ihren Sinn verlieren, da man dem Individuum kaum einen Vorwurf daraus machen kann, daß es einem allgemeinen Trend folgt. (So erschien kürzlich eine Notiz in einer Tageszeitung, der zu entnehmen war, daß in einem Chemie-Unternehmen zwei Angestellte eine Beförderung ausgeschlagen hätten, weil sie die damit verbundene Verantwortung zu übernehmen nicht bereit waren.)

Entscheidend ist jedoch, und damit sind wir wieder beim Anliegen dieses Vortrages, daß wir diese Einstellung bei der Planung gebührend berücksichtigen. Wir stehen vor der Schwierigkeit, daß die einem Informationssystem immanente Formalisierung der Verhaltensweise dazu neigt, dem besonders Engagierten tatsächliche oder eingebildete Fesseln anzulegen, während gleichzeitig die Masse der Beschäftigten über deren innere Bereitschaft hinaus gefordert wird.

Zur Notwendigkeit von Informationssystemen in der Medizin

In seiner Darstellung der Gründe für die Schwierigkeiten bei der Einführung von medizinischen Informationssystemen führte DAVIS (10) u.a. an, es gäbe "little realistic insight or understanding of their full potential... Consequently, there is not a broad base of support or demand for such systems". Mir scheint, daß diese Begründung das Problem von der falschen Seite betrachtet oder mindestens mißverständlich ist: Es geht weniger darum, den Ärzten (und darüberhinaus allen Beschäftigten) die "full potentials" verständlich zu machen. Statt "demands for such systems" zu erwarten, sollte man vielmehr versuchen, diejenigen "demands" zu erfahren, die aus der jetzigen Tätigkeit der zukünftigen Benutzer solcher Systeme erwachsen.

Damit ist auch die Frage der "Verantwortung" für ein gescheitertes System zurechtgerückt. Sie ist weniger von denen zu tragen, die die "potentials" nicht zu begreifen vermögen als vielmehr von uns, die wir vermutlich nicht hinreichend gründlich die Bedürfnisse untersucht haben. Es sei hier eingeschoben, daß kein Projekt und daher auch kein EDV-System erfolgreich verwirklicht werden kann, baut man es ausschließlich auf den mehr oder weniger subjektiven Ansprüchen zukünftiger Benutzer auf. Da der Umstand der persönlichen Motivation zumeist nicht bewußtseinsfähig ist, verbleibt dem Außenstehenden die schwierige Aufgabe, den "harten Kern" der Bedürfnisse herauszuschälen. Die hierfür erforderliche Sensitivität steht in einem gewissen Gegensatz zu der andererseits für die Bewältigung von Managementproblemen notwendigen "Frustrationsimmunität" (ROSENKRANZ). Auf die Gefahr hin, des Zynismus verdächtigt zu werden, behaupte ich, daß eine erst langfristig wirksame Verbesserung der Krankenversorgung, wie sie mit einem Informationssystem sicher möglich sein wird, kein Bedürfnis derart ist, daß der Einzelne bereit wäre, dafür eine Mehrarbeit auf sich zu nehmen.

Hierzu folgende Überlegung: Wesentlicher Teil der medizinischen Berufe ist die überaus hohe Reaktionsbereitschaft bei Notfallsituationen; dies gilt sowohl im Hinblick auf schnelle Entschlüsse als auch hinsichtlich des u.U. erheblichen zusätzlichen Arbeitsaufwandes. Hierbei bemerkenswert ist nicht so sehr die Tatsache als solche, sondern vielmehr die geradezu freudige Bereitschaft hierzu, eben weil diese Bereitschaft Teil des Berufsethos' ist (daneben im übrigen auch die Quelle eines gewissen elitären Selbstwertgefühls darstellt).

Der skeptische Beobachter muß jedoch feststellen, daß diese Verhaltensweise nur eine Seite darstellt. Ohne Notfallsituation ist der Mediziner (wie könnte es anders sein) eben auch nur ein Mensch, der den Weg des kleinsten Widerstandes geht, häufig Patienten über Gebühr warten läßt, Termine vergißt, Krankengeschichten nicht abschließt, Arztbriefe erst nach mehrfacher Mahnung diktiert usw.;von dem auch dem Arzt zustehenden "Recht auf Irrtum" einmal ganz abgesehen.

Diese zunächst überflüssig erscheinenden Überlegungen führen zu einem mir sehr wesentlich erscheinenden Schluß: Der klinisch tätige Mediziner verbraucht sein "Emotions-Potential" für die unmittelbare Krankenversorgung, die ohnehin ein höheres Maß hiervon erfordert als die meisten anderen Berufe. M.a.W.: Für die EDV ist nichts mehr da. Dies erklärt mindestens teilweise, warum die EDV in der Medizin nicht jene Fortschritte gemacht hat wie in anderen Bereichen. Konkret ausgedrückt: Während leicht vorstellbar ist, daß sich ein Bank- oder Finanzamtangestellter einfach aus dem Bestreben heraus, "mal was anderes zu tun" sich mit EDV-Problemen beschäftigt, fehlt diese Motivation bei einem Mediziner. Man sollte auch einen weiteren Grund offen aussprechen: Wenn z.B. der Wissenschaftliche Assistent neben seiner Routine-Arbeit und seinen wissenschaftlichen Betätigungen noch Zeit und Kraft findet, so wird er versucht sein, in erster Linie (gut bezahlte) Gutachten zu schreiben oder Praxisvertretungen zu übernehmen und sich erst danach Problemen der EDV widmen. Sinngemäß gilt dies für (liquidationsberechtigte) Hochschullehrer. In diesem Zusammenhang zwei weitere Negativposten: Die Vorstellung einer lückenlosen EDV-Erfassung (einschließlich der Angabe des Kostenträgers) aller Patienten und aller Leistungen dürfte nicht wenigen Medizinern Alpträume verursachen, da mit diesen Daten leicht eine genaue Berechnung der Nebeneinnahmen möglich ist, praktisch eine Art Steuerfahndung.

Vom Standpunkt der Krankenhausdirektion und der Personalvertretung werden andere Besorgnisse geäußert: Die dank einer verbesserten Kommunikation mögliche Verringerung der Liegedauer der Patienten führt zwangsläufig zu Kapazitätsengpässen, die z.T. überhaupt nicht (man denke an die Anzahl der OPs), z.T. nur durch Personalvermehrung aufgefangen werden können: Das Krankenhaus "verdient" derzeit an jenen Patienten, die ohne intensive Behandlung auf den Stationen liegen, trotzdem aber den vollen Pflegesatz zahlen, so daß vom wirtschaftlichen Standpunkt des einzelnen Krankenhauses häufig kaum Interesse an einer Verkürzung der Liegedauer besteht. Diese gesamtwirtschaftlich untragbare Situation wird sich (vielleicht) durch das Krankenhausfinanzierungsgesetz ändern.

Zurück zur Frage der "wirklichen" Bedürfnisse des medizinischen Personals: Sie liegen wenn nicht ausschließlich so doch zumindest ganz

überwiegend auf der Ebene der Erleichterung der täglichen Routinearbeit.
Daran wird zunächst der Erfolg eines Informationssystems gemessen, nicht
an den möglichen wissenschaftlichen Erkenntnissen, die vielleicht einmal aus dem gespeicherten Material gewonnen werden können.

Allerdings sollte dabei der Begriff der "täglichen Routinearbeit" nicht
zu eng verstanden werden; er müßte z.B. auch Aspekte der beruflichen
Fortbildung umfassen, für die ein Informationssystem eine erhebliche
Hilfe darstellen könnte. Leider muß dieser Gedanke gleich wieder eingeschränkt werden: Das Recht der Patienten auf Persönlichkeitsschutz
dürfte einen freizügigen Austausch aller ihrer Daten über ein Teil-
nehmersystem verbieten. Kommt man an die Daten jedoch nur über ein
kompliziertes Schlüsselsystem heran und auch dann nicht an alle, wird
die Motivation, überhaupt von den Zugriffsmöglichkeiten Gebrauch zu
machen, stark abnehmen.

Nachtrag: In der Diskussion wurde mir von einem Zuhöhrer der Vorwurf
gemacht, ich würde zu Motivation und Frustration der Ärzte im Hinblick
auf die EDV "Behauptungen aufstellen, die einfach nicht stimmen". Ich
würde mich freuen, wenn der Kritiker recht behielte. Im übrigen scheint
mir ein Mißverständnis vorzuliegen: Aus eigener Erfahrung weiß ich sehr
wohl, daß es zahlreiche Ärzte gibt, die großes Interesse an einer EDV-
mäßigen Bearbeitung ihrer Probleme haben und insoweit auch bereit sind,
hierfür Zeit und Arbeitskraft einzusetzen. Beim Aufbau und dem Betrieb
von Informationssystemen ist jedoch eine Mitarbeit ohne unmittelbares
fachliches und/oder akutes Interesse erforderlich. Darum geht es hier.

Der Wichtigkeit halber seien hier noch einmal zwei Gedanken aus dem
Bielefelder Vortrag (7) wiederholt. Zunächst die auf SZYPERSKI (16)
zurückgehende Einteilung in MIS-freundliche und MIS-feindliche Verhaltensweisen (MIS für Management-Informations-System; im Original ohne
Bezug auf die Medizin).

MIS-positiv: MIS-negativ:
  Partizipativ   Handlungsorientiert
  gruppenorientiert   konservativ
  integratives Denken   machtorientiert
  innovativ   einzweckorientiert
  analytisch   durchsetzungsstark
  vielzweckorientiert   gegenwartsorientiert
  zukunftsorientiert
  initiativ

In der Diskussion wurde mit Recht darauf hingewiesen, daß nicht nur
die Ärzteschaft, sondern jeder praktisch tätige Mensch a priori eher
MIS-negativ als MIS-positiv eingestellt ist und daß man davon ausgehen
sollte, daß ein Informationssystem als Folge seiner Existenz durch
eine "normative Kraft des Faktischen" eine Änderung bewirken könne.
Trotzdem bleibe ich dabei, daß der ärztliche Beruf in besonderem Maße
MIS-negative Verhaltensweisen fordert und fördert, schon wegen der sin-
gulären Stellung der ärztlichen Verantwortung.

Erinnert sei weiterhin an den mir wichtig erscheinenden Vorschlag zur
Stadien-Einteilung operationeller Systeme:
- Phase 1: Routine-Einsatz unter unmittelbarer Betreuung der "Väter"
           des Systems
- Phase 2: Einsatz unter Mitarbeit von Personen, die nicht am Design
           oder an der Implementierung beteiligt waren, wobei jedoch
           bei Schwierigkeiten jeglicher Art unmittelbar auf die "Väter"
           zurückgegriffen werden kann, die im übrigen auch Fortent-
           wicklung und Wartung durchführen.

- Phase 3: Routine-Anwendung unabhängig von den "Vätern". Damit ist
           gleichzeitig die eigentliche industrielle Phase erreicht;
           die Vorstufen stellen die individuell-handwerklichen Ebenen
           dar, die nur bedingt übertragbar sind. Erst mit Phase 3 ist
           der Übergang von ad hoc- zu Standard-Systemen (GOOS) er-
           reicht.

<u>Schlußfolgerungen</u>

Notwendig erscheint mir eine gewisse Abkehr von der üblichen Betrachtungsweise zu sein: Anstelle von Überlegungen über die Möglichkeiten
großer Informations- und Steuerungssysteme in der Medizin sollte man
mehr die Bedürfnisse des Krankenhauses und seiner Beschäftigten in den
Vordergrund stellen. Hieraus ergibt sich zwangszweise ein Umdenken auch
für die Durchführung: Nicht in jedem Fall müssen es unbedingt EDV-Methoden sein, die die Probleme am besten lösen. Die häufige Anwendung
des Terminus EDV ist Ausdruck einer gewissen Fehlentwicklung; entscheidend ist die Verbesserung von Planung, Organisation, Kommunikation,
usw., wofür man die EDV in vielen Fällen als Werkzeug verwenden kann,
aber nicht muß. Der zweite Punkt ist die Erkenntnis, daß der Entwurf
eines Systems nicht von zu hohen Idealen ausgehen sollte: Das Bedürfnis besteht in erster Linie darin, die tägliche Routine-Arbeit zu erleichtern. Demgegenüber dürften abstrakte Bedürfnisse wie allgemeines
Informationsinteresse, langfristige Verbesserung der Krankenversorgung,
Forschungsanliegen, usw. nur in Einzelfällen vorliegen. Der dritte
Punkt beinhaltet die Forderung, langfristige, allerdings jetzt schon
deutlich erkennbare Veränderungen der Bewußtseinslage des durchschnitt-
lichen Arbeitnehmers mehr als bisher in Rechnung zu stellen: Zunehmende finanzielle Sicherstellung, Abnehmen der Arbeitszeit sowie allgemeine Veränderungen des sozialen Klimas insbesondere im öffentlichen
Dienst verbieten den Versuch einer schnellen Einführung komplizierter
Informationssysteme.

Die vorstehenden Ansichten haben allgemeinen Charakter; sie sollten
nicht als Argumente gegen die Finanzierung von Pilot-Installationen
verwendet werden, da hierfür eine Reihe von Annahmen nicht zutreffen.
Im Gegenteil: Erst die Inbetriebnahme einiger größerer Krankenhaus-
Informationssysteme wird hinreichendes Material zur Beantwortung der
Frage liefern, in welchem Umfang das durchschnittliche Krankenhaus
automatisationsfähig ist. Der Vortrag sollte Hinweise zur Bewertung
dieses (Roh-)Materials geben, um sogenannte "Starfighter-Situationen"
(hoch entwickelte Systeme in unvorbereitetem Environment) zu vermeiden.

<u>Literatur</u>

1. SCHÄFER, P., HAASNER, E., KOEPPE, P.: Programmierte Dokumentation
   in der Röntgendiagnostik. Fortschr. Röntgenstr. Nukl. Med. <u>108</u>,
   669 - 672 (1968).

2. KOEPPE, P., SCHÄFER, P.,GUTENMORGEN, W., SCHWÖRER, I.: Das System
   ORVID, Ein Beitrag zur programmierten Dokumentation in der Röntgendiagnostik. Fortschr. Röntgenstr. Nukl. Med. <u>112</u>, 103 - 110 (1970).

3. KOEPPE, P., SCHÄFER, P., GUTENMORGEN W.: Das System ORVID, Der
   Versuch einer Realtime-Lösung für die Röntgendiagnostik. IBM Nachr.
   <u>20</u>, 14 - 21 (1970).

4. TREICHEL. J., HIRSCH, M.: Erfahrungen mit der routinemäßigen Anwendung einer automatisierten Röntgenbefundung (System ORVID). Meth.
   Inf. Med. <u>9</u>, 177 - 182 (1970).

5. SCHÄFER, P., KOEPPE, P.: Sematik des Röntgenbefundes am Beispiel des Thoraxbefundes. Fortschr. Röntgenstr. Nukl. Med. 115, 654 - 659 (1971).

6. KOEPPE, P., SCHÄFER, P., TREICHEL, J.: Prospects and Limitations of Realtime Acquisition in Diagnostic Radiology, Vortrag auf dem 2nd Intern. Congr. European Ass. Radiol., Amsterdam, 1971.

7. KOEPPE, P.: ORVID - Bericht über das Ende der Routineanwendung des Systems oder The Importance of Calling a Failure a Failure, Vortrag auf der 18. Tagung der GMDS, Bielefeld, 1973.

8. KIRSCH, W.: Auf dem Wege zu einem neuen Taylorismus. IBM Nachr. 23, 561 - 566 (1973).

9. MAIWALD, D.: USA-Fachstudienreise, Computer in der Medizin. Der niedergel. Arzt 3, 98 - 102 (1974).

10. ÖSER, H., KOEPPE, P., RACH, K.: Die Konstanz der Krebsgefährdung des Menschen - These und Folgerungen. Dtsch. Med. Wschr. 99, 273 - 277 (1974).

11. LARSEN, G.H.: Software - A Qualitive Assessment or the Man in the Middle speaks back, Datamation 19, 60 - 66 (1973).

12. LAMSON, B.G.: The Medical Information System - Practice and Prospects, A Hospital Director's View. Paper (O.J.) 1 - 6.

13. LAMSON, B.G.: Problems and Perspectives, Panel Session 'Computers in Medicine', Fall Joint Computer Conference, 1971.

14. GROSSMANN, J.H.: Medical Information System - Basic Theology for a Realistic Approach. Wescon Paper, 1 - 2 (1971).

15. KOEPPE, P.: Zum Problem der EDV-gerechten Erfassung medizinischer Befunde. Meth. Inf. Med. 10, 25 - 29 (1971).

16. SZYPERSKI, N., MELLER, F., RÖLLE, H.: Modellgestützte Management-Informations-Systeme in den USA, Erfahrungen und Entwicklungstendenzen. BIFOA-Arbeitsbereicht, 1 - 86 (1971).

Sozialpsychologische Kriterien für die Eingliederung der elektronischen
Informationsverarbeitung in den Arbeitsablauf einer Klinik

D. TH. HENSKES, K. BUSER, U. KAUL

Zusammenfassung

Sucht man nach den Gründen dafür, daß es bisher noch nicht gelungen ist,
ein integriertes Informationssystem im klinisch-medizinischen Bereich
zu verwirklichen, so darf man sich nicht nur auf die zweifellos vorhandene Unzulänglichkeit der Datentechnik beschränken. Die Probleme der
elektronischen Informationsverarbeitung müssen vielmehr vor dem Hintergrund der Interaktionsprozesse gesehen werden, die sich zwischen allen
an der Lösung eines Problemes Beteiligten abspielen. Vernachlässigt man
diesen Gesichtspunkt, so verliert man sich in seiner Arbeit leicht in
kybernetischen Modellen, die sich auf einer Ebene der Verallgemeinerung
bewegen, die als Gemeinsamkeit nur noch die Entfernung von der Realität
aufzuweisen hat. In dieser Arbeit wird ein Konzept vorgestellt, das auf
der Basis sozialpsychologischer Bestimmungsmerkmale einer Arbeitsgruppe
Kriterien erarbeitet, mit denen realistische Steuerungsparameter für
die Entwicklung von Systemen gewonnen werden, die das bisher vorherr-
schende Wunschdenken als Regelgröße ablösen könnnen.

Einleitung

Bisher sind alle Bemühungen, ein integriertes Informationssystem im me-
dizinisch - klinischen Bereich zu verwirklichen, nicht aus dem Versuchs-
oder Prototypstadium herausgekommen. Betrachtet man die über diese Versuche verfügbaren Informationen, so erscheint die Frage angebracht, ob
es wirklich sinnvoll ist, sie in der bisherigen Weise weiterzuführen.
Vielleicht sollte man besser den Überlegungen von Davis (1) oder Koeppe
(4) folgen und sie in der bisher praktizierten Form als gescheitert
ansehen, um dann - nach einer Bestandsaufnahme der Ursachen für die er-
kannten Schwierigkeiten - neue Wege zu suchen.

Die Gründe für die oben angedeutete Problematik sind außerordentlich
vielgestaltig. Sie liegen nicht allein in der zweifellos vorhandenen
Unzulänglichkeit der Datentechnik. Unter anderem spielt hierbei sicher
auch eine große Rolle, daß es in den meisten Anwendungsbereichen der
Informatik üblich ist, in mathematischen bzw. formalistischen Modellen
der Umwelt zu denken, während in der Medizin durch die Notwendigkeit
der Krankenversorgung die unmittelbare menschliche Beziehung zum Patienten im Vordergrund steht. Diese unterschiedlichen Ansätze werden von
potentiellen Benutzern von Informationssystemen häufig als unvereinbar
angesehen. Im Einzelfall ist es schwer zu entscheiden, ob diese Skepsis
gegenüber der für EDV-Methoden unerlässlichen Formalisierung von Informationsprozessen primär ein konservatives Festhalten an eingespielten
Arbeitsweisen und 'liebgewordenen Gewohnheiten' ist, oder nicht doch
sachlich begründbaren Überlegungen entspringt. Denn auch bei der Eta-
blierung von Informationssystemen in der Wirtschaft stößt man auf
Schwierigkeiten, die mit den Problemen der medizinischen Informatik vergleichbar sind (3).

In den letzten Jahren verstärkt sich die Tendenz, zur Behandlung von

Problemen bei Informationsprozessen Modelle zu entwickeln, die auf
Vorstellungen der Kybernetik und Informationstheorie zurückgreifen. Modelle dieser Art lassen sich aber nur dann wirklich sinnvoll auf konkrete Problemstellungen übertragen, wenn auch die Voraussetzungen er-
füllbar sind, von denen bei der Formulierung ihrer mathematischen Ge-
setzmäßigkeiten ausgegangen wird. Dazu gehört nicht zuletzt auch, daß
die Signalgrößen innerhalb eines Modellsystems quantitativ angebbar und
mit einer geeigneten Messtechnik erfaßbar sein müssen. Sind diese Voraussetzungen nicht erfüllt, bewegt man sich auf einer Ebene der Verallgemeinerung, die als Gemeinsamkeit nur die Entfernung von der Realität
aufzuweisen hat, nicht aber Ausdruck irgendwelcher innerer Zusammenhänge ist.

<u>'Man Machine Interface' = 'Man - Man Communication'</u>

Eines der Kernprobleme in diesem Zusammenhang liegt offenbar in der
Gestaltung der Schnittstelle zwischen dem menschlichen Benutzer und der
Maschine. Diesem 'Man Machine Interface' gilt die Analyse der mit ihm
verknüpften 'Human Factors'. Aber schon die Bezeichnung 'Human Factors
Engineering' deutet darauf hin, daß hier zu leicht eine mechanistische
Sicht des Problemkreises angenommen wird. Die Kommunikation zwischen
Mensch und Maschine über diese Schnittstelle verbindet nicht eigentlich
den Menschen auf der einen Seite mit der Maschine auf der anderen. Eine
Maschine oder der Ablauf eines Programmes ist ebenso Ausdruck menschlicher Ideen und Vorstellungen, wie jede andere sprachliche Formulierung auch. Die Kommunikation zwischen Mensch und Maschine ist daher
letztlich nichts anderes als die Kommunikation zwischen dem Benutzer
und dem Arbeitsteam aus Programmierern und Systemanalytikern (<u>6</u>).

Die Einsicht in diese Zusammenhänge zwingt dazu, die Methoden des 'Human
Factors Engineering' dahingehend zu erweitern, daß die Probleme der
EDV vor dem Hintergrund der Interaktionsprozesse gesehen werden, die
sich zwischen allen an der Lösung eines Problems Beteiligten abspielen.
Ansatzmöglichkeiten hierfür bietet die Einbeziehung sozialpsychologischer Konzepte. Auf diese Basis stellt zum Beispiel Weinberg seine
'Psychologie des Programmierens' (<u>7,8</u>). Denn auch dieser Aspekt gehört
mit in die hier angestrebte Betrachtungsweise der grundlegenden Schwierigkeiten, die bei einem Versuch der Optimierung von Kommunikationspro-
zessen im Umgang mit EDV-Systemen auftreten können.

<u>Ein Konzept zur Analyse der Brauchbarkeit von Informationssystemen</u>

Die Anwendung sozialpsychologischer Methoden und Erkenntnisse bei der
Eingliederung der elektronischen Informationsverarbeitung in klinische
Bereiche ist bisher kaum bearbeitet worden. Daher sollte versucht werden, sich Problemlösungen schrittweise in überschaubaren Aufgabenbe-
reichen zu erarbeiten. Diese evolutionäre Strategie geht davon aus,
daß zuerst mit Hilfe der EDV eine begrenzte Hilfestellung in einem Teilgebiet der klinischen Arbeit geleistet wird. Ein solches Teilgebiet
ist zum Beispiel die Abwicklung der auf einer Krankenstation anfallenden administrativen Aufgaben, wie Laboranforderungen, Neuaufnahmen,
Diätplanung usw. Der nächste Schritt in der Evolutionsreihe zum ursprünglich angestrebten Informationssystem wird von Meßgrößen bestimmt,
die die sozialpsychologischen Methoden bei der Erfolgskontrolle des
vorangegangenen Schrittes liefern können. Der Gedanke einer schrittwei-
sen Systementwicklung ist sicher nicht neu, wir wollen mit unserem Konzept aber sicherstellen, daß die Systementwicklung von realitätsange-
paßteren Parametern gesteuert wird als vom Wunschdenken seiner Erfin-
der. Dieses Wunschdenken führte in der Vergangenheit häufig dazu, daß

zuerst Lösungen entwickelt wurden, und dann nach Problemen Ausschau
gehalten wurde, die sich diesen Lösungen anpassen ließen (5).

Die Realisierung eines derartigen Konzeptes setzt schon in der Vorbe-
reitungs- und Planungsphase eine intensive interdisziplinäre Zusammenarbeit sowohl zwischen den Mitarbeitern der EDV und den zukünftigen
Benutzern des Systems als auch - in beratender Funktion - mit sozialpsychologisch vorgebildeten Kräften voraus. Denn es geht letztlich
nicht nur darum, eine konkrete Problemstellung (z.B. die Übermittlung
von Untersuchungsanforderungen durch die Schwester an das Zentrallabor)
technisch durch Bereitstellung entsprechender Geräte und Programmbausteine zu lösen, sondern auch zu überprüfen, welche Auswirkungen die
Umstellung eines spezifischen Arbeitsganges auf den Gesamtrahmen des
Stationsablaufes haben.

In Zusammenarbeit mit Soziologen und Psychologen der Abteilung für
Medizinsoziologie und Systemanalytikern der Abteilung für Informatik
wurde unter Berücksichtigung der angedeuteten Faktoren ein Konzept entwickelt, mit dessen Hilfe Aufschluß darüber gewonnen werden kann, mit
welchen technischen Mitteln eine direkte Erfassung von Daten in der
Klinik erfolgen soll. Dieses Konzept ergänzt die allgemeine Überprüfung
der technischen Brauchbarkeit und Wirtschaftlichkeit und erlaubt Aussagen über eine dem Benutzer angemessene Form der Dateneingabe und eine
optimale Datenpräsentation. Es soll hier kurz dargestellt werden, ohne
die allgemeine Problematik derartiger sozialwissenschaftlicher Untersuchungen wie Methodenwahl oder Untersuchungseffekte näher zu behandeln.

Ziel des Ansatzes ist es, über die Analyse der Arbeitssituation vor
und nach Einführung eines Datenerfassungssystems Kriterien für seine
praktische Verwendbarkeit zu gewinnen. Zu diesem Zweck werden über einen definierten Zeitraum hinweg mehrere sozialpsychologisch relevante
Bestimmungsmerkmale einer Arbeitsgruppe auf ihre mögliche Veränderung
durch die Einführung des Informationssystems untersucht. Diese Merkmale sind:
- die Kommunikationsstruktur
- die Einflußstruktur
- die Affektstruktur (Zufriedenheit)

Zusätzlich wird als intervenierende Variable die allgemeine Einstellung
zum Einsatz technischer Hilfsmittel in der Krankenpflege erfaßt, da
vermutet werden muß, daß gerade in diesem Bereich erhebliche emotionale
Barrieren gegen eine 'Technisierung' und dadurch hervorgerufene 'Ent-
fremdung' entstehen können.

Um klären zu können, ob und inwieweit auftretende Veränderungen 'echte
Effekte' durch die Einführung des Systems und nicht bloße Zufallsfluk-
tuationen bzw. Untersuchungseinflüße darstellen, sollte das gesamte
Personal (Ärzte und Pflegekräfte) zweier von der Struktur her vergleichbarer Stationen in die Untersuchung einbezogen werden. Eine Versuchsstation, auf der bestimmte Arbeitsabläufe über das EDV-System abgewik-
kelt werden und eine Kontrollstation, die die herkömmliche Arbeitsweise beibehält.

Beschreibung der angewandten Methodik

Für die sozialpsychologische Datenerhebung wurden zwei Fragebögen konstruiert:
1) Ein ausführlicher Fragebogen, der in monatlichen Abständen ausgefüllt werden und zur Erfassung folgender Variablen dienen soll:

<u>Kommunikationsstruktur</u>: Kommunikation hier verstanden als jeder Austausch sprachlicher oder nicht-sprachlicher Symbole zwischen zwei oder mehreren Personen, analysiert nach:
- Richtung
- Inhalten
- Häufigkeit

<u>Einflußstruktur</u>: unter den Aspekten 'tatsächlicher wahrgenommener Einfluß' versus 'erwünschter Einfluß' einzelner Positionen in den Bereichen 'Pflege', 'Diagnose', 'Therapie', 'Verwaltung und Organisation'

<u>Zufriedenheit</u>: als generelle Berufszufriedenheit und Zufriedenheit mit den konkreten Bedingungen am Arbeitsplatz bezüglich:
- Arbeitsgestaltung
- Arbeitsbelastung
- Arbeitseinteilung
- Arbeitsplatzgestaltung
- 'Arbeitsklima'

2) Ein kurzer wöchentlich auszufüllender Fragebogen, der sich hauptsächlich auf konkrete Situationen im Zusammenhang mit der Einführung der DV-Geräte bezieht, und nur für das Personal der Versuchsstation gedacht ist.

Die für die Beurteilung der Geräte wichtigen Fragen sind im zweiten Fragebogen enthalten. Für sich betrachtet geben sie zwar eine relative Wertung verschiedener Verfahren, aber erst der erste allgemeine Fragebogen liefert einen absoluten Maßstab. So können vor dem Hintergrund der konkreten Arbeitssituation objektivierbare Aussagen über die Brauchbarkeit eines technischen Verfahrens gemacht werden.

Die Durchführbarkeit dieses Konzeptes ist abhängig von folgenden Bedingungen:
- Die erste Erhebung mit dem Hauptfragebogen (Feststellung des Ist-Zustandes) sollte vor der Installation des Systems auf der Station erfolgen.
- Möglichst alle Stationsmitglieder sollten die Fragebögen ausfüllen (Vollerhebung).
- Die Geräte sollen lange genug (mindestens 2 bis 3 Monate) im Betrieb sein, da sich einige Effekte möglicherweise erst mit zeitlicher Verzögerung manifestieren.
- Das System sollte voll in den 'normalen Stationsbetrieb' integriert sein, d.h. alle über das System abwickelbaren Vorgänge sollten während der Testphase nur auf diesem Wege durchgeführt werden.

Die Arbeiten an diesem Konzept sind noch nicht vollständig abgeschlossen. Es wurden aber schon einige Vortests durchgeführt. Wir werden über die dort erzielten Ergebnisse auf der MEDINFO 74 berichten (2). Die Datenerhebung mit Fragebögen wurde zudem durch Interviews mit den am System arbeitenden Krankenschwestern ergänzt. Es erwies sich als außerordentlich wichtig, durch direkten Kontakt mit dem Klinikpersonal Verständnis für die mit dieser Untersuchung angestrebten Ziele zu gewinnen, und klarzumachen, daß die EDV weder eine bloße 'technische Spielerei' noch ein 'Trick der Verwaltung' ist, dem ohnehin stark beanspruchten Pflegepersonal zusätzliche Aufgaben zu übertragen. Dieses Anliegen wurde erleichtert durch die Einführung von Prozeduren, die eine echte Hilfe bei der Bewältigung der Routinearbeit boten. Es stellte sich heraus, daß das Pflegepersonal den hier angesprochenen Problemen gegenüber wesentlich aufgeschlossener ist als die Ärzte.

Nicht zuletzt gewinnen die an dieser Arbeit beteiligten Systemanalytiker ihrerseits einen tiefen Einblick in die Probleme der klinischen Arbeit. Wenn dieses Vorgehen auch anfänglich ein 'trial and error' im

Detail darstellt, so ist doch abzusehen, daß es schließlich evolutionär zu einem zielbewußten Handeln im Gesamtsystem wird.

<u>Literatur</u>

1. DAVIS, L.S.: Problems Facing Large Health Information Systems. Proc. ACM Conf., Atlanta, Georgia, 1973.

2. HENSKES, D.TH., KRONICK, H.E.: Operator Acceptance of Data Entry Devices in Patient Care Areas of a Hospital, Vortrag auf MEDINFO 74, Stockholm, 1974.

3. KIRSCH, W.: Auf dem Wege zu einem neuen Taylorismus ?. IBM-Nachr. 23, <u>215</u>, 561 ff (1973).

4. KOEPPE, P.: ORVID - Bericht über das Ende der Routineanwendung des Systems oder 'The Importance of Calling a Failure a Failure', Vortrag auf der 18. Jahrestagung der GMDS, Bielefeld, 1973.

5. LARSEN, G.H.: Software: A Qualitive Assessment or the Man in the Middle speaks back. Datamation <u>19</u>, 60 - 66 (1973).

6. LUXENBERG, H.R., KÜHN, R.L. (Ed.): Display Systems Engineering. New York: McGraw Hill, 65, 1968.

7. WEINBERG, G.M.: The Psychology of Computer Programming. New York: Van Nostrand 1971.

8. WEINBERG, G.M.: The Psychology of Improved Programming Performance. Datamation <u>18</u>, 82 - 85 (1972).

Das Medizinische System Hannover – Analyse einer dreijährigen Erfahrung

P. L. REICHERTZ

Nach einer Vorbereitung von etwa 20 Monaten wurde der erste Patient am
19. Juli 1971 durch das Medizinische System Hannover (MSH) erfaßt. Die
Zielvorstellungen bei seiner Entwicklung waren:
- Die Schaffung eines integrierten Systems für das Patienten- und Hospi-
  talmanagement zur
  . Strukturierung und Verbesserung des Informationsflusses,
  . Verfügungstellung von Entscheidungsgrundlagen in medizinischer und
    administrativer Hinsicht,
  . Optimierung von Funktionen und Resourcen, sowie zu
  . Speicherung und Verwaltung der anfallenden Daten zur Analyse unter
    medizinischen, epidemiologischen, soziologischen und betriebsöko-
    nomischen Aspekten,
- Entwicklung, Forschung und Lehre auf dem Gebiet der Medizinischen In-
  formatik und
- die Unterstützung von Forschung, Entwicklung und Lehre im Bereich der
  Medizinischen Hochschule Hannover.
Meine Analyse bezieht sich überwiegend auf die erste dieser Zielvorstellungen. Sie behandelt dabei einige strategische und methodologische Entscheidungen sowie allgemeine Erfahrungen, Beobachtungen und Schlußfolgerungen.

1. Prinzipielle Entscheidungen

1.1 Funktionale Zentralisation

Das Konzept des MSH ging von einer zentralen Rechnerkonfiguration und
einem zentralen Informationssystem aus. Diese hardwaremäßige Schwer-
punktbildung wurde durch ein Konzept der funktionalen Zentralisation
ergänzt, mit der Zielsetzung, durch dedizierte Systeme Untermengen des
gesamten Informationsbedarfes abzudecken, soweit sie aufgrund ihrer
spezifischen Charakteristika nicht sinnvoll durch den zentralen Rechner
bearbeitet werden können. Ein (permanentes) Informationssystem sollte
dabei relevante Informationen in die zentrale Datenbank übernehmen, auf-
arbeiten und den entsprechenden Subsystemen zur Verfügung stellen. Hierbei sollte sichergestellt werden, daß von jeder Stelle der Medizinischen
Hochschule diese allgemeinen Programme aufrufbar sein sollten.

Nicht direkt zentral bearbeitet werden sollten:
- nicht mit der direkten oder indirekten Patientenversorgung in Zusammenhang stehende Laborsysteme,
- alle Systeme mit einer excessiv hohen Primärdatenrate sowie
- Systeme mit ausgeprägter Realtime-Charakteristik.

Im einzelnen entstanden so im Bereich der Medizinischen Hochschule
folgende autonome Systeme:
- Klinisch-chemisches Laborsystem,
- Nuklearmedizinisches System,
- Biosignalsysteme zur
  . elektrokardiographischen und
  . enzephalograpischen Analyse,

- verschiedene Laborsysteme im theoretischen Bereich.
Noch nicht verwirklicht wurden bisher Systeme zur direkten Patientenüberwachung für kardiologische und postoperative Belange. Diese sollen
in den entsprechenden Departments in Zusammenarbeit mit der medizinischen Informatik angesiedelt werden.

Die funktionale Zentralisierung wurde darin gesehen, daß eine unterschiedlich große Informationsmenge dem zentralen System und den von der
Sicht des Klinikums her als Subsystem zu bezeichnenden dedizierten
Systemen gemeinsam sein soll bzw. zwischen ihnen ausgetauscht wird und
eine zentrale Archivierung resp. Einspeisung in die allgemeine Datenbank von unterschiedlich großen Datenmengen zu erfolgen hat. Die Definition des Umfanges dieser Datenmengen sollte sich aus den funktionellen Charakteristika der Untersysteme sowie an dem Bedürfnis des allgemeinen Informationssystems orientieren.

Die so definierte funktionale Zentralisation wurde am weitesten durchgeführt im Hinblick auf das System des Zentrallabors. Hier findet regelmäßig ein teilweise online erfolgender Austausch von Basisinformationen resp. Resultaten statt zur Bewältigung der Routineaufgaben im
Bereich des klinisch-chemischen Labors und zur Speicherung und kumula-
tiven Ausgabe der Daten durch die zentrale Anlage. Die größte Schwierigkeit ist dabei die Gewährleistung einer einheitlichen und eindeutigen Identifikation. Hierzu wird im Hinblick auf das Adrema-Verfahren
noch einiges zu sagen sein. Hierdurch, und durch die Tatsache, daß die
ambulanten Bereiche im Augenblick noch nicht alle angeschlossen sind,
kommen nur ca. 20 % aller anfallenden Labordaten zur zentralen Erfassung. Wir hoffen, diesen Prozentsatz im Laufe dieses Jahres schnell
steigern zu können.

Im einzelnen liefert die zentrale Datenbank dem Labor die genauen Iden-
tifikationsdaten eines Patienten, welcher dem Laborsystem gegenüber
lediglich durch die I-Zahl oder Not-I-Zahl identifiziert ist. Das zentrale System erhält dafür für seine Datenbank die Laborwerte des Patienten und druckt Wochen- und kumulative Listen für die Stationen aus.
Die Definition der Schnittstellen zwischen diesen beiden Systemen be-
reitete keine Probleme. Wesentlich größere Schwierigkeiten verursachte
und verursacht die Koordination der Peripherie, d.h. die Gewährleistung
der eindeutigen Patientenidentifikation und die Beachtung zeitlicher
Richtwerte für die Anforderung der Laborleistungen.

Die ersten Schritte für einen Informationsaustausch zwischen dem EEG-
System und dem zentralen Rechner sind eingeleitet. Für die anderen
Systeme ist ein Verbund bisher noch nicht hergestellt worden, wenn man
von der teilweisen Benutzung der von unserem System vergebenen I-Zahl
absieht.

Auch bei den im zentralen System entstehenden Anwendungssystemen konnte
eine Tendenz zur Isolierung resp. Suboptimierung erkannt werden. So
wurden in verschiedenen Bereichen aus Schnelligkeit- oder Sicherheits-
gründen redundante Abspeicherungen von Daten in einem für die entsprechende Funktion optimalen Format vorgenommen. Handelte es sich dabei um dynamische Daten, kamen immer wieder trotz engmaschiger Schnittstellendefinitionen Bedingungen vor, die Fehler durch asynchrones oder
einseitiges Verändern dieser redundant gespeicherten Information ver-
ursachten. Dieser Fehler konnte durch Reduzierung der Redundanz verringert werden. Bei starker Einschränkung der redundanten Speicherung
müssen aber erhöhte Anforderungen an die Datensicherungs- und Auffang-
verfahren gestellt werden. Diese Forderungen konnten, systembedingt
(CP-67) noch nicht voll erfüllt werden, so daß ein Verzicht auf jede
Redundanz bisher nicht möglich war.

Ist nun die bei Einzelsystemen mit besonderen funktionellen Charakteristika (wie z.B. Aufnahmesystem) am Beispiel der Dateien dargestellte Verselbständigungstendenz weiter zu unterstützen bzw. sollte man aus Gründen der Zuverlässigkeit und Schnelligkeit auf Satellitensysteme übergehen ? Meines Erachtens kann die Frage dann bejaht werden, wenn
- die funktionellen Charakteristika des Systems genau bekannt und erforscht sind und
- Erfahrungen (nicht Vorstellungen) über den gemeinsamen Informationspool vorliegen.
Unsere Erfahrungen bei dem Aufnahmesystem haben gezeigt, daß der Funktionsbereich solcher Systeme oft weit über das hinauswächst, was ursprünglich vorgesehen war. Gerade das Aufnahmesystem kann Charakteristika erhalten, die es zu einem Steuerungssystem mit zunächst nur rudimentären, aber doch erkennbaren generellen Funktionen für das gesamte Klinikum machen.

Ein medizinisches System unterscheidet sich von Produktionssystemen dadurch, daß letztere sequentielle Verarbeitungsstufen zeigen, wo in weiter fortgeschrittenen Bereichen nicht mehr die Detailinformation der vorausgegangenen Abteilungen notwendig ist, sondern nur Parameter übergeben werden zu brauchen. Der Patient hingegen wird oft gleichzeitig zu verschiedenen funktionellen Einheiten sozusagen "dispatched". Dabei sind in den einzelnen Stufen des Systems verschieden große Mengen aus dem gesamten Informationspool erforderlich.

Es ist eine einleuchtende Hypothese, daß in diesen Unterbereichen auch Detailinformationen der anderen Unterbereiche benötigt oder erwünscht werden. Wir beginnen erst jetzt, hierüber konkrete Erfahrungen zu sammeln. Eine funktionale Zentralisierung könnte dabei erreicht werden durch
- gemeinsamen Zugriff auf eine zentrale Datenbasis und
- Austausch von Applikationsprogrammen
zwischen den einzelnen Systemen oder Zugriffen zu generellen Auskunftssystemen im zentralen Schaltbereich. Einige Rechnerkonzeptionen scheinen auf dieses Ziel hinzuarbeiten. Die Software ist aber noch nicht so weit fortgeschritten, daß man dieses Ziel ohne Schwierigkeiten erreichen könnte. Allerdings könnte ich mir vorstellen, daß in einigen Jahren über eine zentrale Schaltstelle und Datenbankverwaltung mehrere Subsystem nach den dargelegten Prinzipien angesprochen bzw. miteinander verbunden werden können. Hierdurch ist den individuellen Bedürfnissen der Peripherie besser Rechnung zu tragen bzw. diese könnte bei generalisierten Programmen über Kommandostrukturen die Funktionen entsprechend den spezifischen Anforderungen modifizieren.

1.1.1 Integration

Die Integration der Befunde über einen Patienten nach systematischen und nicht anwendungsbezogenen Gruppierungen ist eng verbunden mit der funktionalen Zentralisierung, jedoch nicht mit ihr identisch. In der Planungsvorstellung (6,12) wurde zunächst die Zusammenführung von formularhaft gespeicherten, d.h. anwendungsorientiert gruppierten Daten vorgesehen mit nachfolgendem Übergang zu einer systematischen Abspeicherung. Dies sollte die Zusammenführung aller Befunde oder Angaben des gleichen Typs bedingen und die synoptische Darstellung von Informationen erleichtern.

Eine einheitliche Schematisierung ist bisher nur bei den administrativen Daten erreicht, obgleich auch hier für einzelne spezielle Anforderungen (z.B. für das System zur Küchenbandsteuerung) spezielle Hilfsstukturen geschaffen werden mußten. Die Speicherung z.B. von Markierungsbögen erfaßten Daten wurde bisher vorwiegend anwendungsorientiert

vorgenommen. Erst langsam geht die Schnittstellendefinition voran und
wird das Integrationsprinzip durchgeführt. Für viele klinische Anwendungen genügt es, wenn die Information in der Formularform so wiederge-
gegeben wird, wie sie eingegeben worden ist, resp. wie sie aus einge-
gegebenen Bitmustern entsprechend den Anforderungen des Benutzers synthetisiert wurde (3,4). Es mag sein, daß oft die Zusammenführung der
Befunde über eine einheitliche Patientenidentifikation genügt, ohne
daß die einzelnen erhobenen Befunde ihrerseits wiederum in eine systematische Speicherung überführt werden müssen.

Es scheint dies nicht genug, wenn man der medizinischen Informatik eine
der zentrifugalen Entwicklung in die einzelnen Spezialdisziplinen ent-
gegenwirkende Aufgabe zuweist, die wieder zum Patienten als Gesamtheit
hinführt. Große Schwierigkeiten bereiten dabei Nomenklatur- und Klassi-
fikationsprobleme. Für medizinische Befunde und Diagnosen lassen sich
für die Entscheidungsprozesse ähnliche Kriterien aufstellen wie für
Suchkriterien in Informationssystemen mit den resultierenden Definitionen der Sensibilität bzw. des Recalls, der Spezifität und des Sperr-
wertes (Abb. 1, siehe auch 11).

$$\left.\begin{array}{l}\text{SENSIBILITÄT}\\\text{RECALL}\end{array}\right\} = \frac{a}{a+b} \qquad\qquad \left.\begin{array}{l}\text{SPEZIFITÄT}\\\text{..............}\end{array}\right\} = \frac{d}{c+d}$$

		SUCHKRITERIUM/SYMPTOMBILD	
		VORHANDEN	NICHT VORHANDEN
GESUCHTE INFORMATION (RELEVANZ) DIAGNOSE	VORHANDEN	a	b
	NICHT VORHANDEN	c	d

$$\left.\begin{array}{l}\text{HÄUFIGKEIT DER FALSCH POSITIVEN}\\\text{..............}\end{array}\right\} \frac{c}{c+d}$$

$$\left.\begin{array}{l}\text{SENSITIVITÄT}\\\text{PRECISION}\end{array}\right\} = \frac{a}{a+c} \qquad\qquad \left.\begin{array}{l}\text{SPERRWERT}\\\text{NOISE}\end{array}\right\} = \frac{c}{a+c}$$

(BAYES WAHRSCHEINLICHKEIT)

Abb. 1 Wahrscheinlichkeitstheoretische Betrachtungen der Beziehungen
        zwischen Suchkriterien und gefundenen relevanten Informationen
        in Informationssystemen (jeweils untere Bezeichnung) und von
        Symptomen in Beziehung zu diagnostischen Klassifizierungen. In
        medizinischen Informationssystemen können diagnostische Schlüs-
        sel dann wiederum den Charakter von Suchkriterien zum Auffinden
        klinischer Informationen haben (siehe 11).

Diese Kriterien sind für die einzelnen Anwendungsbereiche verschieden.
Diagnoseschlüssel z.B. projizieren sich meist nur auf einzelne Disziplinen optimal und werden von anderen abgelehnt. Trotz Mängel konnten
wir in vielen Fällen den klinischen Diagnosenschlüssel nach Immich verwenden, für den wir Moderatoren definierten (Abb. 2) und Suffixe er-

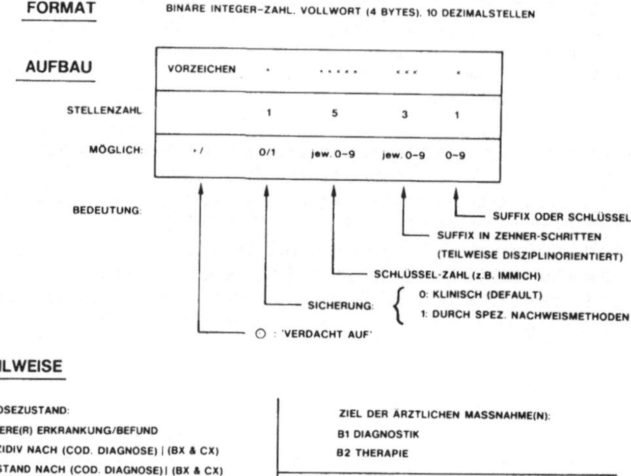

Abb. 2 Generelle Speicherung von diagnostischen Klassifikationen im
MSH (siehe 6). Ein beliebiger, bis zu fünfstelliger Schlüssel
kann einmal hinsichtlich der Sicherung der Diagnose qualifi-
ziert und durch Suffixe oder zusätzliche Schlüsselstellen erweitert werden. In Zusatzsegmenten ist weiterhin eine Modifikation möglich.

Eine wesentliche Verbesserung in dieser Hinsicht scheint sich durch die
Entwicklung des SNOMED (Standardized Nomenclature of Medicine; 2) ab-
zuzeichnen. Möglichkeiten der automatischen Analyse von Texten entsprechend dieser Nomenklatur deuten sich an. Es bleibt abzuwarten, ob
eine genügende Schärfentiefe auf der Befundebene zu erreichen ist.
Wir beschäftigen uns intensiv mit diesem Problem. Die Verwendung von
SNOMED zusammen mit bestimmten Datenbanktechniken und Pointerstruktu-
ren scheint mir auch geeignet, Problemzusammenfassungen als übergeordnete Kriterien abzuspeichern und Problemredefinitionen bei dem gleichen Patienten zu ermöglichen. Es würde weiterhin einen Weg zeigen, um
bei differenten Anforderungen und diagnostischen Verfahren automatisch
vorliegende Befunde, gleich welcher Herkunft, abzuprüfen resp. als
Auswahlkriterien zu verwenden.

1.1.2 I-Zahl-Orientierung

Die I-Zahl-Orientierung unserer Datenbank ergab sich logischerweise
aus der Forderung der Integration der anfallenden Daten unter dem für
die Patientenversorgung entscheidenden Gesichtspunkt der Kennzeichnung
des individuellen Patienten. Sicher stellt dies in einem Hospitalbe-

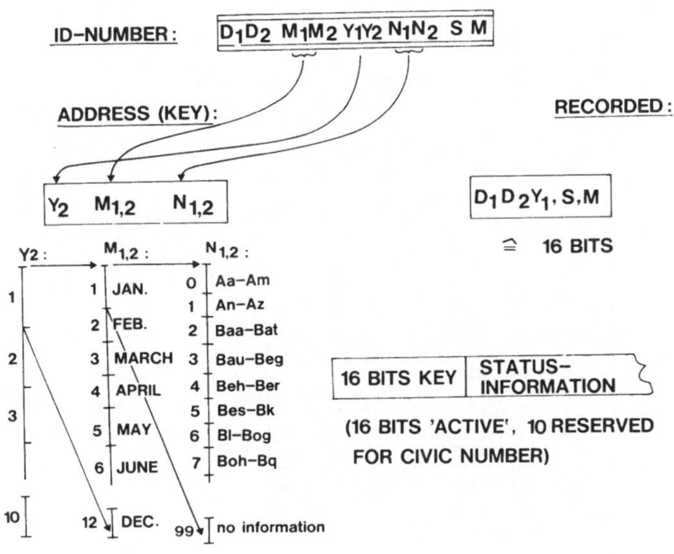

Abb. 3 Struktur der Verweis- und Statusdatei des MSH, basierend auf der I-Zahl des Patienten. Einteilung des Hardwarebereichs nach dem Einerwert des Geburtsjahres, des Geburtsmonats und dem (Geburts-) Namensschlüssel. Geblockte Speicherung der verbleibenden Bits zusammen mit der relevanten Status- und Verweisinformation (siehe 10, 13). Dies sind Informationen in welchen Dateien (evtl. auch Zwischenspeichern) Daten des Patienten zu finden sind.

reich einen Kompromiss dar. Stellt man aber die Patientenversorgung an die erste Stelle der Prioritätenliste der zu erfüllenden Funktionen, so muß auch dieses Ordnungskriterium an erster Stelle stehen.

Erfahrungen mit Aufnahmenummern in den Vereinigten Staaten überzeugten mich zwar von den administrativen Vereinfachungen bei der Aufnahme mit der Möglichkeit der Vorausplanung und Vorabanfertigung von Formularen und Datenträgern, mochten mich aber auf der anderen Seite nicht hinsichtlich ihrer Sicherheit im Hinblick auf Doppelregistrierung und Zusammenführung von Befunden zu überzeugen.

Im MSH wurde daher als zentraler Ordnungsbegriff eine Identifikationszahl gewählt, (6,9,10) die aus dem Geburtsdatum, einem 1961 empfohlenen Namensschlüssel (1), dem Geschlecht und einer Ziffer zur Möglichkeit der Kennzeichnung von Mehrfachbelegungen zusammengesetzt ist. Trotz der bereits von Wagner und Stutzer (14) festgestellten Unzulänglichkeiten dieses Namensschlüssels (Abb. 5), welche auch von uns im wesentlichen bestätigt werden konnten (10,13), erwies sich der seinerzeit konzipierte Verteilungsalgorithmus (Abb. 3) als bisher ausreichend. (Abb. 4).

44

```
VERTEILUNG DER I-ZAHLEN:              STATUS SUMMARY              GESAMTZAHL DER SAETZE:        47477
----------------------                   20 MAR 74               MIN. SATZZAHL PRO BLOCK:          0
    100 BL.  SATZ-  SATZSUMME/10 ->                              MAX. SATZZAHL PRO BLOCK:         19
    AB BLOCK SUMME                                               MITTL. SATZZAHL PRO BLOCK:    3.956
```

AB BLOCK	SATZSUMME		AB BLOCK	SATZSUMME
0	491		6100	397
100	444		6200	394
200	439		6300	411
300	437		6400	418
400	448		6500	342
500	406		6600	411
600	420		6700	375
700	404		6800	352
800	410		6900	351
900	378		7000	303
1000	378		7100	333
1100	397		7200	343
1200	435		7300	404
1300	417		7400	408
1400	414		7500	358
1500	369		7600	411
1600	440		7700	377
1700	421		7800	390
1800	402		7900	369
1900	385		R000	379
2000	463		8100	370
2100	376		8200	343
2200	369		8300	355
2300	415		8400	399
2400	424		8500	347
2500	482		8600	395
2600	446		8700	399
2700	463		8800	374
2800	427		8900	361
2900	405		9000	387
3000	412		9100	394
3100	426		9200	373
3200	426		9300	338 MITTEL
3300	357		9400	301
3400	345 MITTEL		9500	317
3500	396		9600	406
3600	395		9700	400
3700	426		9800	423
3800	460		9900	390
390C	422		10000	402
4000	438		10100	385
4100	390		10200	395
4200	429		10300	381
4300	413		10400	393
4400	406		10500	351
4500	383		10600	363
4600	354		10700	340
4700	389		10800	384
4800	443		10900	388
4900	421		11000	452
5000	394		11100	381
5100	456		11200	428
5200	378		11300	376
5300	363		11400	377
5400	407		11500	369
5500	378		11600	443
5600	406		11700	454
5700	388		11800	412
5800	330		11900	394
5900	364			
6000	411			

Abb. 4   Verteilung der Records in den nach Abb. 3 ausgelegten Blocks
der zentralen Verweisdatei

Wir untersuchen im Augenblick anhand der jetzt vorliegenden Daten, wie
die zentrale Auskunftsdatei weiter optimiert werden kann.

Besonders auf dem administrativen Sektor trifft man immer wieder auf
Bestrebungen, von hier stammende Ordnungsnummern (z.B. Aufnahmenummer)
an Stelle der Identifikationszahl treten zu lassen. Ich habe dies bisher nur zugelassen, wenn es sich um eine Speicherung in invertierten
Dateien mit Kreuzindizierung zur I-Zahl handelt, wobei der Primat der
I-Zahl gewahrt bleiben muß. Ich glaube, daß man nur auf diese Weise
der bestehenden Verflechtung von medizinischen und administrativen Informationen der in einem Krankenhaussystem anfallenden Daten gerecht
werden und eine longitudinale Verknüpfung ermöglichen kann.

Dieses Verfahren bringt aber erhebliche operationelle Schwierigkeiten
mit sich. Bei einer nicht vollständig von der Patienteninformation ab-
leitbaren Identifikationszahl wie der unseren, die ja auch Raum für
Mehrfachbelegung bietet (letzte Ziffer) muß eine stetige Kontrolle mit
dem bisher vorhandenen Datenbestand erfolgen. Dies bedeutet, daß die
Aufnahmeverfahren einen Online-Zugriff zu den zentralen Datenbanken
haben müssen oder es ist ein Mechanismus zu entwerfen, nachdem über
eine vorübergehende Zuordnung einer Not-I-Zahl eine Intermediäridenti-
fikation erfolgen kann, bis zu einem späteren Zeitpunkt der Patient
seine eindeutige und endgültige Identifikation erhält. Die Handhabung
eines solchen intermediären Identifikationssystems, das für Notfälle,
Systemunterbrechung und in solchen Bereichen eingesetzt wird, wo ein
Online-Verfahren (noch) nicht einsetzbar ist, bringt große Probleme
und Schwierigkeiten mit sich, die wir erst langsam überwinden und die
erst ganz aufhören werden, wenn die Online-Verfahren weiter ausgebaut
und abgesichtert werden können.

```
                          HISTOGRAM   1

FREQUENCY856318299929609602123537539919918767382315659193948515651426965613735599457327237774556404432082444
---------------------------------------------------------------------------------------------------------------
EACH* EQUAL 21 POINTS
 1029                                       *          │ VERTEILUNG DER I-ZAHL-KOMPONENTEN: NN
 1008                                       *          │ ===============================
  987              HEIN-HEUM  ──────────▶   *          │ K. SAUTER (20.03.74)
  966                                       *          │
  945                                       *          │
  924                                       *          │ GESAMTZAHL DER SAETZE:       47465.00
  903                                       *          │
  882                      KRI-KUM          *          │ MIN. HAEUFIGKEIT:               4.00
  861                         │             *          │
  840                         │             *          │ MAX. HAEUFIGKEIT:            1049.00
  819                         ▼             *     PA-PE│
  798                                       *        │ │ MTL. HAEUFIGKEIT:             474.00
  777                                       *        ▼ │
  756                                       *          │ VARIANZ:                    27374.98
  735                                       *          │
  714                                       *          │
  693          *                           *
  672       * *              HEUN-HH        *                              *        * X  Y
  651       * *                 │           *                              *        * │  │
  630       * *                 │           *                              *        * │  │
  609       * *                 │           *                    Q         *        * │  │
  588    * * *   * *            │           *       *            │    *   ***  *    * │ │
  567    * * *   * **           │          *        *           │   **    *** *     * │ ▼
  546    * * * * *  **          │        * *  *  *  *           │ *  *   *** *  *   ** ▼
  525    * * * * * * *          │      * * * * * * ***          │ **  *  *** *  *   **
  504   * * * * * * * *  *      ▼    * * * ***  *** *          **  *  *** ** **   **
  483   * * * * * * * * ***  *** *  *** *** **** ***  *       **  *  *** ** **   **
  462   * * * *** ** ** *** **** *** **** ***  **** *   *    ***  *  *** ** **   **
  441   ** * ** *** *** *** **** **** **** **** *** *      ** ***  *  *** ** **   **
  420   *** **** *** *** **** *** **** **** **** *** *   * ** ***  *  *** ** **   **
  399   *********** ******* **** **** **** **** **** ***  ** *** ***  * *** ** **  **
  378   ****************** ***** ***** ***** ***** **** ** **** ***  * *** ** ***** **
  357   ****************** ******* **** ***** **** ***** *** **** *** * *** ** ***** **
  336   ******************* ******* ***** ***** ***** ***** *** **** *** * ****** *****
  315   ********************* ******* ***** ***** ***** ***** **** **** *** ******* *****
  294   ********************** ******** ***** ***** ***** ***** **** **** *** ******* *****
  273   ********************** ********* ***** ***** ***** ***** ***** **** *** ******* *****
  252   ********************** ********* ****** ****** ***** ***** ***** ***** *** ******* *****
  231   ********************** ********** ****** ****** ****** ****** ***** ***** *** ******* *****
  210   *********************** ********** ****** ****** ****** ****** ***** ***** *** ******* *****
  189   *********************** ********** ****** ****** ****** ****** ****** ***** *** ******* *****
  168   ************************ *********** ******* ****** ****** ****** ****** ****** *** ******* *****
  147   ************************ *********** ******* ******* ******* ****** ****** ****** *** ******* *****
  126   ************************* *********** ******* ******* ******* ******* ****** ****** *** ******* *****
  105   ************************* ************ ******* ******* ******* ******* ****** ****** *** ******* *****
   84   ************************* ************ ******** ******* ******* ******* ******* ****** *** ******* *****
   63   ************************** ************ ******** ******** ******* ******* ******* ****** *** ******* *****
   42   ************************** ************* ******** ******** ******** ******* ******* ****** *** ******* **
   21   ************************** ************* ******** ******** ******** ******** ******* ****** *** ******* **
---------------------------------------------------------------------------------------------------------------
INTERVAL 123456789012345678901234567890123456789012345678901234567890123456789012345678901234567890123456789 0
CLASS +1
```

Abb. 5   Verteilung der einzelnen Werte des Namensschlüssels (vgl. 1;
         Abb. 3). Lokale und methodisch bedingte Minima und Maxima
         (vgl. 1,13,14).

Die bisher beobachtete Likelihood für das Auftreten eines Patienten mit
der gleichen I-Zahl (ohne Mehrfachidentifikation) wie ein bereits vorhandener ist $2{,}6 \times 10^{-3}$. Die Likelihood des Hinzukommens eines dritten
Patienten zu diesem Paar beträgt in unserem Material 6×10^{-5}.

Da aber eine 10-stellige I-Zahl keinesfalls Gegenstand einer manuellen
Eingabe sein kann, waren Mittel und Wege zu erproben, eine fehlerfreie
Eingabe automatisch zu ermöglichen. Für Online-Eingaben erwies es sich
dabei als zweckmäßig, geschlossene Nummernkreise für einzelne Funktionen oder auch nur Bildschirmdarstellungen zu vergeben, so daß dann intern die Zuordnung zu der gewünschten I-Zahl vorgenommen werden kann.
Über die Technik der Offline-Eingabe wird weiter unten noch berichtet
werden.

1.1.3 Zentrale Datenbank

Als wesentliches Werkzeug der funktionalen Zentralisierung wurde das
Datenbankkonzept des MSH betrachtet. Demzufolge war es auch die erste
Priorität, ein möglichst umfassendes Datenbanksystem aufzubauen, das
allen opertationellen Anforderungen entspricht und gleichzeitig darüberhinaus die Möglichkeit bietet, immer wieder neue problem- oder diszi-
plinbezogene Schnittflächen durch das vorhandene Material zu legen.

Diese hohe Priorisierung des Datenbankkonzeptes mit der Hintanstellung
mancher Applikationen führte während der letzten Jahre dann zu Konflikten, wenn Applikationen dringend benötigt wurden. Die sich hier ausbil-

dende Tendenz zur Anlage von dedizierten Dateistrukturen steht in einem Konflikt zu der Entwicklung einer zentralen Datenbank oder zumindest kann es zu Konflikten führen. Die Priorisierung der Arbeit an der
zentralen Datenbank wird aber durch die sich einstellenden Ergebnisse
meines Erachtens voll gerechtfertigt, es ist allerdings immer damit zu
rechnen, daß einer solchen Basisarbeit gegenüber vor allen Dingen von
Seiten der interessierten Kliniker wenig Verständis entgegengebracht
wird, solange nicht den betreffenden Bereich interessierende Ergebnisse
vorgelegt werden können.

1.2 Hybride Speichertechniken

Das im Verlauf einer Krankenbehandlung anfallende Dokumentations- und
graphische Material (Krankenblatt, Fieberkurven, EKG, etc.) ist so
umfangreich, daß eine vollständige Speicherung ohne systematische Bearbeitung nicht möglich ist. Die systematische Bearbeitung setzt aber
eine eingehende Informationsanalyse voraus, die nur langsam voranschrei-
tet. Eine Selektion von Befunden kann nur bestimmten Anwendungen genügen. Graphisches Material in diesem Umfang läßt sich in der heutigen
Technik kaum ökonomisch digital so speichern, daß das Quellenbild voll
reproduziert werden kann. Aus diesen Gründen wurden im Medizinischen
System Hannover verschiedene Datenarchivierungsverfahren vorgesehen.
Die Speicherung der Krankenakte auf Mikrofilm erschien uns besonders
im Zusammenhang mit einer Kreuzindexierung in unseren Datenbanksystemen
als sinnvolle Kombination.

Wenn auch in dieser hybriden Speicherweise bisher keine direkte Ansteuerung durch die EDV erfolgte, so können doch von den Datenbankprogram-
men her Auswahlen getroffen und manuelle Zugriffe vorbereitet werden.
Zu einem späteren Zeitpunkt ist geplant, hier eine direkte Verbindung
herzustellen.

Das MSH verfolgt demnach das Ziel, Informationen auf unterschiedlichen
Datenträgern und in unterschiedlichen physikalischen Lokalisationen logisch zusammenzufassen zu einer funktionellen Einheit. Ideal wäre natürlich die Möglichkeit der Kombination analoger und digitaler Information bei der Ausgabe. Die technischen Möglichkeiten hierzu sind im
Prinzip vorhanden.

1.3 Informationsknotenpunkte

In Anlehnung an das Beispiel im Karolinska Krankenhaus in Stockholm
wurde auch im Bereich der Medizinischen Hochschule Hannover der Arbeitsplatz der Stationsassistentin geschaffen. Sie hat eine Doppelstation
(2 x 18 Betten) in stationsadministrativer Hinsicht zu betreuen. Je
zwei Stationsassistentinnen arbeiten in einem Knotenpunkt am Kopfende
der von ihnen zu betreuenden Stationen. Dieser Platz wurde auch als
Aufstellungsort der Endgeräte gewählt, um diese kostenaufwendigen Einrichtungen mit möglichst vielen Funktionen auslasten zu können.

Solange diese Endgeräte nur von den Stationsassistentinnen bedient werden, ist dies auch möglich. Konflikte konnten wir aber dann feststellen,
wenn verschiedene Personenkreise Zugang zu dem Gerät suchen. Hierbei
spielen sowohl arbeitsphysiologische wie soziologische Gesichtspunkte
eine Rolle. Eigentliche medizinische Applikationen lassen sich schwer
von solchen von mehreren Personenkreisen benutzten Endgeräten starten.
Auf der anderen Seite wird es kaum möglich sein, allen Interessierten
direkten Zugang zu Endgeräten zu ermöglichen. Bei der starken Bipola-
rität des Komplexes EDV im klinischen Denken sind aber gerade hier Kompromisse sehr schwierig und immer wieder Gegenstand von Konflikten.

Wir konnten unter anderem auch feststellen, daß Schwestern sich gegen
bestimmte Anwendungsverfahren, wie z.B. Markierungsbogen, jahrelang mit
großem Nachdruck sträubten. Wurden diese Funktionen dann aber auf die
Stationsassistentinnen verlagert, wurden sie als spezifische Schwestern-
tätigkeit in Anspruch genommen.

1.4 Projektorientierung

Die Einsatzgruppierung der Programmierer und wissenschaftlichen Mitar-
beiter wurde nach Projektorientierung vorgenommen, die in fünf Funk-
tionsbereiche gruppiert wurden:
- Datenbank
  . Datenstrukturen
  . Datenorganisation
  . IMS
  . Applikationssysteme
- Klinische Systeme
  . Pharmazie-System
  . Datenerfassungs- und Informationssysteme
  . Klinische Dienstleistungen
  . Informationsderivation
- Rechenbetrieb und Systementwicklung
  . Systementwicklung
  . Systemmaintenance
  . Rechenbetrieb
- Administrativ-Systeme
  . Patientenbezogene Verwaltung
  . Betriebsorganisation
  . Ökonomische Systeme
  . Allgemeine Verwaltung
- Betriebssysteme
  . CP-Systeme
  . OS-Systeme
  . TP-Systeme

Erfahrungen mit dem Chefprogrammiererprinzip, das in der letzten Zeit
in den Vereinigten Staaten propagiert wird, liegen noch nicht vor.
Allerdings konnten wir gute Erfahrungen mit einer zentralen Dokumentationsgruppe sammeln, die auch Aufgaben allgemeiner Kommunikation übernommen hat.

In der speziellen Umgebung schien es uns nicht ratsam, mit einem zentralen Programmierpool zu arbeiten, der wechselnd einzelnen Projekten
zugeordnet wird. Die besonderen Kenntnisse, die für die verschiedenen
Anwendungsbereiche oder Datenbanktechniken erforderlich sind, verboten
eine allgemeine unspezifische Programmiererzuweisung.

Auf der anderen Seite brachte die Projektorientierung eine stärkere
Identifizierung mit dem zu bearbeitenden Problem. Allerdings ist es
nicht immer leicht, bei projektgruppiertem Mitarbeiterstab die notwendige Kommunikation zwischen den einzelnen Bereichen aufrecht zu halten.
Gemeinsame Schnittstellendefinitionen sind erforderlich, reichen aber
nicht aus, Parallelentwicklungen oder Überschneidungen zu vermeiden.
Ganz natürlicherweise findet man auch hierbei eine Suboptimierungstendenz, da das Bestreben besteht, die erarbeitete Lösung optimal für
das bearbeitete Objekt zu machen.

Im Hinblick auf die Gesamtentwicklung ist es dabei erforderlich, bestimmte Konventionen einzuhalten resp. Zugeständnisse zu machen, um
ein Zusammenspiel der verschiedenen Funktionen reibungslos gestalten
zu können. Hierzu sind enge Kontake zwischen den einzelnen Projekten

notwendig, die nur durch ständige Diskussion und Seminare hergestellt
werden können. Die sich dabei einstellende Evolution muß im Gesamtkon-
zept berücksichtigt werden, das meines Erachtens nicht starr einem vorgegebenen Zielplan folgen darf, sondern in einem komplexen und leben-
den System in einer ständigen Wechselbeziehung zur natürlichen, bestenfalls gesteuerten Entwicklung stehen muß.

Enge Kontake zwischen den einzelnen Projekten sind notwendig, schrift-
liche Dokumentationen reichen nicht aus, wenn sie nicht mit einem Mechanismus gekoppelt sind, der die Anwendung der hierin gegebenen In-
struktionen und Regeln überwacht. Gute Erfahrungen haben wir gemacht
mit einer gemeinsamen und das gesamte wissenschaftliche und programmier-
technische Personal einbeziehenden Jobnachbereitung, die auch über allgemeine Projektkenntnisse hinaus, Programmiererfahrungen weiterzugeben
in der Lage ist.

1.5 Programmierstandardisierung und Programmverallgemeinerung

Es wurde angestrebt,
- Programmierstandards zu schaffen und möglichst mit standardisierten
  Programmsequenzen zu arbeiten. Dies wurde insbesondere für notwendig
  erachtet für die Teleprocessing-Routinen, welche bestimmte Verfahren
  einzuhalten gezwungen sind,
- allgemeine Programmsysteme zu erarbeiten, die von Daten her die Anwendung zu steuern in der Lage sind resp. sich allgemeiner Kommandostrukturen oder anwendungsspezifischer Sprachdialekte bedienen.

Die Standardisierung der Programmierung wurde bei Teleprocessing-Ver-
fahren weitgehend eingeführt. Die Entwicklung eines Macro-Systems (8)
hat sich bewährt und Programmverwaltung sowie Eingabe/Ausgabe-Verfahren
für die unterschiedlichsten Endgeräte transparent für den Programmierer
gemacht. Hinzugekommen ist noch eine daraus resultierende einheitliche
Programmstruktur, die Wartungs- und Ergänzungsarbeiten zugute kommt.

Die Entwicklung von allgemeinen Programmsystemen ist noch zurückgeblie-
ben hinter den Erwartungen, da eine große Zahl von anwendungsbezogenen
Programmen erstellt werden mußte, um die dringendsten Bedürfnisse zu
befriedigen. Erst langsam schreitet die Entwicklung von datengesteuer-
ten Programmen und Programmsystemen fort, die es gestatten, die Anwendung von Benutzerdialekten her zu steuern. Es besteht bei uns aber
kein Zweifel darüber, daß diese Generalisierung der einzuschlagende
Weg ist.

1.6 Gemeinsame Entwicklung zusammen mit den klinischen Departments

Es war eine enge Zusammenarbeit mit den einzelnen klinischen Departments bei der Bearbeitung verschiedener Arbeitsbereiche vorgesehen (5).
Es ist selbstverständlich, daß die frühzeitige Einbeziehung des Benutzers eines Programmes bei seiner Entwicklung eine wichtige Forderung
und Mitvoraussetzung für die spätere Anwendung ist.

Ein entsprechendes klinisches Engagement wurde an vielen Stellen ange-
troffen und führte zu einer fruchtbaren Zusammenarbeit. Es muß aber
festgestellt werden, daß in einigen Bereichen ein so starkes Ressenti-
ment vorgefunden wurde, daß es bis heute noch nicht gelungen ist, dieses abzubauen. Hierbei spielt vor allem eine Rolle, daß jede administra-
tive oder mit Formularen verbundene Maßnahme die Gefahr in sich birgt,
in direktem Bezug mit der Einführung der EDV gebracht zu werden. Technische Störungen, auch bei Quellentransport und Fehler bei der Be-
reitung von Quellendokumenten werden ebenfalls unmittelbar auf die EDV-
Verfahren bezogen, auch wenn sie nachweislich durch Nachlässigkeit bei

der Handhabung der Verfahren bedingt sind. Häufig besteht völlige Verständnislosigkeit für den notwendigen Zeit- und Entwicklungsaufwand, um eine bestimmte Anwendung voranzutreiben. Dies ist besonders der Fall, wenn es sich um eine allgemeine Entwicklung handelt, die nicht nur die vom Partner gesehenen vordergründigen Funktionen hat, sondern weitere Aufgaben erfüllen soll.

2. Technologische Entscheidungen

2.1 Prinzip der virtuellen Maschinen

Eine Anlage nach dem Konzept der virtuellen Maschinen wurde gewählt, um die unterschiedlichsten Funktionen des Gesamtauftrages unabhängig voneinander, jedoch auf dem gleichen Rechner, vollziehen zu können. Ferner war beabsichtigt, mit zum Teil aufwendiger Basis- und Datenbanksoftware zu arbeiten und der daraus resultierenden Kernspeicheraufwand konnte zum Zeitpunkt der Anschaffung der Anlage nur so preisgünstig gelöst werden.

Bei uns hat sich das Prinzip der virtuellen Maschine außerordentlich bewährt. Es gilt dabei, Komfort und Schnelligkeit gegeneinander abzuwägen und einzusetzen. Es ist ein entscheidender Vorteil, wenn bei Überlastungen relativ unbegrenzte Kernspeicherbereiche zur Verfügung stehen, auch wenn die Antwortcharakteristik des Systems dabei zurückgehen sollte. Dies ist eher zu tolerieren als ein völliges Aussperren aus dem Benutzerkreis. Allerdings läßt es sich manchmal aus Produktionsgründen nicht vermeiden, die Schnelligkeit der Maschine durch unterschiedliche Zulassungsprioritäten zu steuern. Eine wesentliche Effektivitätssteigerung tritt durch das Programmieren im Timesharing-Verfahren ein. Die Handhabung von Programmentwicklung und Programmpflege auf Dateien virtueller Maschinen muß erst gelernt werden, bringt aber schnell entscheidende Vorteile.

Die Entwicklung der Software verursachte erhebliche Schwierigkeiten. Auch jetzt bestehen noch Inkompatibilitäten für indexsequentielle Datensätze bzw. Schwierigkeiten bei entsprechenden Datenstrukturen. Die weiterschreitende Entwicklung mit den Betriebssystemen der /360 haben dies zum großen Teil behoben, für den Typ unserer Maschine bleiben sie aber weiter bestehen, auch wenn unsere Erfahrungen mit dazu beitrugen, die hier bei virtuellen Systemen auftretenden Schwierigkeiten zu erkennen und Abhilfen aufzuzeigen. Wir haben im Laufe der Zeit gelernt, mit einigen dieser Fehler zu leben bzw. sie entsprechend zu umgehen.

Für den eigentlichen operationellen Betrieb ist das Konzept der virtuellen Maschine sicher aufwendiger als notwendig. Hier dürfte ein Betriebssystem, das nach dem virtuellen Speicher-Prinzip arbeitet, ausreichen, falls nicht überhaupt mit der fortschreitenden Verbilligung der Speichermedien eine ausreichende Versorgung mit realem Speicher möglich ist resp. das Teleprocessing-System eine dynamische Steuerung der Programmsysteme zuläßt, so daß auch hier Kernspeicherdimensionen nicht zu einer oberen Beschränkung der Zahl der gleichzeitig benutzbaren Programme führen.

2.2 Hardwareverbund

Die sich aus dem Prinzip der funktionalen Zentralisierung ergebende Notwendigkeit des Rechnerverbundes gestaltete sich schwieriger als erwartet. Wir sind jetzt in der Lage, von dem zentralen Rechner den Laborrechner anzusprechen und umgekehrt. Ziel war es hierbei, die Satellitenrechner von dem anfordernden System wie ein Terminal erscheinen zu las-

50

sen. Zumindest soll die Ansteuerung von dem TP-System her vorgenommen
werden. Wenn auch so ein Verbund hergestellt worden ist, kann die Lösung noch nicht als voll befriedigend und operationell angesehen werden. Für den Transport der Labordaten ist im Augenblick der Transport
von Bändern schneller und weniger störanfällig.

Aus übergeordneten Gesichtspunkten wurden auch Endgeräte eines Ursprun-
ges verwendet, der nicht mit dem Hersteller der zentralen Hardware identisch war. Durch unterschiedliche Systemauffassungen erwiesen sich die
Software-Schwierigkeiten zwar nicht als unüberwindlich, aber außerordentlich belastend und verzögernd. Um die verschiedenen Endgeräte gemeinsam ansprechen zu können, mußte eine Reduktion der Möglichkeiten
in Kauf genommen werden, um auf einen gemeinsamen Nenner zu kommen. Wir
haben versucht, viele der sich hierbei ergebenden Schwierigkeiten durch
das Macro-System T.I.M.S. abzufangen. Die hierbei notwendige Entwick-
lungsarbeit kann nicht zu hoch veranschlagt werden.

Bei erforderlichen Betriebssystemänderungen kann meist nur auf eine
sehr geringe Unterstützung der Hersteller gerechnet werden. Zum Teil
fehlen spezifische Kenntnisse von der Partner-Hard- und Software bzw.
müssen erst erworben werden. In diesem Lernprozess ist die eigene Sy-
stemgruppe jeweils unmittelbar beteiligt und hat nach einiger Zeit ein
besseres Detailwissen als eine vorübergehend abgestellte Arbeitsgruppe
eines entsprechenden Herstellers, von Ausnahmen natürlich abgesehen.

Der Anschluß von zentralen Geräten (Kernspeicher) brachte zwar eine er-
hebeliche Leistungssteigerung und Kosteneinsparung, führte aber zu bis
heute noch nicht überwundenen Synchronisationsproblemen, die uns immer
noch außerordentlich stark zu schaffen machen und seit dieser Hardware-
Ergänzung zu einer hohen Systemanfälligkeit geführt haben. Ich brauche
wohl nicht darauf hinzuweisen, welche Schwierigkeiten sich hierbei für
die Fehlersuche ergeben, besonders dann, wenn der Fehler schwer lokali-
sierbar ist bzw. sporadisch auftritt.

2.3 Offline-Dateneingabe

Um die fehlerfreie Eingabe der I-Zahl zu gewährleisten, wurde das mehrfach beschriebene Verfahren (6,12) unter Anwendung der Adrema-Folien
entwickelt. Bei diesem Verfahren wird die binär enkodierte I-Zahl mittels Datenendgeräten auf eine Aluminiumfolie geprägt, so daß von hier
aus die Markierung über einen entsprechenden Handdrucker auf einen Markierungsbogen übertragen werden kann. Diese Methode ist unter Laborbedingungen völlig zuverlässig. Es werden aber hohe Ansprüche an die Pflege der Tischdrucker und die Bedienung gestellt, die meist dann schlecht
zu erfüllen sind, wenn Geräte über eine weitverstreute Peripherie auf-
gestellt sind und zudem ein häufiger Personalwechsel bei der Bedienung
eintritt.

Bei unseren ersten Tests betrug die Fehlerrate um 90 % und konnte erst
durch vielfache Unterrichtung und technische Hilfsmaßnahmen auf ein er-
trägliches Maß beschränkt werden. Wegen der Möglichkeit der besseren
Fehlerkontrolle und schnelleren Eingabemöglichkeit haben wir die Methode der Markierungsbögen bei den Verpflegungsmeldungen wieder völlig
verlassen. Es erscheint uns im Augenblick sinnvoller, die noch nicht
an ein Terminal angeschlossenen Stationen (im Augenblick 3) zwar die
Markierungsbögen benutzen zu lassen, die Eingabe dann aber an anderer
Stelle am Bildschirm nachzuholen. Prinzipiell sind für solche Verfahren
die einmal entwickelten Markierungsbögen-Anwendungen wertvolles Backup.

Anders ist es bei der Erstellung von Arztbriefen z.B. und Befundzusam-
menstellungen. Das Endgerät steht in den seltensten Fällen am Ort der

Beobachtung und hier ist die Eintragung in einen Markierungsbogen häufig vorteilhafter und kann zugleich eine als Erstaufzeichnung dienende Quellendokumentation abgeben. Mit der Erstellung allgemeiner Systeme für die Auswertung von Markierungsbögen (3,4) hat die Zahl dieser Anwendungen zugenommen und steigt ständig. Im allgemeinen sind wir aber dazu übergegangen, markierte Bögen von den Stationsassistentinnen nachbearbeiten zu lassen und auch vor dem Einlesen kurz optisch zu überfliegen.

Bei 150 eingelesenen Bögen pro Tag z.B. beträgt die Abweisungsquote ohne Nachbereitung durch die Dispatcher etwa 26 %, wobei etwa ein Drittel der Fehler auf die Übertragung der Identifikation im weitesten Sinne zurückzuführen sind. Diese Fehler werden meist an Positionierungsbits oder Checkdigits erkannt. Die übrigen Abweisungsfehler sind logische Fehler beim Anstreichen der Bögen. Diese Fehler sind nun nicht dem Verfahren der Markierungsbögen anzulasten, im Gegenteil, sie bedeuten einen Genauigkeitsgewinn, der nur durch die strengen Plausibilitätskontrollen möglich ist. Werden die Bögen unmittelbar vor dem Einlesen noch einmal nachbearbeitet, läßt sich die Abweisungsquote auf etwa 15 % im Schnitt senken, wobei ein Viertel Identifikationsfehler sind, welche nach der Fehleranzeige meist leicht korrigierbar sind.

Bei einzelnen Anwendern jedoch liegt die Abweisungsquote unter diesem Bereich und in den meisten Fällen läßt sich durch Nachbearbeitung und Wiedereinlesen der Bögen ein fehlerfreies Einlesen ermöglichen. Wir rechnen allerdings mit einer raschen Zunahme der eingelesenen Bögen pro Tag, und es wird sich zeigen, ob dieses im Augenblick durchaus mit operationellen Anforderungen vereinbare Ergebnis gehalten werden kann. Daneben werden auch die Stationsassistentinnen in immer stärkerem Maße zum Nachbearbeiten eingesetzt bzw. sind aufgrund ihrer Ausbildung in der Lage, die Primäreintragungen in einem höheren Prozentsatz fehlerfrei zu machen als ungeschultes Personal.

Es kann angenommen werden, daß durch bessere Markierungsverfahren die Fehlerquote weiter gesenkt werden könnte. Wir haben keine Vergleiche mit Klarschriftlesern und werden entsprechende Tests durchführen, ehe wir das im Augenblick angewandte Verfahren umstellen, was zudem auch noch mit der Labordatenverarbeitung verknüpft ist, da sämtliche Laborleistungen über Markierungsbögen angefordert werden und das gleiche Identifikationsverfahren benutzen.

Die von uns erwartete Verbesserung der Leserate durch Benutzung von Teletypes an Stelle der bisher verwandten Schreibmaschinen ist bisher noch nicht eingetreten, da die notwendigen technischen Umrüstungen trotz der sich über 1 1/2 Jahre hinziehenden Arbeiten noch nicht von der Lieferfirma in befriedigender Weise durchgeführt werden konnten.

2.4 Programmiersprachen

Als hauptsächliche Prorammiersprache wurde wegen der
- Macro-Optionen und der
- Möglichkeit der strukturierten Programmierung
PL/1 gewählt. Die leichte Erlernbarkeit einer Untermenge dieser Sprache steht im Gegensatz zu der doch langwierigen Erfahrung, die erforderlich ist, bis ein Programmierer den PL/1-Compiler wirklich effektiv einzusetzen in der Lage ist. Die Leichtigkeit der vielen Optionen täuscht hinweg über die oft schwerfälligen daraus resultierenden Übersetzungen, die der Programmierer wissen muß, um Kernspeicher- und Zeitaufwand überblicken zu können. Wir haben unsere Produktion im Augenblick fast völlig auf den Optimizing-Compiler umgestellt und konnten dabei Zeit- und Speichergewinne erzielen, taten es aber vorwiegend wegen der damit verbundenen sprachlichen Erweiterungen.

2.5 TP-System

Das von uns seinerzeit gewählte TP-System schien uns von den existieren-
den am besten geeignet, den spezifischen Anforderungen und den Hardware-
Voraussetzungen zu entsprechen. Unsere Erfahrungen mit dem Baylor Exe-
cutive System for Teleprocessing sind bis heute gut und wir haben keine Veranlassung gesehen, auf ein anderes TP-System überzugehen. Allerdings ist das Preprocessing-Programm auch ausgelegt, um Adaptationen
an andere Systme relativ einfach zu ermöglichen. Ein Übergang an das
Ferndatenverarbeitungssystem des IMS ist bisher noch nicht erfolgt aus
Gründen, die vorwiegend in der mangelhaften Auffangmöglichkeit bei Sy-
stemzusammenbrüchen infolge der spezifischen Funktionscharakteristik
des Kontrollprogrammes CP 67 liegen.

2.6 Datenbank-System

Für unsere Zwecke erschien uns seinerzeit das Datenbankmanagement-System
IMS am geeignesten. Unsere allgemeinen Datenbanken sind nach diesem
Prinzip ausgelegt und es ist uns gelungen, unser Teleprocessing-System
mit dem Datenbank-Managementteil des IMS zu verbinden. Der große Vorteil dieses Systems ist der hierarchische Aufbau, die Trennung von physikalischen Strukturen und Datenbankdefinitionen, die Möglichkeit der
Erstellung logischer Datenbanken sowie die Möglichkeit, zusätzliche In-
formationsstrukturen nachträglich hinzufügen zu können. Verschiedene
Programmsysteme können mit unterschiedlichen oder gleichen Systemen arbeiten. Große Vorteile bieten die möglichen Suchstrategien und Auswert-
verfahren.

Der unseres Erachtens große Nachteil ist der Verlust an Transparenz für
den Anwendungsprogrammierer, der keine direkte Vorstellung mehr hat,
welche Zugriffsmethoden benutzt werden und wie die physikalische Organisation seiner Daten auf dem Speichermedium ist. Zwischen der Datenbank-
Verwaltungsgruppe und den Anwendungsprogrammierern resultieren hierbei
oft Schwierigkeiten infolge von Definitionsunschärfen bzw. aus dem
Nichteinhalten von strikten Verfahren bei der Beantragung von Datenbank-
Zuweisungen oder Zugriffen, etc. Erst langsam bildet sich hier ein ver-
nünftiges Funktionsgleichgewicht aus. Bedingt durch unsere Betriebssysteme ist das Online-Verändern der IMS-Daten immer noch problematisch
und auch die Dienstprogramme und Fehlerauffangverfahren haben noch nicht
den Zuverlässigkeitsgrad, den wir uns wünschen. Wir arbeiten deswegen
immer noch mit intermediären Dateien mit für den Benutzer transparenten
Zugriffen und sind auf diese Weise in der Lage, den gestellten Anforderungen zu genügen.

3. Allgemeine Erfahrungen und Schlußfolgerungen

3.1 Methoden

Bei der teilweise stürmischen Entwicklung der Datenverarbeitung in der
Medizin in den letzten Jahren und den steigenden Anforderungen von klinischer und administrativer Seite ist es verständlich, daß viele Verfahren rasch entwickelt wurden und oft die methodologische Verbindung
mit der Informatik als Wissenschaft vernachlässigt worden ist. Es
scheint mir eine der vordringlichsten Aufgaben, hier im Laufe der nächsten Jahre eine grundsätzliche Verbesserung zu erreichen. Dies ist durch
Planung und Einrichtung von Ausbildungs- und Studiengängen möglich und
durch eine zunehmende Kooperation bzw. einen zunehmenden Meinungsaus-
tausch.

Von den Anwendungsgebieten der Medizin her sind andererseits manigfache
Anregungen möglich für eine weitere theoretische Durchdringung mit den

Methoden der Informatik. Die Deskription komplexer Systeme und die Erfahrung im Umgang mit diesen Systemen sind wichtig für die Konzeption, Erstellung und Einführung von Verfahren, die Strukturen und Funktionsweisen ihrer Bezugssysteme verändern. Auf dem Wissenschaftsgebiet der medizinischen Informatik werden wir in Zukunft sowohl die von der Informatik her kommenden wie die von der Medizin her ausgebildeten Informatiker benötigen, bei zusätzlich erforderlichem Wissen aus den Gebieten der Soziologie, Psychologie und Betriebswirtschaft. Es werden sowohl Generalisten wie Fachspezialisten benötigt werden. Neben den Informatikmethoden müssen Verfahren entwickelt werden, die die Reaktion des Objektsystems auf die Einführung von Verfahren der Datenverarbeitung messen und voraussagen lassen bzw. Kriterien ergeben, nach denen der Entwurf und die Einführung eines Verfahrens geplant werden kann.

3.2 Analyse der medizinischen Information

Die Analyse der medizinischen Information kommt nur sehr langsam voran. Sie ist unbedingt erforderlich für eine sinnvolle Konstruktion von Informationssystemen und zur Vorbereitung der Entscheidungsunterstützung in allen medizinischen und medizinisch-administrativen Bereichen. Hierauf muß ein besonderer Augenmerk gerichtet werden, und entsprechende Forschergruppen müssen ohne den Zwang einer unmittelbar bevorstehenden Anwendung hier grundlegende Arbeit leisten, ehe wir mit einem wirklichen Durchbruch von neuen Methoden rechnen können. Auf dieses wichtige Gebiet soll bei dieser allgemeinen Systemerwägung nicht weiter im Detail eingegangen werden.

3.3 Dokumentation und Kommunikation

Schwierigstes Problem bei der Entwicklung komplexer Systeme ist die Kommunikation und die Koordination der verschiedenen Projektgruppen, die,wie oben mehrfach ausgeführt, ganz selbstverständlich eine Suboptimierungstendenz haben und oft über dem durchaus verständlichen Nahziel der optimalen Erfüllung ihrer vordergründigen Aufgaben sich nur schwer in das Gesamtbild einordnen bzw. nach ihren Vorstellungen Gesamtrichtlinien modifizieren möchten. Da oft mehrere Möglichkeiten des strategischen und taktischen Vorgehens bestehen, muß oft eine Entscheidung getroffen werden, die sich nur graduell von anderen Lösungsvorschlägen unterscheidet bzw. in dem einen oder anderen Punkt nicht den in einem engen Bereich optimalen Bedingungen entspricht.

Die Kommunikation zwischen den einzelnen Projektgruppen kann nur durch eine zentral angelegte Dokumentationsgruppe einigermaßen befriedigt werden, von der der Anstoß zu der immer wieder hinter den Anforderungen zurückbleibenden Projektdokumentation gegeben wird. Dabei ist bei der Auslegung der Dokumentationsrichtlinien ein methodischer "Overkill" zu vermeiden, der zuviel Zeit und Detail in Anspruch nimmt und meist von den Projektgruppen mehr oder minder bewußt sabotiert wird. Es ist schwer, hier das richtige Maß zu finden. Der dauerhafte Erfolg eines Projektes oder EDV-Verfahrens steht und fällt mit der Güte der gleichzeitig erstellten Dokumentation, damit es nicht zum Beispiel durch das Ausscheiden des einen oder anderen Mitarbeiters völlig erlahmt oder von anderen Entwicklungen unberücksichtigt bleibt.

3.4 Engagement der Partner

Auf das schwierigste Problem in der Klinik ist bereit hingewiesen worden. Es ist ein dauerhaftes Engagement interessierter Partner erforderlich. Es wird immer möglich sein, in speziellen Aufgabengebieten interessierte Kliniker zu finden, die zu einer Zusammenarbeit bereit sind und diese suchen. Bei den allgemeinen, im Grunde niemanden interessie-

renden Arbeiten der Optimierung des Informationsflusses ist es aber
schwer, das Engagement hervorzurufen, das zur Lösung der Aufgabe erforderlich ist. Demotivationen sind bereis durch kleine Mißerfolge
oder zeitliche Verzögerungen immer wieder feststellen. Oft besteht eine Projektvorstellung auch meist darin, für einen eigenen, umschrieben-
en Bereich eine optimale Lösung zu finden, die meist wenig Interesse
an allgemeingültigen Verfahren zeigt.

Besonders können Schwierigkeiten dort beobachtet werden, wo bestimmte
Verfahren in der Peripherie angewandt werden müssen, ja zum Teil mit
einem geringen Mehraufwand verbunden sind, bei denen kein unmittelbarer
Nutzen am Ort der zusätzlich entstehenden Arbeit zu erkennen ist. Es
ist bei dem naturgemäß auf das Wohlergehen der einzelnen Abteilungen
ausgerichteten Denken natürlich mit Problemen behaftet, wenn ein stär-
kerer Personaleinsatz z.B. in Aufnahmebereichen zu einer Belastung
des dortigen Personaletats führt und die Arbeitsersparnis in der Peripherie nicht oder nur sehr unwesentlich aufgerechnet werden kann, da
sie in anderen Funktionsbereichen auftritt.

Die EDV oder die EDV-Verfahren scheinen unter anderem auch als "Aggres-
sionsableiter" zu dienen, auf den alles geschoben werden kann, wenn
eine Funktionsstörung eintritt. Daß die Qualität der eingegebenen Daten
zu einem großen Teil von dem abhängig, der diese Daten liefert, ist
zwar trivial, jedoch muß man immer wieder die einzelnen Fehler nachwei-
sen, damit diese Tatsache auch akzeptiert wird und die entstehenden Fehler nicht auf die Programme oder Programmsysteme zurückgeführt werden.

Auf der anderen Seite läßt sich im Laufe der Jahre eine zunehmende Ver-
sachlichung gegenüber den Methoden der medizinischen Informatik feststellen und ein wachsendes echtes Interesse, aus dem fruchtbare Zusammenarbeit und vielversprechende Forschungsansätze resultieren. Notwendig ist auch die volle Unterstützung bei der Einhaltung von Verfahrens-
fragen, da nur so eine Funktionsgarantie für das einwandfreie Arbeiten
der Systeme übernommen werden kann.

3.5 Auswahl der Verfahren

Durch die so gemachte Erfahrung werden wir in zunehmendem Maße in die
Lage versetzt, die anzuwendenden Verfahren aus dem uns zur Verfügung
stehenden Instrumentarium auszuwählen. Wir haben Versuche unternommen
mit dedizierten Systemen und haben hier vielversprechende Ansätze für
eine zukünftige Entwicklung soziologischer Verfahren im Hinblick auf
die Einführung neuer Techniken und zur Untersuchung der "human factors"
im weitesten Sinne.

Sicher werden in Zukunft noch weitere Kommunikationsmedien hinzutreten,
wie die Verbindung von graphischen und digitalen Informationen in den
gleichen Endgeräten, die Stimmkommunikation und die Benutzung mikrogra-
phischer oder analoger magnetischer Aufzeichnungsverfahren. Nur so wird
es möglich sein, zu einem multi-medialen Informationssystem zu kommen,
das seinem Integrationsanspruch gerecht wird.

<u>Literatur</u>

1. ANONYM: Ein dokumentationsgerechter Krankenblattkopf für stationäre
   Patienten aller klinischen Fächer (sog. Allgemeiner Krankenblattkopf), Vorläufige Empfehlung (V.G.1/1) des "Arbeitsausschusses
   Medizin" in der Dt. Ges. f. Dokumentation. Med. Dok. <u>5</u>, 57 - 7o
   (1961).

2. COTE, R.: Total Management of Medical Information with a Standardized Nomenclature and Coding System, Vortrag auf Journées Electroniques, Toulouse, 4. - 8. März 1974.

3. JACOBITZ, K., BOGENSTÄTTER, P.: Free Text Synthesis (FTSS). Meth. Inform. Med. 13, 10 - 18 (1974).

4. POCKLINGTON, P.R.: AMAP- A General Optical Mark Reader Form Evaluation Program. Meth. Inform. Med. 12, 211 - 222 (1973).

5. REICHERTZ, P.L.: Requirements for Configuration and Management of an Integral Medical Computer Center. Meth. Inform. Med. 9, 1 - 8 (1970).

6. REICHERTZ, P.L., SAUTER, K., MÖHR, J., KROSLAK, B., ZOWE, W.: Konzeptioneller Aufbau eines Integrierten Patientenfiles, in Fuchs, G., Wagner, G., Krankenhausinformationssysteme, Stuttgart, Schattauer Verlag, 73 - 87, 1972.

7. REICHERTZ, P.L., SAUTER, K., HILL, D.: The Data Base Concept of the Medical System Hannover, Vortrag auf MEDIS'73, Osaka, 4.-6 Okt. 1973.

8. REICHERTZ, P.L.: Computer im Dienste der Medizin - Aufgaben, Wege und Bedeutung, IBM-Seminar "Datenverarbeitung und Wissenschaft in Verwaltung: Einsatz im Krankenhaus", IBM-Form: GE 12-275-O, Bad Liebenzell, 20.-22. März 1973.

9. REICHERTZ, P.L., WOLTERS, E.,ENGELBRECHT, R.: A Teleprocessing Interface Macro System (TIMS). Meth. Inform. Med. 12, 193 - 204 (1973).

10. REICHERTZ, P.L., SAUTER, K.: Medical Information System. Computer File Structure and Data Presentation in the Hannover Medical System, Vortrag auf International Conference on Health Technology Systems, San Francisco, 14.-16. Nov. 1973.

11. REICHERTZ, P.L.: Probleme und Wege der EDV-Auswertung zur Dokumentation, Vortrag auf SYSTEMS'73, München, 30.Nov. 1973.

12. REICHERTZ, P.L.: The Medical System Hannover (MSH), in Collen, M., Hospital Computer Systems, New York: John Wiley & Sons, 1974.

13. SAUTER, K.: Integrierte Datenbank und Patienteninformationssystem im Medizinischen System Hannover, Habilitationsschrift, Medizinische Hochschule Hannover, Okt. 1972.

14. WAGNER, G., STUTZER, G.: Über die Selektivität der SG-I-Zahl im "Allgemeinen Krankenblattkopf" und die Brauchbarkeit einzelner Komponenten. Meth. Inform. Med. 2, 148 - 155 (1963).

Labordatenverarbeitung an der Medizinischen Hochschule Hannover
– Bericht über dreijährige Erfahrungen im Einsatz –

A. J. PORTH

Struktur der Arbeitsgruppe Labordatenverarbeitung

Die Arbeitsgruppe Labordatenverarbeitung der Medizinischen Hochschule
Hannover wurde im August 1970 gegründet und nahm ihren Betrieb im Oktober 1970 auf.

In einem zwischen dem Department für Biometrie und medizinische Informatik und dem Institut für klinische Chemie getroffenen Abkommen "obliegt der Arbeitsgruppe die Aufgabe der Entwicklung, Einrichtung und
des Betriebes aller EDV-Anlagen für die Datenerfassung und -verarbei-
tung in den Laboratorien des Instituts für klinische Chemie einschließlich der Daten aus Laboratorien benachbarter Disziplinen (z.B. Hämatologie und Blutspendedienst) in Zusammenarbeit mit den Mitarbeitern des
Instituts. Des weiteren erarbeitet die Arbeitsgruppe gemeinsam mit den
Abteilungen des Instituts neue Verfahren zur Datenerfassung, Auswertung und Prozeßkontrolle im Laboratorium sowie zur Verbesserung der
Informationsschöpfung für den Bereich medizinische Informatik. Die
Arbeitsgruppe hat engen Kontakt zum Department für Biometrie und medizinische Informatik und arbeitet bei der Durchführung der oben angeführten Aufgaben - soweit es aufgrund der apparativen Ausstattung
notwendig ist - mit ihr zusammen".

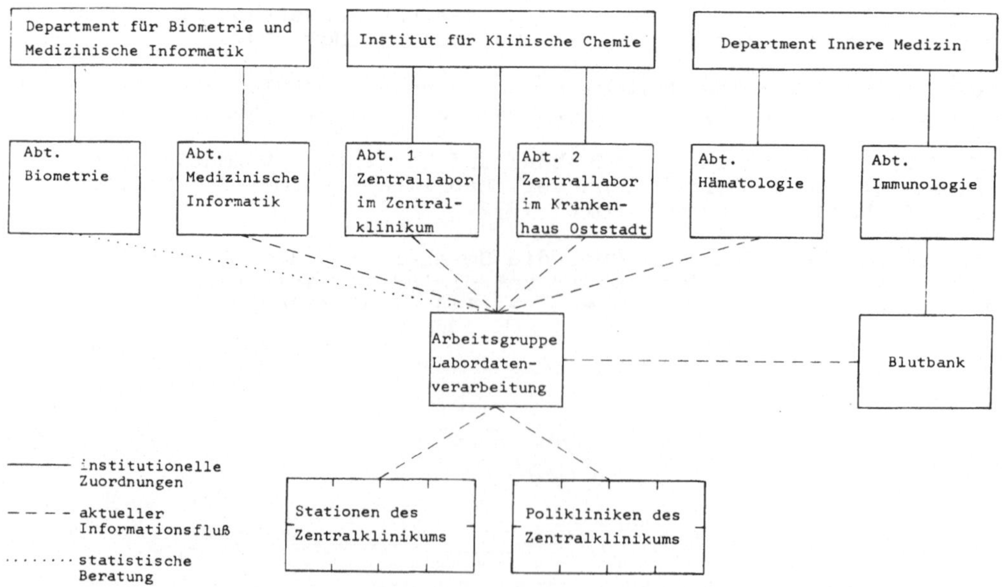

Abb. 1 Aufgabenbereiche der Arbeitsgruppe Labordatenverarbeitung

Abb. 1 zeigt die institutionelle Zuordnung und verbindet außerdem diejenigen Bereiche, die in enger Datenkommunikation mit der Labordatenverarbeitung stehen, d.h. es existiert ein aktueller Informationsfluß in beiden Richtungen.

Die weitgehende Autarkie der Arbeitsgruppe sowie die nicht direkte Abhängigkeit von einem der zu betreuenden Bereiche hat sich günstig auf die Arbeit ausgewirkt, wenn auch eine gewisse Mehrbelastung an Verwaltungsarbeiten die Folge war. Die Zuordnung zum Institut für klinische Chemie in der Aufbau- und Implementationsphase der Systeme erwies sich ebenfalls als vorteilhaft, eine ggf. teilweise Zuordnung zum Department für Biometrie und medizinische Informatik hätte sich in den späteren Phase der Systeme - insbesondere bei der Behandlung wissenschaftlicher Probleme sowie von der fachlichen Seite der EDV her - als besser erwiesen. Obwohl Reibereien zwischen verschiedenen Verantwortlichkeitsbereichen nie ganz auszuschließen sind, ergab sich eine gute kooperative Zusammenarbeit mit den Kollegen der medizinischen Informatik.

Die Arbeitsgebiete innerhalb der Labordatenverarbeitung ließen und lassen sich nicht nach fachlichen Gesichtspunkten gegliedert für alle zu betreuenden Bereiche gemeinsam bearbeiten (wie dies von der Thematik her sicher wünschenswert und vorteilhaft wäre. Eine institutionelle Arbeitsweise, die bedingt ist durch bestimmte Gegebenheiten der zu betreuenden Laboratorien, (räumliche Entfernung von ca. 3 km, uneinheitliche Ansichten zur Analytik, individuelle Vorstellungen der Laborverantwortlichen) ließ sich nicht vermeiden.

Als die Arbeitsgruppe im Oktober 1970 ihre Arbeit aufnahm, waren wesentliche Grundsatzentscheidungen hinsichtlich Datenerfassungs- und -vorverarbeitungssystem und einzusetzenden Computer für die Zentrallaboratorien des Insituts für klinische Chemie bereits getroffen. Doch mit den persönlichen Erfahrungen beim Aufbau und Betrieb des "Diagnostikinformationssystems" von Tübingen (1,2) im Hintergrund wurde die Entwicklung der Systeme begonnen.

Hervorzuheben ist noch, daß an konkreten Dingen (Programme, Organisations- und Ablaufschemata, etc.) wegen allzu unterschiedlicher Ausgangs- und Zielvorgaben von Tübingen nichts übernommen werden konnte

2. Das Labordatenverarbeitungssystem am Krankenhaus Oststadt

Das Automatisierungsvorhaben im Zentrallaboratorium im Krankenhaus Oststadt wurde 1968 von der Stiftung Volkswagenwerk finanziell gefördert. Auf der Basis des in Abb. 2 aufgeführten Computersystems wurde das Projekt von Mitarbeitern des Zentrallabors und des damaligen Instituts für Biometrie in Angriff genommen (3). Das Projekt wurde im Oktober 1970 in den Zuständigkeitsbereich der damals neu gegründeten Arbeitsgruppe Labordatenverarbeitung übernommen. Bei der Überprüfung des bis dahin Erarbeiteten stellte sich heraus, daß das Interface aus nicht zu klärenden Ursachen defekt war und neu gebaut werden mußte. Das mit mehreren Modifikationen wiederhergestellte Interface konnte im März 1971 übergeben werden und, nachdem die Betriebssoftware aufgebaut war, konnten die Meßdaten von 4 Geräten (SMA 12, 2 Enzymstraßen Eppendorf 5010 und die Elektrophorese-Erfassung über Bildschirmdialog) übernommen werden. Die Hinzunahme weiterer Meßplätze oder gar die Integration des Systems in den Klinikbetrieb war wegen der sehr begrenzten Rechnerkonfiguration und -kapazität nicht möglich. Die von dem System für das Laboratorium täglich erbrachten Leistungen sind trotzdem nicht unerheblich und bringen an den angeschlossenen Meß-

plätzen und in der Datendokumentation wesentliche Erleichterungen.
Es ist geplant, das Computersystem durch weitere 2 Megabyte-Platten-
kapazität und einen kleinen Schnelldrucker soweit zu erweitern, daß
weitere Funktionen im Laboratorium und für die Klinik übernommen werden können.

	Zentrallabor KH Oststadt	Zentrallabor klin. Chemie Zentr.klinik	Zentrallabor Hämatologie Zentr.klinik
Proben/Tag	300 *)	1200 *)	800 *)
Einzelwerte/Probe	8/1	10/1	(gr. 10/1)
Einzelwerte/Tag	2400	12000	(gr. 8000)
Datenerfassungs- und -vorverarbei- tungssystem	WDV	MISDAS	MISDAS
on-line einge- setzte/on-line angeschlossene Meßplätze	4/10	25/32	0/28
zusätzliche Meß- plätze (off-line)	ca. 5	ca. 10	?
Probenidentifi- kation	Eppendorf (teilw.)	Kurzkarte + ...	Kurzkarte
EDV - System	IBM 1130 (8K) 3 Schreibm. 1 Fernschr. 1 Str.leser Platte (1 MB,800ms)	IBM 1130 (32K) 1 Drucker (600 Zl./Min.) 1 Kartenleser/-stanzer Platten (MB,800ms/MB,75ms) z.Z.: 3 0 Juni 74: 1 10 Modem zur IBM /360-67	

*) 1972 von den Laboratorien geschätzte Zah-
len für 1975 (z.Z. erreicht ca. 60 %)

Abb. 2   Labordatenverarbeitung der MHH - Systemdaten (Stand März 74) -

3. Verarbeitung klinisch-chemischer Daten im Zentralklinikum

Im Juni 1971 wurde das Computersystem im klinisch-chemischen Zentrallaboratorium des Zentralklinikums (siehe Abb. 2) installiert und mit
der Entwicklung und dem Aufbau des Datenerfassungs- und vorverarbei-
tungssystems MISDAS (Multiple Input Scanning Data Acquisitions System)
der Firmen Infotronics, Irland und Techmation, Düsseldorf begonnen.
Die erforderlichen Systemanalysen und Programme wurden ohne fremde
Hilfe von der Arbeitsgruppe Labordatenverarbeitung erstellt, ausgetestet und für den Routinebetrieb aufbereitet. In enger Zusammenarbeit
mit den Technikern der Firma Techmation fanden Entwurf und Detailspezi-
fikationen von MISDAS statt.

Im März 1973 wurde der Probebetrieb des Systems (4) mit der medizinischen Poliklinik der Hochschule (Belastungsanteil ca. 40 % aller Analysenanforderungen und Befunde) aufgenommen. Im Laufe des Jahres 1973
konnten weitere Stationen und Polikliniken miteinbezogen werden und
seit Ende Februar 1974 sind alle Stationen und Polikliniken der Hochschule angeschlossen. Seit Anfang November 1973 werden die anfallenden
Befunddaten täglich einmal dem Zentralrechner IBM/360-67 übergeben.
Die von der IBM verfügbaren und zur Installation angebotenen Platten

haben sich hinsichtlich der Speicherkapazität (3 Megabyte) und der
mittleren Zugriffszeit (800 ms) als unzureichend erwiesen. Zur Behebung
der daraus resultierenden Probleme, die sich besonders stark auf die
Programme des täglichen Routineablaufs auswirken, werden Mitte d.J.
zwei Plattenstapel IBM 2311 (10 MB, 75 ms) installiert.

Nachdem die wesentlichen Probleme der Einfahrphase gelöst sind, können
von der Labordatenverarbeitung zwei Grundforderungen des Klinikums erfüllt werden:
a) Alle Proben, die bis 9 Uhr des Arbeitstages die Probenannahme erreicht haben, werden an diesem Tag vom Labor bearbeitet und die
   Resultate erscheinen im Tagesbefundausdruck (ausgenommen hiervon
   sind nachzukontrollierende Werte und Methoden, die nicht täglich
   gefahren werden);
b) die aktuellen täglichen Befundausdrucke werden bis 17 Uhr vom Computer erstellt. Der Zeitpunkt des Befundausdruckes kann insbesondere
   dann nicht eingehalten werden, wenn die aktuellen Patientendaten
   nicht rechtzeitig vom Zentralrechner IBM/360-67 übermittelt werden
   können, was aus technischen Gründen manchmal vorkommt.

4. Verarbeitung hämatologischer Daten im Zentralklinikum

Nach einer Struktur- und Systemanalyse wurde Ende 1971 beschlossen,
das Zentrallaboratorium der Abteilung Hämatologie ebenfalls mit einem
Datenerfassungssystem MISDAS auszustatten und die Daten zur Kontrolle
und Weiterverarbeitung dem Computer der klinischen Chemie zuzuführen.
Die MISDAS-Module sind installiert, ausgetestet und somit von der
Hardware-Seite aus einsatzfähig. Die noch anstehenden Probleme der Programmierung und Systemintegration in das Laboratorium können in Angriff genommen werden, wenn die erforderlichen, aber bisher noch nicht
bereitgestellten Planstellen verfügbar sind.

5. Erkenntnisse und Erfahrungen

5.1 Zu den Computersystemen

Von der heutigen Warte aus ist die IBM 1130 als veraltet zu betrachten.
Ihre Möglichkeiten und der Komfort sind eingeschränkt, aber sie bietet
eine erstaunlich hohe Ausfallsicherheit. Der für Fremdbenutzer vorgesehene SAC (Storage Access Channel) übernahm von den ersten Testläufen
an im Interrupt-Modus die einheitlich aufgebaut MISDAS-Datensätze
fehlerfrei und ohne Störungen.

Der von IBM zur Verfügung gestellte Monitor mußte zuerst von der Arbeitsgruppe zu einem Betriebssystem ergänzt werden, damit die vielfältigen und umfangreichen Programme für den Routinebetrieb zeitgerecht
ablaufen können. Das Laborcomputersystem im Zentralklinikum wird nach
der Erweiterung der Plattenkapazität (Abb. 2) und der damit verbundenen Verbesserung der mittleren Zugriffszeiten zu einem Multiprogram-
ming-System mit 3 Partitions ausgebaut.

Die gesamte Programmierung basiert auf den Grundsätzen:
a) Um jederzeit das aktuellste von IBM angebotene Monitorsystem einsetzen zu können, sind Änderungen in der zur Verfügung gestellten
   Systemsoftware verboten.
b) Die erforderlichen Erweiterungen zu Betriebssystemen sind als Ergänzung aufgebaut und greifen nur an den von IBM definierten Fix-
   punkten in die Grundsoftware ein.
c) In Assembler sind nur einige zentrale Unterprogramme geschrieben,

die die Datenbearbeitung von einer höheren Programmiersprache aus
erleichtern und beschleunigen.
d) Alle Anwendungsprogramme sind in Fortran erstellt.
Unter diesen Gesichtspunkten ergab sich eine leichte Programmpflege und
die Übertragbarkeit der Programme auf einen anderen Computer ist gewährleistet.

5.2 Zu den Vorverarbeitungssystemen

Das für den Laborcomputer im Krankenhaus Oststadt von der Firma WDV,
München gebaute Interface-System kann als hardwaremäßige Erweiterung
der IBM 1130 zum Prozessrechner aufgefaßt werden. In der aus anderen
o.a. Gründen reduzierten Aufgabenstellung erbringt es im wesentlichen
eine zufriedenstellende Leistung. Die im Zentralklinikum eingesetzten
beiden Datenerfassungs- und -vorverarbeitungssysteme (MISDAS) kommen
einem sich heute immer mehr abzeichnenden Trend der Verlagerung von
Vorverarbeitungsfunktionen zum Meßplatz hin nahe. Sie liefern ausschließlich vollidentifizierte, einheitlich formatierte und mit Paritätsprüf-
kennzeichen versehene Datensätze dem Rechner. Die vollständige Wartung
vom Ausgang der Analysegeräte bis zum Computereingang wird seit Januar
1973 von der Firma Dia-Log, Düsseldorf durchgeführt. Da ihre Mitarbeiter über sehr gute Kenntnisse und langjährige Erfahrungen in der Meß-
gerätetechnik und Laborautomation verfügen, ist ein weitgehen störungs-
freier Routinelauf der Geräteeinheiten sichergestellt.

5.3 Zur Probenidentifikation

Im Krankenhaus Oststadt wird derzeit das Eppendorfsche Probenidentifikationssystem erprobt und die ersten Testläufe haben gute Ergebnisse
geliefert. Im chemisch-klinischen Zentrallabor des Zentralklinikums
werden die Proben und Meßwerte mit Kurzkarten identifiziert. In Er-
mangelung eines anderen umfassenden direkten Identifikationssystems
entschied man sich 1970 für dieses Verfahren, das heute zwar manchmal
als antiquiert bezeichnet wird, jedoch einige, nicht zu übersehende
Vorteile hat:
Die Erstellung der Lochkarten ist einfach und preiswert, ihre Zuordnung
an der zentralen Probenverteilung problemlos; Form und Größe der Unter-
suchungsgefäße kann von Meßplatz zu Meßplatz variieren; bei Verwendung
des 1-aus-10-Codes ist die Lesefehlerrate verschwindend gering. Die
sicherlich mehr als bei direkten Identifikationsverfahren vorhandene
Verwechselungsgefahr von Probe und zugehörigem Identifikationskärtchen
ist durch organisatorische Vorkehrungen und Kontrollen im Computer auf
einen verschwindend kleinen Anteil reduziert. Festgestellte Verwechse-
lungen ließen sich auf menschliche Schwächen zurückführen, die auch in
nicht automatisierten Laboratorien kaum vermeidbar sind.

Sollte sich das eine oder andere heute angebotene direkte Identifika-
tionssystem im Routinebetrieb über einen längeren Zeitraum hinweg bewährt haben, so ist das Kurzkartenverfahren ohne nennenswerten technischen und finanziellen Mehraufwand an den derzeit eingesetzten Einheiten auf ein anderes Identifikationsverfahren umzurüsten. Das bedeutet
insbesondere, daß in verschiedenen Teilbereichen des Laboratoriums je
nach Zweckmäßigkeit mit verschiedenen direkten oder indirekten Identi-
fikationsmethoden gefahren werden kann.

5.4 Zu einem allgemeinen Problem

Je mehr die Anwender eines Labordatenverarbeitungssystems sich an Ar-

beitsweise und Zweckmäßigkeiten gewöhnt haben, desto größer werden
die Zusatzwünsche - verständlicherweise - und vom Computer werden
sehr schnell Dinge gefordert, die mit vertretbarem Aufwand kaum noch
machbar sind. Hier erfordert es viel Geschick und Sachverständnis,
um die Wünsche auf ein realisierbares Maß zu bringen..

<u>Literatur</u>

1. BOCK,H.E., EGGSTEIN,M.(Hrsg): Diagnostik-Informationssystem. Heidel-
   berg-New York-Berlin: Springer-Verlag 1970.

2. PORTH,A.J.: Erfordernisse und Möglichkeiten der elektronischen Datenverarbeitung im Dienste der klinischen Chemie. Z. Klin. Chem.
   Klin. Biochem. <u>10</u>,478-482 (1972).

3. DELBRÜCK,A.,HENKEL,E.,HOCK,D.: Computer als Hilfsmittel im ärztlichen Laboratorium. Z. DV i.d.Med. <u>1</u> (1969).

4. PORTH,A.J.: Das Labordatenverarbeitungssystem an der Medizinischen
   Hochschule Hannover. Vortrag auf dem Seminar 'Datenfernverarbeitung
   für Krankenhäuser', Bad Liebenzell, 13.-15.3.1974.

Zusammenfassung der Darstellungen des I. Teils des zweiten Halbtages

K. Köhler

Die Sektion VI "Datenendgeräte" der Arbeitsgruppe konnte aufgrund ihrer
längerfristigen Zielsetzung nur wenig zu der diesjährigen Frühjahrsta-
gung beitragen. Im strengen Sinne dieser Zielrichtung befaßte sich nur
der Vortrag von den Herren Schock, Henskes und Reichertz (Hannover) mit
dem Thema.

Herr Henskes trug die "Erfahrungen mit der Balkenschrift (Bar-Code) bei
der Datenerfassung und Datenübermittlung im Krankenhaus" vor. Die Anwendung der Balkenschrift hat sowohl die Vorteile der einfachen Handhabung beim Lesen als auch bei der Erzeugung der Schrift. Beides ist
gerade beim Einsatz im klinischen Routinebetrieb als äußerst positiv
zu bewerten. Herr Henskes stellte nach der reinen technischen Beschreibung des Bar-Codes Untersuchungen vor, in der die Balkenschrift bei der
Eingabe von Daten der Online-Eingabe mittels Bildschirm- oder Schreib-
maschinentastatur gegenübergestellt werden.Die Ergebnisse dieser Untersuchungen haben zumindest gezeigt, daß es sinnvoll ist, die Entwicklung-
en des Bar-Codes und die Anwendungsmöglichkeiten in der Medizin weiter
zu verfolgen.

Ein weiterer Vortrag der Herren Petsch, Killian und Knedel (München)
befaßte sich mit einem Terminal-System zur "Zentralen Überwachung und
Steuerung eines Laborsystems" im Städtischen Krankenhaus München-Harlaching. Besonders herauszuheben in diesem System ist der relativ einfache Soft-ware-Anschluß neuer peripherer datenerzeugender Einheiten.

Der erste Vortrag dieser Session von Herrn Christl (Wiesbaden) war die
einzige Präsentation der Sektion 'Operations Research'. Herr Christl
stellte ein O.R.-System vor, das für die Deutsche Klinik für Diagnostik
eine optimale Patientenzusammensetzung (nach den früheren Gegebenheiten
der Klinik) errechnete.

Die Diskussion nach allen drei Vorträgen war sehr rege. Als ein wichtiger
Punkt, dem sicher in Zukunft sehr viel Beachtung geschenkt werden wird,
stellten sich 'Human Factors' im Man-Maschine-Dialog heraus. Die Diskussion über den O.R.-Vortrag von Herrn Christl ging leider mehr oder
weniger am Thema vorbei.

Erfahrungen beim Einsatz eines LP-Modells an der Deutschen Klinik für Diagnostik

H. L. Christl

1. Vorbemerkung

Im Rahmen der Beratungstätigkeit einer international bekannten Consulting-Firma an der Deutschen Klinik für Diagnostik im Jahre 1971 trat das Problem auf, ein allgemeines Planungsmodell für die Unternehmensleitung auf der Basis der Patientenstruktur zu entwickeln und Ergebnisse anhand dieses Modells vorzulegen.

2. Problemstellung

Das zu entwickelnde strategische Planungsmodell sollte die folgenden Aufgaben erfüllen:
- Bestimmung des besten Patienten-Mix unter optimaler Nutzung der zur Verfügung stehenden Resourcen (Arzt/Personal, Raum- und Maschinenkapazität)
- Untersuchungen über den Einfluß von bestimmten Veränderungen in verschiedenen medizinischen Bereichen

Dazu ist es notwendig, eine Charakterisierung der verschiedenen Patiententypen über den Grad des erforderlichen Untersuchungsaufwands und über die erzielbare Vergütung einzuführen. Der Grad des erforderlichen Untersuchungsaufwands ist natürlich von Patient zu Patient verschieden. Trotzdem war es möglich, eine für diese Zwecke ausreichende, recht einfache Typisierung vorzunehmen, die sich primär am Zeit- und Materialaufwand sowie am Erlös (Deckungsbeitrag) orientierte (Tabelle 1). Anhand der Tabelle wurden zunächst fünf verschiedene Patienten-Typen ausgewählt:
- privatversicherte Patienten zur Abklärung unbestimmter Krankheitsbilder (Typ 1)
- sozialversicherte Patienten zur Abklärung unbestimmter Krankheitsbilder (Typ 2)
- privatversicherte Patienten zur Durchführung eines Check-Programms (Typ 3)
- aufgrund von Firmenverträgen kommende Patienten zur Durchführung eines Check-Programms zu reduziertem Preis (Typ 4)
- Patienten, die eine geringe Vergütung zu zahlen haben (z.B. für eine bestimmte Spezialuntersuchung, Wiederholungsuntersuchung, Angehörige von Klinikspersonal, etc.) (Typ 5)
- Zusätzlich wurde eine weitere hypothetische Patientengruppe dazugenommen, für die als Selbstzahler ein festes, weitgehend automatisiertes Untersuchungsprogramm zur Verfügung stehen sollte (Typ 6).

Für die Entwicklung des Modells wurde der an potentiellen Patienten zur Verfügung stehende Markt als unendlich angesehen.

3. Modelle

Für die Verwirklichung der gestellten Aufgaben wurden zwei LP-Modelle entwickelt, von denen eines aus Gründen der Praktikabilität bei der Datenerfassung schließlich zum Einsatz kam.

Tabelle 1.

Patientenklassifizierung
(nach der aufgewandten Arztzeit)

Patiententyp	Arztzeit (in Stunden)	Maschinen- u. Gerätezeit (in Einheiten)	Zeit von anderem Personal (in Einheiten)
I. Keine Arztzeit (O): z.B. Labortest EKG,Rönt-gen	0,0	1-2	1-2
II. Sehr wenig Arztzeit (1-1,5 Stunden): z.B. EDV/Mini Check	1,0-1,5	2	4
III. Wenig Arztzeit (1-2,5 Stunden): a) Check für Leitende Angestellte (Firmenverträge)	2,0-2,5	2	3
b) spezifische Einzeluntersuchungen (z.B.Kardiologen)	1,0-2,0	1-2	1-2
c) Folgeuntersuchungen (z.B. ein Jahr nach der Erstuntersuchung)			
IV. Durchschnittliche Arztzeit (2,5-4 Stunden): Erstuntersuchung (Normal Check), erfordert üblichen Zeitaufwand und übliche Zahl der Untersuchungen	2,5-4,0	3	2
V. Hohe Arztzeit (4,5-7 Stunden): Problempatienten. Diese kommen von selbst oder werden von einem Arzt überwiesen	4,5-7,0	4	3

Bewertung von Maschinen- und Gerätezeit sowie der Zeit von anderem Personal: 1 - geringer Zeitaufwand, 2 - mittlerer, 3 - hoher, 4 - sehr hoher Zeitaufwand.

LP-Modell A

Wir nehmen an, daß alle Patienten an der Klinik neben gewissen Spezialuntersuchungen auch eine allgemeine internistische Untersuchung erhalten, die je nach Patiententyp unterschiedlich lange dauert. Von Seiten der Klinik steht für diese allgemeine internistische Untersuchung eine bestimmte Anzahl von Ärzten zur Verfügung. Diese lassen sich im wesentlichen in 5 Gruppen gliedern:

1. Allgemeine Internisten
2. Allergologen
3. Gastroenterologen
4. Internisten mit Sondervereinbarungen
5. Internisten mit sonstigen Fachgebieten

Außer den Ärzten der Gruppe 1 wird jede weitere Arztgruppe zusätzlich für Spezialuntersuchungen herangezogen, die teilweise einen erheblichen Teil der Arbeitszeit beanspruchen.

Die Gesamtheit der Patienten wurde hinsichtlich des Deckungsbeitrags in die unter 2. erwähnte Klassifikation eingeteilt. Von jeder Patientengruppe wird eine Teilmenge jeder der erwähnten Arztgruppen zur weiteren Untersuchung zugewiesen. Man erhält dann folgendes Aufteilungsschema:

Arztgruppe i	Patienten-Typ j:			
	1 2 3 4...	7 8 9 10...	25 26 27 28	
1	x_1, x_2, x_3, x_4			
2		x_7, x_8, x_9, x_{10}		
3				
4				
5			$x_{25}, x_{26}, x_{27}, x_{28}$	

Sind c_j der Umsatz pro Patient des Typs j und u_j die Kosten, die er verursacht, so hat man als Zielfunktion die Gewinnfunktion G:

$$G = \sum_{j=1} x_j \, (c_j - u_j)$$

Zur Formulierung der Arzt-Zeit-Nebenbedingungen werden folgende Bezeichnungen eingeführt:

t_{ij} = Zeit der i-ten Arztgruppe, die sie für einen Patienten vom Typ j aufwenden muß ($i = 1 \, (1) \, 5$, $j = 1 \, (1) \, 30$)

Dabei ist zu beachten:

$t_{i,6j} = o \; i \neq j$, weil Patienten vom Typ 6 (weitgehend automatisierte Untersuchung) außer einem Arzt der Gruppe i keinen Arzt einer anderen Gruppe konsultieren müssen.

f_{ij} ($i = 1 \, (1) \, 5$, $1 \, (1) \, 30$) = Anteil (relative Häufigkeit) von Patienten des Typs j, die noch einen Arzt der Gruppe i aufsuchen müssen.

Insbesondere: $f_{ij} = 0$ ($j \geqq 7$, da die erste Arztgruppe aus allgemeinen Internisten besteht und dort keine besonderen Spezialleistungen erbracht werden).

S_i = gesamte zur Verfügung stehende Arztzeit der i-ten Arztgruppe im betrachteten Zeitraum (z.B. ein Arbeitstag, eine Arbeitswoche)

Für alle genannten Arztgruppen, in denen die Ärzte ganz oder teilweise allgemeine internistische Untersuchungen durchführen, wurde die zur Verfügung stehende Zeit berechnet nach:

Wochenkapazität = Anzahl der Ärzte in der Gruppe
x Anzahl der Stunden/Woche x Effizienzindex.

Dabei drückt der Effizienzindex die Verfügbarkeit des Arztes aus. Er ist sicher kleiner als 100%, denn durch Urlaub, Kongresse, Dienstreisen und Krankheit besteht noch eine feste Nichtverfügbarkeit. Mit diesen Bezeichnungen lautet die Optimierungsaufgabe:

$$G = \sum_{j=1}^{30} x_j (c_j - u_j) = max!$$

unter den Nebenbedingungen

$$\sum_{j=1}^{30} f_{ij} t_{ij} x_j \; S_i \qquad i = 1(1) \; 5 \qquad (1)$$

Zu den Nebenbedingungen (1) kommen noch weitere hinzu, wenn bestimmte vertragliche Verpflichtungen bezüglich des Anteils an Sozialversicherten eingehalten werden sollen. Man fordert, daß mindestens ein Prozentsatz r von Patienten des Typs $6i-4$ ($i = 1 \; (1) \; 5$) (Sozialversicherte nach 2.) in der Summe der Patienten

$$x_{6i-5} + x_{6i-4} \text{ enthalten sein muß, d.h.:}$$

$$\sum_{i=1}^{5} \left[r x_{6i-5} - (100 - r) \; x_{6i-4} \right] \leq 0$$

Eine zusätzliche Einschränkung entsteht, wenn man verlangt, daß ein bestimmtes Verhältnis q von Patienten der Typen $6i-2$ und $6i-3$ zu Patienten der Typen $6i-5$ und $6i-4$ ($i = 1 \; (1) \; 5$) nicht überschritten werden soll, d.h.:

$$\sum_{i=1}^{5} \left[q \cdot (x_{6i-2} + x_{6i-3}) - (x_{6i-5} + x_{6i-4}) \right] \leq 0$$

Weitere Restriktionen sind zu formulieren, wenn bei Untersuchungen an Patienten eines bestimmten Typs noch Raum- bzw. Gerätebeschränkungen zu beachten sind.

LP-Modell B

Eine etwas andere Betrachtungsweise desselben Problems erhält man dann, wenn man alle an der Klinik verfügbaren Kapazitäten (Ärzte, Räume, Geräte) in bestimmte Funktionseinheiten gliedert (z.B. nach Kostenstellen). Innerhalb dieser Funktionsstellen werden die verfügbaren Resourcen als eine Einheit betrachtet. Man erhält dann das folgende Schema:

Funktionsstelle i	Patienten-Typ j:					
	x_1	x_2	x_3	x_4	x_5	x_6
1 = Allg.Int.	t_{11}	t_{12}	t_{13}	t_{14}	t_{15}	t_{16}
2 = Gynäkol.	t_{21}	.	.	.	.	.
3 = Allergol.	.					
4 = .	.					
. .	.					
. .	.					
. .	.					
N .	.					

Dabei bedeutet:

t_{ij} $(i = 1(1)\ N,\ j = 1\ (1)\ 6)$ = Zeitbedarf für einen Patienten der Gruppe j an der Funktionseinheit i.

Bezeichnet S_i = Arzt-Zeit (Kapazität der Funktionsheit i), so lautet die Optimierungsaufgabe:

$$G = \sum_{j=1}^{6} x_j (c_j - u_j) = \text{max!}$$

unter

$$\sum_{j=1}^{6} t_{ij}\, x_j \leq S_i \qquad (i = 1\ (1)\ N)$$

Die beiden zusätzlichen Nebenbedingungen des Modells A lauten hier analog:

$$r\ x_1 - (100 - r)\ x_2 \leq o$$

$$- x_1 - x_2 + q\ (x_3 + x_4) \leq o$$

Damit ist die Optimierungsaufgabe formuliert. Für das Modell B ist erwähnenswert, daß sich hier die Ermittlung der t_{ij} im Vergleich zu A vereinfacht. Außerdem entfällt die Bestimmung der relativen Häufigkeiten f_{ij} , die nur unter Berücksichtigung erheblicher Stichprobenfehler ermittelt werden könnte. Für die Auswertung und praktische Anwendung wurde daher das LP-Modell B bevorzugt.

Damit wurde ein Modell mit 6 Variablen und maximal 22 Nebenbedingungen durchgerechnet.Die Art der Nebenbedingungen ist aus Tabelle 2 ersichtlich.

Tabelle 2.

Art der im Modell B beachteten Restriktionen in den folgenden Funktionseinheiten

1. Pneumologie	– Zeitbeschränkung
2. Allergologie	– Zeitbeschränkung
3. Nephrologie	– Zeitbeschränkung
4. Gastroenterologie	– Zeitbeschränkung
5. Diabetologie	– Zeitbeschränkung
6. Kardiologie	– Zeitbeschränkung
7. Allgem.Internisten	– Zeitbeschränkung
8. Psychosomatik	– Zeitbeschränkung
9. HNO	– Zeitbeschränkung
10. EKG	– Apparatebeschränkung
11. Allg.Labor	– Zeit- und Kapazitätsbeschränkung
12. Ophthalmologie	– Zeitbeschränkung
13. Labor-Magensonden	– Beschränkung durch vorgegebene Anzahl
14.-18. vertragliche Einschränkungen (z.B. Anteil der Sozialversicherten)	
19. Neurologie	– Zeitbeschränkung
20. Gynäkologie	– Zeitbeschränkung
21. Beschränkung der Zahl der Typ-5-Patienten	

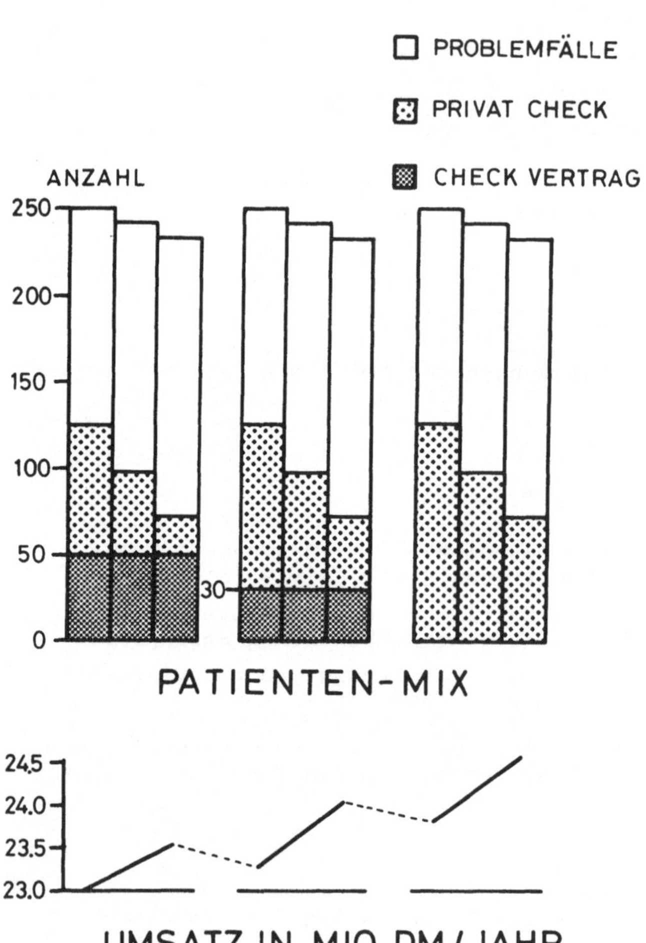

Abb. 1   Umsatz in Mio.DM/Jahr

4. Einige Ergebnisse des Modells B

Geht man bei der Planung des optimalen Patientenmix (des Jahres 1970/71)
vom damals vorhandenen Kapazitätspotential aus, erniedrigt den Anteil
von Patienten des Typs 3 und 4 stufenweise von 50% über 40% auf 30%
und beschränkt dabei den Anteil an Sozialversicherten (Typ 2) auf eine Spanne zwischen 15-20%, so erhält man als Ergebnis (vgl.Tabelle 3
und Abb.1):
1. Aus Ertragsgründen bleibt der Anteil der Sozialversicherten stets
   an der unteren Schranke von 15%.
2. Die Anzahl der Patienten/Woche verringert sich mit fallendem Anteil an Checkpatienten, gleichzeitig steigt der Ertrag.
3. Verringert man die Anzahl der Firmen-Checks (Typ 4) innerhalb der
   Gesamtzahl der Checkpatienten (Typ 3 und 4), so steigt ebenfalls
   der Ertrag.

Tabelle 3.

Ergebnis:

Check-Pat. in %	Sozialvers. 15% p 20%	Problem			Check		Total pro Woche	Tages-durch-	Umsatz in TDM/W.	Deckungs-beitrag in TDM/W.	Jahres-umsatz Mio.DM
		Priv. Kasse		Priv. "Kasse"		Firma					
30	15,2	141	25	10	11	50	237	47,4	480	405	23,5
40,2	15,2	124	22	33	15	50	244	48,8	474	401	23,2
30,2	15	141	25	30	11	30	237	47,4	489	413	24,0
40	15,2	124	22	53	15	30	244	48,8	482	407	23,6
50	15,2	106	19	76	19	30	250	50	473	401	23,1
30	15,2	141	25	60	11	./.	237	47,4	502	424	24,6
40,1	15,1	124	22	83	15	./.	244	48,8	495	418	24,3
50	15,2	106	19	106	19	./.	250	50	486	412	23,8

LP Planungs-Modell

Bei einer Erweiterung der gegebenen Kapazitäten ändern sich die genannten Ergebnisse zum Teil erheblich. Erhöht man die Kapazität für allgemeine internistische Leistungen (z.B. 4 Internisten zusätzlich), läßt einen Anteil von 30-50% Check-Patienten zu und legt die Anzahl der darin enthaltenen Firmen-Checks (Typ 4) auf höchstens 50 pro Woche fest, so sieht das Ergebnis folgendermaßen aus:
Der zulässige Anteil an Patienten vom Typ 3 und 4 wird mit 50% voll ausgeschöpft, ebenso die Anzahl der Typ-4-Patienten mit 50 pro Woche. Die Gesamtzahl der Patienten kann um 25% pro Woche erhöht werden und dadurch der Ertrag verbessert werden.

5. Diskussion des Modells

Für beide Modell-Ansätze ist der verwendete Standard-Simplex-Algorithmus unbefriedigend, da es sich hier eigentlich um gemischt-ganzzahlige Probleme handelt. Würde man versuchen, die Koeffizienten und Restriktionen der LP-Modelle ganzzahlig zu erhalten, wären beide Modelle als ganzzahlige Optimierungsprobleme relativ einfach mit Hilfe der dynamischen Programmierung zu lösen; für die Anzahl der Patienten wäre die geforderte Ganzzahligkeit erfüllt.Durch die Art der Datenerfassung auf Stichprobenbasis sind alle Koeffizienten des Problems weitgehend als Zufallsgrößen zu behandeln, von denen höchstens eine Stichprobenverteilung bekannt ist. Dadurch müßte das gesamte Problem als gemischt-ganzzahliges, stochastisches Optimierungsproblem behandelt werden. Als Lösungsverfahren muß dann eine geeignete Kompensationsmethode herangezogen werden. Dafür sind Standardverfahren bis jetzt noch unbekannt.

Erfahrungen mit der Balkenschrift (Bar-Code) bei der Datenerfassung und Datenübermittlung im Krankenhaus

D. CHOCK, D. TH. HENSKES, P. L. REICHERTZ

Zusammenfassung

Die Balkenschrift verbindet die Vorteile der direkten maschinenlesbaren
Zeichenerzeugung mit der einfachen Handhabung eines Markierungsbogens.
Sie könnte daher für die online-Datenerfassung in der Klinik von Bedeutung werden. Bei den hier beschriebenen Untersuchungen stellte sich
heraus, daß die Benutzung der Balkenschrift gegenüber der Bedienung
einer gewöhnlichen Fernschreibertastatur nicht ohne weiteres Vorteile
bringt. Zum Beispiel ergibt sich erst bei mehr als sieben Zeichen je
Eingabevorgang eine Zeitersparnis. Berücksichtigt man, daß die Haupt-
arbeit bei Laboranforderungen in der Vorbereitung der Probe liegt, und
nicht im Ausfüllen der Bestellung, so wird klar, daß erst umfangrei-
chere organisatorische Maßnahmen eine wesentliche Arbeitsentlastung
für das Pflegepersonal bringen können. Erst in diesem Zusammenhang
wird es sinnvoll, die Brauchbarkeit eines technischen Verfahrens wie
die Balkenschrift zu beurteilen.

Balkenschrift - Schreibmaschine - Markierungsbogen

Die Datenerfassung in klinischen Arbeitsbereichen wird vielfach mit
Markierungsbelegen vorgenommen, da sie einfach zu handhaben und kosten-
günstig sind. Die neuere technische Entwicklung erlaubt es nun, daß auch
der Einsatz von Datenstationen in Fernverarbeitungssystemen wirtschaftlich vertretbar wird. Damit läßt sich endlich weitgehend die Grundfor-
derung eines integrierten Informationssystems verwirklichen: Die Erfassung aller wesentlichen Daten am Ort ihrer Entstehung und schritt-
haltend mit dem laufenden Informationsprozess.

Die üblichen Datenstationen sind zwar universell verwendbar, können
aber für den ungeübten Benutzer Bedienungsschwierigkeiten bieten. Daher wird in einigen DV-Anwendungsgebieten der Einsatz von Balkenschrift
erwogen. Die Balkenschrift verbindet die Vorteile der direkten maschinenlesbaren Zeichenerzeugung mit der einfachen Handhabung eines Markierungsbogens, da sie sich durch von Hand geführte Geräte optisch lesen
und unmittelbar als Zeichenkette interpretieren läßt. Der Schwierigkeitsgrad und der Zeitaufwand für die Handhabung der Balkenschrift muß
mit der üblichen Tastatureingabe verglichen werden, um ihre Einsatzmög-
lichkeiten besser beurteilen zu können. Für die hierzu erforderlichen
Tests wählten wir zwei Versuchspersonen, die beide weder DV-Erfahrung
noch Übung im Maschinenschreiben hatten. Als Datenvorlage dienten nicht
redundante alphanumerische Codes verschiedener Länge. Die folgende Da-
vorlage zeigt ein Beispiel der verwendeten Zeichenketten:

```
B76111A     AO4A761-4
B27C85S-4   V16D38N-4
E26A43N-1   P16E21L-1
PO4A68N-5   P16A62S-1O
B23G12Y-2
```

7 Characters Codes

Sie bestehen aus einem Hauptteil und einer numerischen Ergänzung. Der
Hauptteil könnte zum Beispiel einem bestimmten Bestell- oder Verord-
nungsschlüssel entsprechen, während die Ergänzung die angeforderte
Stückzahl darstellt. Die Items wurden in Blöcke zu acht eingegeben.
Ein Block setzt sich folgendermaßen zusammen:

	Zeichen	Lesevorgang
1. Startbefehl	6	1
2. Überschrift	7	1
3. Neue Zeile	1	1
4. Itemcode	4 - 8	1
5. Bindestrich	1	1
6. Menge	1 - 2	1 - 2
7. Eingabebefehl	1	1

Als erstes erfolgte eine Übungsphase, um den Schwierigkeitsgrad verschiedener Eingabetechniken zu erproben. Dabei gab es drei Alternativen:
1. Eintippen der Daten
2. Einlesen der Überschrift und des Startbefehls und Eintippen des Items
3. Einlesen aller Daten mit Balkenschrift

Für diese erste Phase wurden nur Codes mit 4 Zeichen im Hauptteil gewählt. Abb. 1 zeigt die Ergebnisse von elf Übungstagen. An jedem Tag
wurden durchschnittlich 300 Items eingegeben. Als Meßwert gilt die Eingabegeschwindigkeit. Die beiden Versuchspersonen arbeiten unterschiedlich schnell. Bis auf eine Kurve zeigen alle Lernkurven eine leichte
Verbesserung der Leistung mit der Übungszeit. Die Eingabe mit der Balkenschrift geht in allen Fällen langsamer als die übrigen Alternativen.
Offenbar wird die Leichtigkeit des Einlesevorganges wettgemacht durch
die Notwendigkeit einen bestimmten Code aus dem Vorlageblatt auszuwählen. Dieser Suchvorgang ist selbst bei Ungeübten langsamer als das
Suchen einer bestimmten Taste am Fernschreiber.

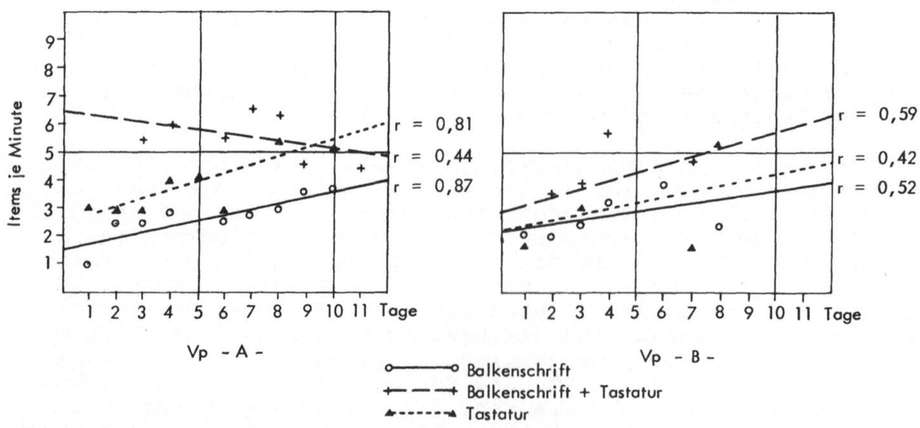

Abb. 1

Die nächste Überlegung galt der Abhängigkeit der Eingabegeschwindigkeit
vom Codeumfang. Bei der Balkenschrift wird jedes Item mit einem Lese-
vorgang eingelesen, so daß die Eingabegeschwindigkeit unabhängig vom
Code ist. Zur Ermittlung der Eingabegeschwindigkeit beim Tippen wurden
die in der Datenvorlage gezeigten Zeichencodes verwendet. Abb. 2 zeigt

das Ergebnis beider Versuchspersonen im Vergleich zur durchschnittli-
chen Lesegeschwindigkeit bei der Balkenschrift. Die Datenvorlagen enthielten je 100 Items, die in 13 Blöcken eingegeben wurden. Bei beiden
Versuchspersonen ergibt sich trotz unterschiedlicher absoluter Eingabegeschwindigkeit bei einem 7-Zeichencode Übereinstimmung mit der Balkenschrift. Das bedeutet nach dem oben angeführten Eingabeschema, daß insgesamt 1232 Tastaturanschläge 289 Einlesevorgängen entsprechen. Ein
Einlesevorgang einschließlich Suchzeit entspricht also etwa dem Eintippen von vier Zeichen. Beim Vergleich der Eingabemethoden muß berücksichtigt werden, daß die Balkenschrifteingabe praktisch fehlerlos ist.
Die einzige benutzerabhängige Fehlerquelle ist das Verwechseln von
Items. Bei der Tastatureingabe wurde bei beiden Versuchspersonen eine
Fehlerrate von etwa einem Fehler auf 600 Anschlägen beobachtet. Alle
Fehler ließen sich allerdings durch Kontrolle auf dem Sichtgerät er-
kennen und korrigieren.

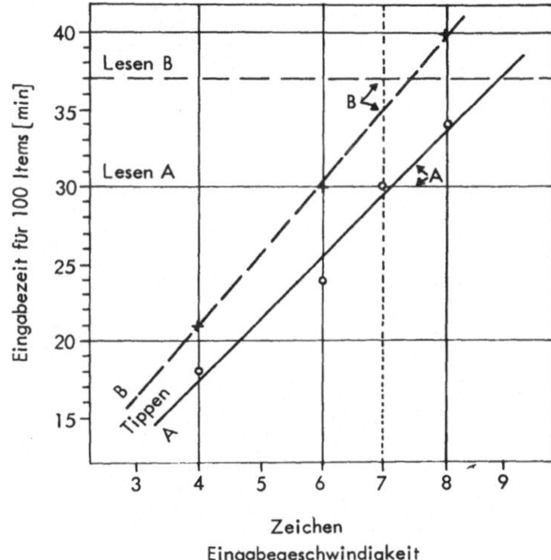

Abb. 2

Die Herstellung von Balkenschrift kann in verschiedener Weise erfolgen.
Meist bedient man sich dazu spezieller Drucker. Änderung der einmal gewählten Codes werden hierdurch schwierig.

Als Anwendungsgebiet für die Balkenschrift kommt zum Beispiel die Anforderung von Labortests in Frage. Untersuchungen des Arbeitsablaufes
in unserer Klinik ergaben, daß das Formular für eine konventionelle Laborbestellung in etwa 20 bis 30 Sekunden vorbereitet ist. Zum Ausfüllen
eines Markierungsbogens wird etwa dieselbe Zeit benötigt. Die Patientenidentifikation erfolgt in beiden Fällen mit einer Adressierfolie.
Die Zeitstudien mit der Balkenschrift zeigen, daß sie bei der Formular-
vorbereitung kaum Vorteile bietet. Aber der hauptsächliche Arbeitsauf-
wand bei der Laborbestellung liegt ja nicht im Formular, sondern in der
Probenvorbereitung: die Schwestern verwenden z.B. erhebliche Zeit dazu,
kleine Etiketten zu schreiben.

Man sieht deutlich, daß 'Human Factors'-Analyse allein nicht genügt,
um die Probleme der Datenerfassung- und Übermittlung zu lösen. Organisatorische Maßnahmen spielen zumindest dieselbe Rolle. Dazu muß man
aber die gesamte Arbeitssituation betrachten. Vor diesem Hintergrund

kann die Brauchbarkeit eines technischen Verfahrens nur dann richtig
beurteilt werden, wenn man seine Auswirkungen auf die sozialpsychologischen Bestimmungsmerkmale einer Arbeitsgruppe kennt. In einem anderen Vortrag dieser Tagung wird ein Konzept vorgestellt, das hierzu das
nötige Werkzeug liefern kann. (Henskes, Buser, Kaul: Sozialpsychologische Kriterien für die Eingliederung der elektronischen Informationsverarbeitung in den Arbeitsablauf einer Klinik.)

Zentrale Überwachung und Steuerung eines Laborsystems

H. Petsch, K. P. Killian, M. Knedel

Einleitung

Beim Einsatz einer Datenverarbeitungsanlage im klinisch-chemischen
Labor ist eine einfache Kommunikation zwischen Anwender und Rechner-
system entscheidend. Es muß jederzeit ein aktueller, umfassender Einblick in den Stand und Ablauf des Laborbetriebs gewährleistet sein.
Darüberhinaus ist es erstrebenswert, Eingriffe in ein laufendes System
vornehmen zu können, um es an die veränderbaren Gegebenheiten im La-
bor anpassen zu können. Im Einzelnen lassen sich die folgenden For-
derungen für den Dialogplatz zur Überwachung und Steuerung des Labor-
systems angeben:
- Einblick in die bisher vorliegenden Werte
- Überblick über den Verlauf der Serien
- Änderung der Verfahrensparameter
- Anlegen neuer Verfahren
- Änderung der Kanalbelegung für das Datenerfassungssystem
- Zentrale Fehlerüberwachung
- Auslastung der Geräte
- Sperren und Freigeben von Werten
- Präzisions- und Richtigkeitskontrolle
- Einblick in die Vorwerte
- Befundausgabe
- Statistiken
- Änderungen im Aufbau der Journale

Diese Forderungen setzen einen weitgehend modularen Aufbau eines Programmsystems voraus. Für die genannten Funktionen eignet sich in besonderer Weise ein Datensichtgerät, das an zentraler Stelle im Labor
installiert ist und zusätzlich mit einem Datenschreiber ausgestattet
sein sollte, um gegebenenfalls eine Hardcopy der jeweiligen Daten an-
fertigen zu können.

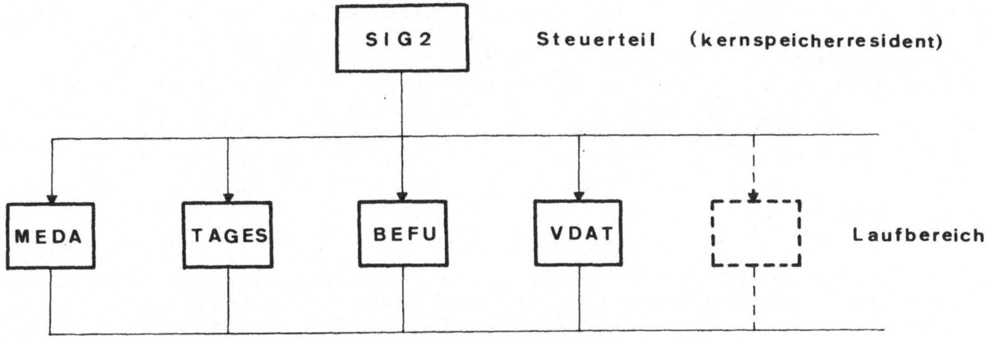

Abb. 1   Aufbau Programmsystem

Struktur des Programmsystems für das Sichtgerät und der zentralen Dateien

Das Programmsystem zur Überwachung und Steuerung des Laborsystems setzt sich aus zwei Teilen zusammen: einem kurzen kernspeicherresidenten Steuerteil und mehreren segmentiert ablaufenden Programmteilen, die in einem Laufbereich mit 2 K Worten ablaufen (Abb.1). Die Liste der Programmbausteine ist jederzeit leicht erweiterbar. Die verschiedenen Bausteine können vom Benutzer durch ein Codewort über das Sichtgerät aufgerufen werden. Die wichtigsten hiervon sind:

MEDA   Verfahrensorientierte Ausgabe von Meßwerten
TAGES   Patientenorientierte Ausgabe von Tageswerten
BEFU   Patientenorientierte Ausgabe von allen vorliegenden Befunden
VDAT   Ändern und Generieren von allen für ein Verfahren erforderlichen Daten und Steuerparametern
MELD   Ausgabe aller Fehlermeldungen im Labor
ENDE   Beenden des gesamten Programmsystems

Besonderer Wert wurde auf flexible Bedienungsmöglichkeiten gelegt. Wenn man sich die Eingabemöglichkeiten in verschiedenen Ebenen dargestellt denkt, so sind die Eingaben nicht zwingend in einer Richtung vorgeschrieben. In jeder Ebene besteht die Möglichkeit, in der jeweiligen Ebene zu verbleiben, die nächsttiefere anzusteuern oder um eine bzw. mehrere zurückzuspringen. Es sei beispielsweise das Codewort MEDA zur Ausgabe von Meßwerten und eine Verfahrensnummer eingegeben worden, womit die Ausgabe der ersten Werte verbunden ist. Nun können weitere Meßwerte ausgegeben werden, es kann um eine Ebene auf ein neues Verfahren oder um zwei Ebenen auf Beendigung und anschliessender Wahlmöglichkeit eines neuen Programmteils zurückgeschaltet werden. Gleiches gilt z.B. bei Ausgabe der Befunde eines Patienten mit dem Codewort BEFU mit den Möglichkeiten für weitere Befunde, für einen anderen Patienten oder Beendigung des Programmteils. Die möglichen Codeworte werden nicht mit jeder Ausgabe wieder aufgeführt. Auch von einer Verschlüsselung durch Zahlen wurde Abstand genommen (Abb.2). Zentrale Dateien im System sind die Meßwertdatei MEDA und die Patientendatei PDAT. Beide Dateien besitzen einen indexsequentiellen Kopf. In der Patientendatei PDAT besteht für jeden aufgenommenen Patienten ein eigener Satz fester Länge. Dieser gliedert sich in je einen Bereich für die Stammdaten, für die Untersuchungsanforderungen und für die Befunde. Im Bereich für die Untersuchungsanforderungen werden täglich die anfallenden Anforderungen gesammelt. Sie sind gekennzeichnet durch die vom Labor vergebene Tagesnummer und die Verfahrensnummer. Im Befundbereich sind die mit Datum und eventuell mit Zusatzinformationen versehenen Laborergebnisse sequentiell gespeichert. Die Meßwertdatei MEDA besitzt für jedes Verfahren einen Informationsteil. In ihm sind alle für ein Verfahren notwendigen Größen und Parameter hinterlegt. Hier stehen ferner Indizes für die Meßwertblöcke, in denen sich die zum Verfahren gehörenden Meßwerte befinden. Die Meßwertdatei ist die zentrale Datei für das Labordatenerfassungssystem. Sie allein ist zuständig für alle Aufgaben der Datenerfassung und der Wertweiterverarbeitung. Sie stellt zu jedem Zeitpunkt ein genaues Abbild des Standes der Arbeiten im Labor dar. Nach der Freigabe der Ergebnisse in der Meßwertdatei erfolgt die Zuordnung zu den einzelnen Patienten. Sie werden aus der Meßwertdatei in den Befundbereich eines Patientensatzes entsprechend den im Anforderungsbereich hinterlegten Anforderungen übertragen.

Überwachen der Meßwerte

Die on-line vom Labordatenerfassungssystem erfaßten und weiterverarbeiteten Meßwerte werden verfahrensorientiert in Meßwertblöcken der Meßwertdatei abgespeichert. Die Werte sind durch die Tagesnummer ge-

kennzeichnet und stehen in den Meßwertblöcken in der Reihenfolge ih-
res Eintreffens.

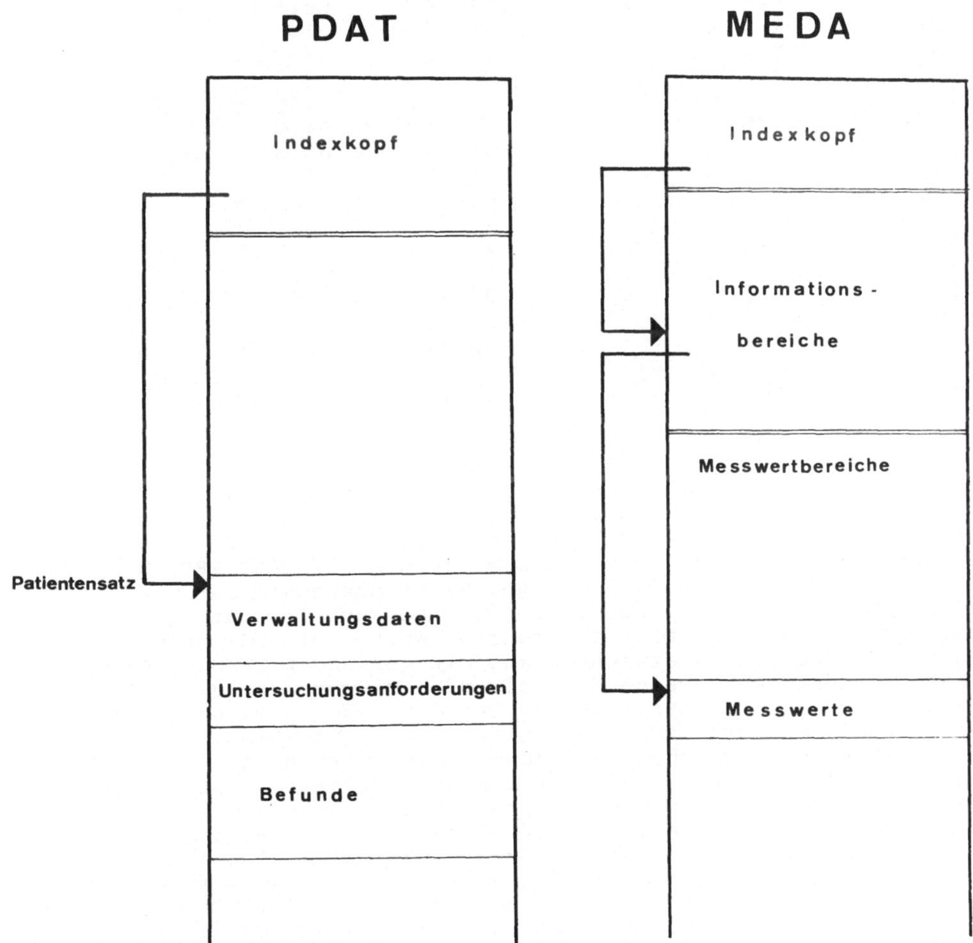

Abb. 2   Aufbau der Dateien

Mit der Eingabe des Codewortes MEDA wird der Programmbaustein zur Ausgabe der Meßwerte aktiviert. Es ist nun lediglich die Angabe einer
Verfahrensnummer notwendig. Damit wird vom Programm der Informationsteil des betreffenden Verfahrens angesteuert. Sind Meßwerte vorhanden, so werden diese in der folgenden übersichtlichen Form ausgegeben, wobei 32 Werte auf einmal dargestellt werden können:
- Verfahrensname mit der Anzahl der momentan vorhandenen Werte
- 32 Meßwerte mit dazugehörender Tagesnummer, der laufenden Nummer
  und eventuellen Zusatzinformationen.
Es wurde versucht, alle wichtigen Informationen zu präsentieren,gleich-
zeitig aber auch möglichst viele Werte aufzuzeigen. Als zweckmäßiges
Ausgabeformat hat sich eine Aufteilung in 2 Gruppen von 16 Werten erwiesen. Die laufende Nummer in der ersten Spalte dient zur Orientie-
rung innerhalb einer Meßwertreihe. In der zweiten Spalte folgt die
Tagesnummer. Die Tagesnummern 940 und 942 stehen für Richtigkeit und
Präzision. In der nächsten Spalte schließt sich der Wert an. Dieser

Messwertausgabe:

```
VNR 9Ø8              Blutzucker 1/H        MG/1ØØML           126 Werte
  LNR TNR              Wert WL   ZI         LNR TNR            Wert WL   ZI
    1 942              67.Ø                  17  39            3Ø3 O*
    2 1Ø6              89.Ø                  18  37            177 O*
    3 1Ø7              133 O*                19 116            357 O*
    4 135              294 O*                2Ø  87            12Ø O*
    5 1ØØ              1Ø9                   21 117            94.Ø
    6  51              85.Ø                  22 942            68.Ø
    7 137              132 O*                23 1Ø8            171 O*
    8  98              131 O*                24 11Ø            129 O*
    9  99              155 O*                25 948            .ØØØ U*
   1Ø 1Ø1              145 O*                26 946            .ØØØ U*
   11 942              69.Ø                  27 944            93.Ø
   12 134              127 O*                28 944            1Ø4
   13  97              87.Ø                  29 942            69.Ø
   14 136              98.Ø                  3Ø 94Ø            232 O*
   15  94              397 O*                31 119            222 O*
   16 12Ø              1Ø6                   32 112            134 O*
```

EING:

kann in den folgenden Spalten durch Wertlage und Zusatzinformation näher beschrieben sein. Unter Wertlage ist ein Stern als Markierung zu
finden, wenn der Wert außerhalb des Normalbereichs liegt. Unter Zusatzinformation können in Kurzform Bemerkungen für GESPERRT, HÄMOLY-
TISCH, usw. vermerkt sein. Mit dem gewählten Ausgabeformat wird ein
Überblick über den Verlauf der Serie an einem Arbeitsplatz ermöglicht.
Insbesondere die jeweils mit aufgeführten Werte der Präzision bieten
sich als Hilfe bei der Überwachung an. Mit dem Codewort WEIT lassen
sich nacheinander seitenweise die folgenden Meßwerte abrufen. Der Benutzer ist aber nicht starr an diese Art der Ausgabe gebunden, sondern
er kann gezielt Meßwerte innerhalb einer Serie auswählen, indem er das
Codewort mit einer möglichen laufenden Nummer verbindet. Wie bereits
erwähnt, sind die zuletzt genannten Eingaben nicht vorgeschrieben, da
auch auf ein neues Verfahren oder einen anderen Programmbaustein umgeschaltet werden kann. Falls es erforderlich ist, lassen sich die
ausgegebenen Werte einzeln oder in Gruppen über das Sichtgerät für die
Weiterverarbeitung sperren oder auch wieder freigeben. Des weiteren
können Zusatzinformationen wie z.B. hämolytisch oder lipämisch eingegeben werden. Auf dem Bildschirm erscheint jeweils hinter dem Wert ein
entsprechender Vermerk. Mit den aufgeführten Möglichkeiten wird für
den Benutzer das System transparent und zugänglich. Er kann sich zu
jeder Zeit schnell und umfassend über den Stand an den verschiedenen
Arbeitsplätzen informieren. Vielleicht drängt sich hier ein Vergleich
mit der Ausgabe von Meßwerten durch Laborjournale auf. Die Aufgaben
der beiden Ausgabearten sind jedoch verschieden. Eine Ausgabe über Laborjournale eignet sich nicht für oftmalige Wiederholungen, wenn man
nicht Gefahr laufen will, Unmengen von Papier zu erhalten. Ein Laborjournal sollte nach Abschluß einer Serie zum Zwecke der Dokumentation
erstellt werden. Für die genannten Aufgaben der Überwachung des Systems
bietet das Sichtgerät die Vorteile der Schnelligkeit und Flexibilität.

Ausgabe der Tageswerte

Entscheidend für eine optimale Versorgung der Patienten in Routine-
oder Notfällen ist eine unverzügliche Reaktionsfähigkeit des Laborsystems auf alle Fragen von außen. Hierzu gehört die Aufgabe, alle bereits durchgeführten Untersuchungen eines Patienten zusammenzustellen.

Noch nicht kontrollierte Werte müssen hierbei gekennzeichnet sein. In der Patientendatei wird hierzu der Anforderungsbereich eines Patienten, in den die täglichen Untersuchungsanforderungen über Markierungsleser eingelesen werden, durchsucht. Damit sind Tagesnummern und Verfahrensnummern aller Anforderungen von Einzeluntersuchungen und Sammeluntersuchungen bekannt. Über die Verfahrensnummer in der Anforderung wird die Verbindung zur Meßwertdatei hergestellt. Liegen bereits Meßwerte vor, werden die Tagesnummern verglichen. So ist festzustellen, ob zu der Anforderung, d.h. für den fraglichen Patienten, bereits ein Wert vorliegt. Ist das der Fall, wird der Befundbereich des Patienten auf einen bzw. den letzten Vorwert überprüft. Nach diesem Prinzip werden sämtliche Anforderungen behandelt. Liegt eine Anforderung für eine Sammeluntersuchung vor, so sind dem Sammelverfahren die Verfahrensnummern für die Unterverfahren zu entnehmen. Die Unterverfahren selbst können wiederum Sammelverfahren für weitere Unterverfahren sein, usw. In diesen Fällen müssen die zum Sammelverfahren gehörenden Unterverfahren jeweils in der beschriebenen Weise geprüft werden. Die Ausgabe der gesammelten Werte auf dem Sichtgerät beginnt in der obersten Zeile mit den Patientendaten wie Patientennummer, Namen, Vornamen und Station. Daran schließen sich in den Zeilen je nach Anzahl die Werte an. Diese Zeilen sind nach folgendem Schema aufgebaut:
- Verfahrensname
- Wert mit Zusatzinformationen und Wertlage
- Vorwert mit Zusatzinformation und Datum
- Verfahrensnummer
- Tagesnummer

Verfahrensnummer und Tagesnummer werden mit aufgeführt, um für den Baustein MEDA die erforderlichen Angaben zur Verfügung zu haben und so gegebenenfalls einen schnellen Zugriff zu gewährleisten.

```
475897                                                    3A
                    Wert WL   ZI   Vorwert WL   Datum   VNR   TNR
Blutzucker   1ØH    165  O*        144     O*   5.3.    9Ø8   1Ø9
Blutzucker   13H    1Ø2             65.Ø         8.3.    9Ø9   1Ø9
Alk.Phosphatase     474  O*        299     O*   6.3.    117   62
Saur.Phosphatase    17.7 O*         11.6        6.3.    119   62
Pros.Phosphatase    3.9Ø           -                    12Ø   62
GOT                 17.2           -                    161   62
GPT                 4Ø.8 O*          7.2Ø       4.3.    162   62
LDH                 198             19Ø         4.3.    158   62
Gamma-GT            225  O*         -                   168   62
Gamma-GT            235  O*         -                   168   62
Thromboplastinz.    23.9 U*         23.9   U*   11.3.   276   522
Leukozyten          6.4Ø             7.9Ø       4.3.    832   773
Erythrozyten        4.34             4.46       4.3.    833   773
Hämoglobin          14.2            13.9        4.3.    834   773
Hämatokrit          4Ø.5           4Ø.7         4.3.    835   773
MCV                 92.Ø           9Ø.Ø         4.3.    836   773
HB/E                32.5 O*         31.Ø        4.3.    837   773
```

EING:

Ausgabe der Tageswerte

Der angeschlossene Datenschreiber bietet sogar die Möglichkeit, im Bedarfsfalle einen vorläufigen Ergebnisbericht auszugeben. Anhand der dargestellten Daten wird der Laborarzt frühzeitig über die Ergebnisse mit einem Vergleich zu den Vorwerten unterrichtet. Er kann darauf rechtzeitig Rückschlüsse ziehen und gegebenenfalls noch am glei-

darauf rechtzeitig Rückschlüsse ziehen und gegebenenfalls noch am gleichen Tag weitere Untersuchungen veranlassen. Die Entwicklung indes
wird dahin weitergehen, daß an dieser Stelle ein Mustererkennungspro-
gramm anforderbar ist, dessen Ergebnisse auf dem Sichtgerät erscheinen könnten. Die Ergebnisse könnten verbunden werden mit der Anforderung von weiteren Untersuchungen. Wenn man den Laborrechner als Satellitenrechner betrachtet, so bietet sich in einem weitergehenden
System an, über den Großrechner und Sichtgeräte auch Stationen mit
den genannten Daten zu versorgen. Sie hätten damit die Gelegenheit,
frühzeitig und schnell an die sie interessierenden Werte zu gelangen.
Übertragungsfehler sind auf diesem Weg ausgeschlossen.

Ausgabe der Befunde

Nach Aufruf des Programmteils zur Befundausgabe über Sichtgerät ist
durch Angabe einer Patientenummer der Zugriff zum betreffenden Pa-
tientensatz gegeben. Die Erfahrung hat gezeigt, daß, abgesehen von Sta-
tistikaufgaben, bei den meisten Aufgabenstellungen im Labor ein Zugriff über die Patientenummer ausreicht, da diese immer bekannt ist.
Im Befundbereich des Patientensatzes sind die durch Verfahrensnummer
und Datum gekennzeichneten Befunde gespeichert. Damit kann sofort auf
dem Sichtgerät die Ausgabe der ersten Befunde erfolgen. In der ersten
Zeile erscheinen Patientenummer, Name, Vorname und Station. Es folgt
ein Hinweis, für welchen Zeitraum Befunde vorliegen. Daran schließen
sich die Befunde an mit
- Verfahrensname
- Wert mit Zusatzinformationen und Wertlage
- Datum

```
364170                                                                  1B
      18.2. - 12.3.          Wert WL      ZI        Datum
 1 Gesamt-Eiweiß             7.76                    18.2.
 2 Chlorid                   103                     18.2.
 3 Kalium                    4.36                    18.2.
 4 Natrium                   142                     18.2.
 5 Harnstoff-N               9.13                    18.2.
 6 Kreatinin                 .411 U*                 18.2.
 7 Leukozyten                13.9 O*                 18.2.
 8 Hämoglobin                11.2 U*                 18.2.
 9 Hämatokrit                36.1 U*                 18.2.
10 Leukozyten                9.90                    25.2.
11 Erythrozyten              4.47                    25.2.
12 Hämoglobin                13.6                    25.2.
13 Hämatokrit                40.9                    25.2.
14 MCV                       89.0                    25.2.
15 HB/E                      29.9                    25.2.
16 MCHC                      33.6                    25.2.
17 Chlorid                   96.0                    25.2.

EING:
```

Befundausgabe

Liegen so viele Befunde vor, daß eine weitere Ausgabe gewünscht wird,
kann wieder WEIT gegeben werden. Dies kann mit einem Datum verbunden
werden, sodaß sich eine Auswahl der auszugebenden Befunde treffen läßt,
z.B. WEIT 2.1.1974. Daneben besteht die Möglichkeit,sich für einen anderen Patienten zu entscheiden oder den Programmteil zu beenden und
einen anderen zu aktivieren. Diese Art der Befundübermittlung wäre
sicherlich auch für die Stationen interessant. Der Laborrechner würde

wieder die Rolle des Satellitenrechners übernehmen, der dem Großrechner die Ergebnisse, den einzelnen Patienten zugeordnet, übergibt. Über Sichtgeräte könnten sich die Stationen u.a. die Laborergebnisse vom Großrechner holen.

Steuerung des Laborsystems

Der tägliche Laborbetrieb wird ständig Änderungen mit sich bringen. Ein Programmsystem muß daher in der Lage sein, die neuen Gegebenheiten schnell zu erfassen und sich anzupassen. Zu diesem Zweck besteht ein weiterer Baustein. In der Meßwertdatei sind für die einzelnen Verfahren sämtliche Daten und Parameter enthalten. Durch Aktivierung des Bausteins VDAT ist während des laufenden Betriebes ein Zugriff auf alle Größen gegeben. Durch die Eingabe einer Verfahrensnummer erscheint auf dem Bildschirm der augenblickliche Stand aller Daten und Parameter des aufgerufenen Verfahrens. Die Ausgabe erfolgt in Form eines Formulars. Im Anschluß an die Ausgabe der Daten besteht jeweils die Möglichkeit zu einer Neueingabe. Damit lassen sich alte und neue Angaben übersichtlich vergleichen. Als Beispiele seien erwähnt:
- der Verfahrensname
- der Normalbereich
- der Bereich, der für die Sofortmeldung maßgebend ist
- der Bereich, der Wiederholungen veranlaßt
- Angaben für Präzision und Richtigkeit mit 2s-Abweichung
- Kontrolle auf Präzision und Richtigkeit
- Ausführen von Sofortmeldungen
- Drucken von Verteilerlisten/Laborjournalen
- Steuerung von Fehlermeldungen
Mit der Auswahl eines neuen Verfahrens oder eines neuen Programmbausteins werden die Änderungen freigegeben. Dem Laborsystem sind damit die neuen Daten übergeben, d.h.die Änderungen werden im laufenden System sofort wirksam. Das diesbezügliche Programmsystem ist Thema einer eigenen Veröffentlichung.Da alle zu einem Verfahren gehörenden Größen über Sichteingabegeräte zugänglich sind, können sogar völlig neue Verfahren eröffnet werden. Eine Datensicherung auf Lochkarten ist dabei möglich. Die Einführung von weiteren Analysengeräten bereitet also keinerlei Schwierigkeiten, da der Benutzer dem System auf einfache Weise die neuen Gegebenheiten und seine Wünsche hinsichtlich der Wertverarbeitung mitteilen kann.

Schlußbemerkung

Welche Hilfe das Datensichtgerät im System darstellt, läßt sich am besten aus der Tatsache ableiten, daß alle gebotenen Möglichkeiten intensiv genutzt werden. In Vorbereitung ist ein Programmbaustein, der Aufschluß über die Auslastung der Analysengeräte gibt. Anhand der Zahl der Anforderungen und der Bearbeitungszeit durch das Gerät erhält man Auskunft, wie stark die jeweilige Belastung sein wird. Daraus lassen sich Schlüsse ziehen für einen optimalen Einsatz der Geräte und damit auch des Personals. Diese Methoden werden in der Industrie bereits in ähnlicher Weise angewendet. Was die Bedienung des Sichtgeräts selbst betrifft, so ergäbe die Möglichkeit der Benutzung eines light-pen eine wesentliche Vereinfachung. Dem Anwender würde jeweils eine bestimmte Menge an Möglichkeiten zur Auswahl angeboten.Er kann sich für eine quasi durch "Ankreuzen" entscheiden. Als Vorteile ergeben sich Auschluß von Fehlbedienungen und Schnelligkeit bei der Eingabe. Die Programmierung würde ebenfalls erleichtert werden, da nicht alle Fehlermöglichkeiten bei der Bedienungseingabe abgedeckt werden müßten.

Zusammenfassung der Darstellungen des II. Teils des zweiten Halbtages

A. J. PORTH

Im Rahmen des wissenschaftlichen Programmes der Arbeitstagung wurden
zwei Veranstaltungsteile mit je drei Vorträgen von der Sektion Labordatenverarbeitung durchgeführt.

Den ersten Teil zeichnete ein gewisser internationaler Charakter aus,
wobei es um organisatorische, strukturelle sowie Labor- und EDV-spezi-
fische Probleme beim Aufbau von Labordatenverarbeitungssystemen ging.

Herr J. Bancsich (Wien) berichtete über ein neues direktes ("aktives")
Probenidentifikationsverfahren, das im Rahmen des Wiener Allgemeines
Medizinischen Informationssystems (WAMIS) entwickelt wurde und dort
derzeit in einem Laboratorium erprobt wird. Dieses Laborsystem zeichnet
sich ferner durch spezifische Hardware-Einrichtungen zur Datenübertragung und den Einsatz eines universellen Software-Paketes aus.

I. Mieth (Centro Diagnostico Italiano, Mailand) berichtete über grundsätzliche Überlegungen zum Aufbau eines Laborartoriums im Hinblick auf
die Zusammenarbeit mit der elektronischer Datenverarbeitung; die Erfahrungen der Referentin basieren unter anderem auf der langjährigen
Mitarbeit am Diagnostik-Informationssystem der Medizinischen Universitätsklinik in Tübingen. Der Vortrag befaßt sich schwerpunktmäßig mit
der Planung und Einrichtung eines Laboratoriums, das in Zusammenwir-
kung mit der EDV einen optimalen Proben- und Informationsfluß bietet.

Der Vortrag von P.M. Sandel (München) hatte den Aufbau eines computer-
gesteuerten Zentrallaboratoriums am Klinikum Großhadern zum Inhalt,
wobei mehrere mittlere Prozeßrechner im Verbund geschaltet sind. Zur
Lösung der Probleme bilden die Erfahrungen des in der Routine laufenden
chemischen Institut in München-Harlaching eine wesentliche Basis.

Hard- und Software-Komponenten eines universellen on-line-Labordaten-Erfassungssystems

J. Bancsich, A. Marksteiner

1. Einleitung

Der Einsatz eines medizinischen Informationssystems im Krankenhausbe-
reich erfordert als wesentliche Komponente die Kontrolle und Integration der Laboruntersuchung. Zwei grundsätzlich verschiedene Wege zur
Erfassung von Labordaten bieten sich an:
a) Off-line Eingabe der vollständig berechneten Ergebnisse über Lochkarten oder geeignete Terminals
b) On-line Erfassung der Labormeßwerte durch Einsatz eines Prozessrechners und Ergebnisberechnung mittels entsprechender Software

Beim Aufbau des WAMIS (Wiener Allgemeines Medizinisches Informations-
System) wurde die zweite Alternative gewählt. Um jedoch zu einer wirkungsvollen Ausnutzung aller Vorteile eines solchen on-line Systems zu
gelangen, waren einige grundlegende Schwierigkeiten zu überwinden, von
denen wir glauben, daß sie von allgemeiner Bedeutung sind. Die entsprechenden Hard- und Softwareprodukte, die von uns in Zusammenarbeit mit
der Industrie zu Lösung dieser Probleme entwickelt wurden, konstituie-
ren das System WIELAB (Wiener Labor System) und sollen im einzelnen beschrieben werden.

2. Minimisierung der erforderlichen Leitungsverlegungen

Der Einsatz eines Prozessrechners in einem traditionell gewachsenen
Krankenhaus zur Gewinnung von Labordaten bringt im allgemeinen einen
erhöhten Aufwand bei der Verlegung von Leitungen mit sich. Die für das
Informationssystem relevanten Meßwerte stammen aus verschiedenen, räum-
lich einige hundert Meter auseinanderliegenden Laboratorien. Darüberhinaus sollen für zukünftige Applikationen in möglichst flexibler Weise
Anschlußmöglichkeiten an den Prozessrechner offengehalten werden, dessen Effektivität dadurch wesentlich gehoben wird. Hier seien kurz zwei
unterschiedliche Anschlußprinzipien aufgeführt.

Bei dem einen Anschlußprinzip ist für jedes einzelnen Gerät ein Teil
der Prozessperipherie reserviert, der über mehrpolige Leitungen mit den
digitalen und analogen Signalquellen und -empfängern verbunden ist.
Da von jedem Gerät neben dem Meßwert eine Anzahl von Zusatzinformationen wie Probenidentifikation, Parameter der Messung und Statusinformationen zu übertragen sind, liegt die Größenordnung der pro Gerät erforderlichen Leitungen und Anschlußpunkte zwischen 20 und 50. Das wiederum
bedingt einen erheblichen Aufwand bei der Verlegung von Leitungen sowie einen proportionalen Ausbau der Prozessperipherie mit der Anzahl
der angeschlossenen Geräte. Beim Aufbau des Systems WIELAB wurde daher ein anderes Anschlußprinzip gewählt. Hierbei erfolgt die Übertragung zu maximal 32 angeschlossenen Geräten über eine einzige 2-polige
Leitung im Zeitmultiplex-Verfahren mit einer Übertragungsrate von 50
Byte pro sec. und Gerät in beiden Richtungen, das entspricht 800 baud.
Eine zentrale Steuereinheit, die sich direkt beim Prozessrechner befindet, leitet die Datenein/ausgabe zum Rechner und den Datenverkehr

auf der Leitung. An den Schnittstellen zu den einzelnen Geräten besorgt
eine entsprechende Leitungsankoppelung die erforderliche Serialisierung
und Deserialisierung der Daten. Der offensichtliche Vorteil beim Einsatz dieses Übertragungsverfahrens liegt im minimalen Leitungsaufwand
und der Unabhängigkeit der Prozessperipherie (je 16 digitale Ein- und
Ausgänge) von der Anzahl der angeschlossenen Geräte. Auf der Software-
Seite erlaubt die hardwaremäßige Standardisierung der Ein/Ausgabe die
Verwendung einer einzigen Routine zur Kommunikation mit allen angeschlossenen Geräten, wodurch sowohl Speicher- als auch Programmieraufwand sehr gering gehalten werden können.

3. Automatisches Probenidentifikationssystem

Eines der zentralen Probleme bei der Erfassung von Labordaten stellt
die sichere Zuordnung der Meßwerte zu den Patientenstammdaten dar. Da
ohne Computerunterstützung des Laborbetriebes ein wesentlicher Prozentsatz der Gesamtarbeitszeit durch Buchführung für diesen Zweck aufge-
wendet werden muß, erwartet das Laborpersonal vom Einsatz eines Computers mit Recht eine Entlastung von allen Schreibarbeiten. Erst diese
Stufe der Automatisierung wird in vielen Fällen aus der Sicht des Laborpersonals als hinreichende Motivation für die on-line Datenerfassung angesehen. Das eigentliche Problem dabei liegt in der Tatsache,
daß der Datenfluß im Bereich des Labors Hand in Hand mit einem Mate-
rialfluß geht: Die im Labor eintreffenden Spezimina werden dort entsprechend der Anzahl der angeforderten Untersuchungen aufgeteilt und
zu den einzelnen Arbeitsplätzen weitergeleitet. Parallel dazu muß aber
auch die zugehörige Patientenidentifikation mitgegeben werden, damit
sie zusammen mit dem Meßwert vom Rechner übernommen werden kann. Eine
Automatisierung dieses Vorganges ist nur dadurch zu erreichen, daß die
einzelnen Probengefässe selbst eine maschinenlesbare Identifikation
tragen.

An ein solches Probenidentifikationsverfahren sind aber eine Reihe von
Anforderungen zu stellen, deren Erfüllung für den erfolgreichen Einsatz des Systems unerläßlich ist:
a) Das Anbringen der maschinenlesbaren Identifikationen auf den Informationsträger soll im Rahmen des Organisationsablaufes nur ein ein-
   ziges Mal vorgenommen werden müssen.
b) Die Eingabe der Probenidentifikation in den Rechner soll möglichst
   vollautomatisch erfolgen. Manuelle Eingabemedien wie Tastaturen,
   Drehschalter und ähnliches verlangen zeitaufwendige Bedienung und
   bringen Eingabefehlermöglichkeiten mit sich.
c) Die Identifikation soll leicht auf mehrere Proberöhrchen übertragen werden können.
d) Das Einbringen, Vervielfachen und Lesen der Identifikation soll
   technisch leicht realisierbar sein.
e) Die aufgebrachte maschinenlesbare Identifikation soll in einfacher
   Weise sichtbar gemacht werden können.
f) Das Probenidentifikationssystem soll mit einem vertretbaren technischen Aufwand an bestehende Laboreinrichtungen angepaßt werden
   können.

Da bis jetzt kein Probenidentifikationssystem verfügbar ist, das die
genannten Forderungen in allen Punkten zufriedenstellend erfüllt, wurde der Versuch unternommen, ein neuartiges Probenidentifikationsverfahren zu entwickeln, das allen genannten Forderungen entspricht. Bei
der Auswahl der technologischen Mittel für dieses System war vor allem
die Tatsache ausschlaggebend, daß die üblicherweise zur Probenidentifikation herangezogenen elektro-mechanische oder optischen Verfahren
den Punkten c), d) und f) unseres Forderungskataloges nicht entsprechen.

Es wurde daher ein magnetisches Aufzeichnungs- und Wiedergabeverfahren
für die Identifikationsinformation entwickelt. Als Informationsträger
dienen dabei Plastikringe mit eingebetteten Stahldrähten, die auf normale Glas- oder Mikroeprouvetten aufgeschoben werden (Abb. 1). Die
Aussendimensionen dieser Proben-Identifikationsringe sind einheitlich
bemessen, so daß unabhängig von der Art des Probegefäßes dieselben Le-
se- und Schreibeinrichtungen verwendet werden können. Eine in der Längs-
richtung verlaufende Nut dient zur eindeutigen Positionierung des PI-
Ringes bei Lese- und Schreibvorgängen. Die Ringe selbst sind beliebig
oft wiederverwendbar.

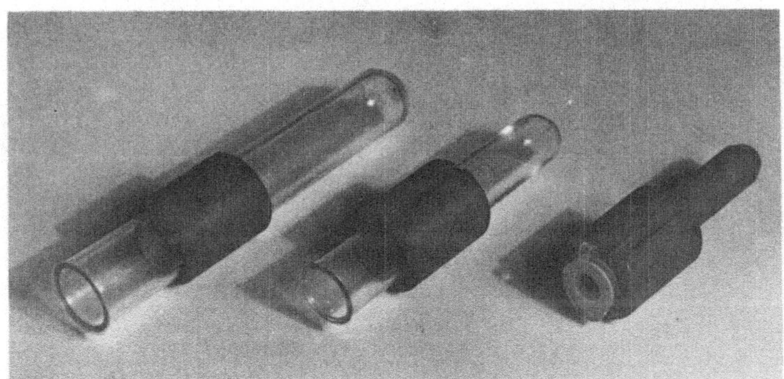

Abb. 1   Verschiedene Arten von Proberöhrchen mit PI-Ringen

Bei der Konstruktion der erforderlichen Lese- und Schreibgeräte wurde
als oberster Grundsatz die Vermeidung von mechanisch aufwendigen und
daher störanfälligen Einrichtungen befolgt. Dies konnte dadurch erreicht werden, daß der Schreibvorgang elektro-magnetisch, der Lesevor-
gang unter Verwendung von Hall-Sonden abläuft, sodaß in beiden Fällen
keine Relativbewegung zwischen PI-Ring und Schreib- bzw. Leseeinrichtung erforderlich ist. Als optimaler Kompromis zwischen erwünschtem
Informationsumfang und technischem Aufwand hat sich die Verwendung
einer 18-Bit-Identifikation ergeben, wobei 1 Bit als Prüfbit vorgesehen
ist.

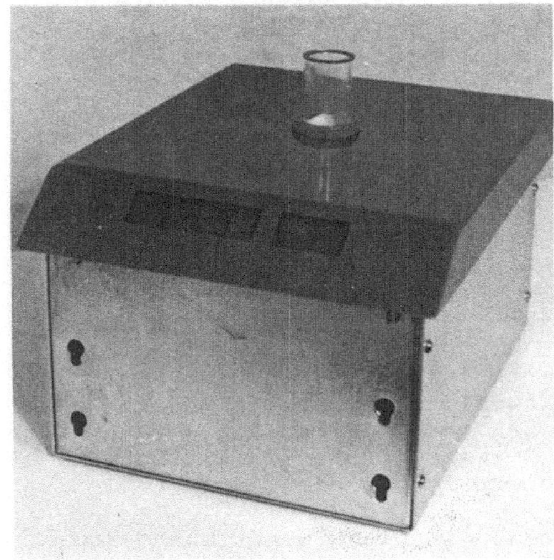

Abb. 2   PI-Handlesegerät

Im einzelnen wurden für den Einsatz im Rahmen des Systems WIELAB fol-
gende Funktionseinheiten konstruiert:
  I) Schreibgerät mit manueller Zuführung von Proben mit PI-Ring
 II) Lesegerät mit manueller Zuführung von Proben mit PI-Ring
III) Lesegerät mit automatischer Zuführung von Proben durch Eppendorf-
     Probengeber
Die Einheiten I und II sind äußerlich gleich und in Abb. 2 dargestellt.
Die Einheit III zeigt Abb. 3. Alle Geräte sind mit optischen Anzeigen
zur Wiedergabe der aufgebrachten Identifikation ausgestattet, diese
kann jederzeit unabhängig vom Rechner sichtbar gemacht werden.

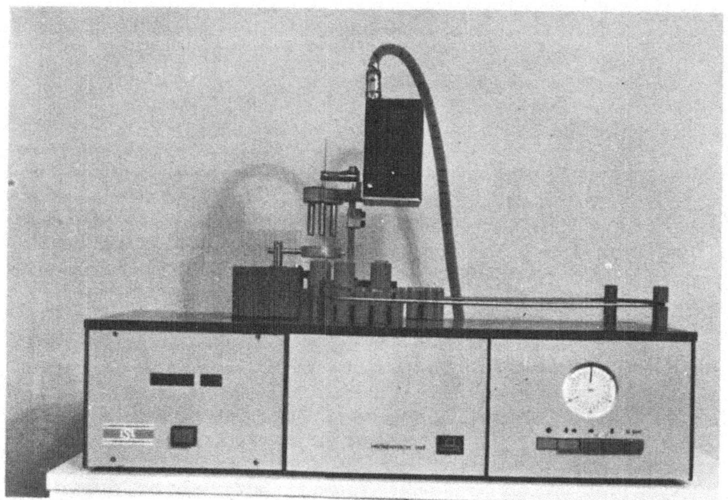

Abb. 3   Automatischer Probengeber mit PI-Leseeinrichtung

Die Schnittstelle zum Prozessrechner umfaßt neben den 18-Bit-Proben-
identifikationen bei allen Geräten ein weiteres "Anwesenheits"-Bit,
das den richtigen Sitz des PI-Ringes im Lese- bzw. Schreibkopf anzeigt.
Das Einschreiben der Identifikation erfolgt rechnergesteuert, bis zum
Abschluß des Schreibvorganges ist der PI-Ring im Schreibgerät verrie-
gelt, wodurch eine unvollständige Übertragung der Information verhindert wird. Die Leseeinrichtung für den automatischen Probengeber Eppendorf ist mechanisch starr mit der Absaugvorrichtung verbunden (Abb. 4),
die Übertragung der Identifikation erfolgt zum Zeitpunkt des Absaugens.
Durch eine mechanische Prüfung wird hier vor dem Absenken des Leseko-
pfes der richtige Sitz des PI-Ringes sichergestellt.

Der Einsatz der beschriebenen Einheiten im Labor stellt sich wie folgt
dar: Die erstmalige Beschriftung erfolgt beim Eintreffen der Spezimina
im Labor. Sind diese für mehrere angeforderte Untersuchungen auf verschiedene Probenröhrchen aufzuteilen, so wird durch Kombination eines
Lesegerätes mit mehreren Schreibgeräten während der Probenverteilung
auch die Identifikation unter Rechnerkontrolle weitergegeben. Schließlich sind die einzelnen Arbeitsplätze jeweils mit manuellen oder automatischen Lesegeräten ausgestattet, so daß vom Arbeitsplatz aus jeweils
ein gesamter Datenblock, bestehend aus Meßwert, Probenidentifikation
und Zusatzinformation, an den Rechner übertragen werden kann.

Abschließend soll noch erwähnt werden, daß die hier beschriebene Konfiguration eines Probenidentifikationssystems noch in einigen wesentlichen Punkten ausbau- und verbesserungsfähig ist. So ist daran gedacht, bei Bewährung anstelle der PI-Ringe Probegefäße zu verwenden,

die zugleich auch Informationsträger sind, so daß dafür keinerlei Handling erforderlich ist. Ebenso wird daran gedacht, die manuelle Probenverteilung durch einen entsprechenden Automaten zu ersetzen, der durch Kombination entsprechender Schreib- und Dosiereinrichtungen sowohl die Material- als auch die Informationsverteilung vornimmt und vollautomatisch unter Rechnerkontrolle arbeitet.

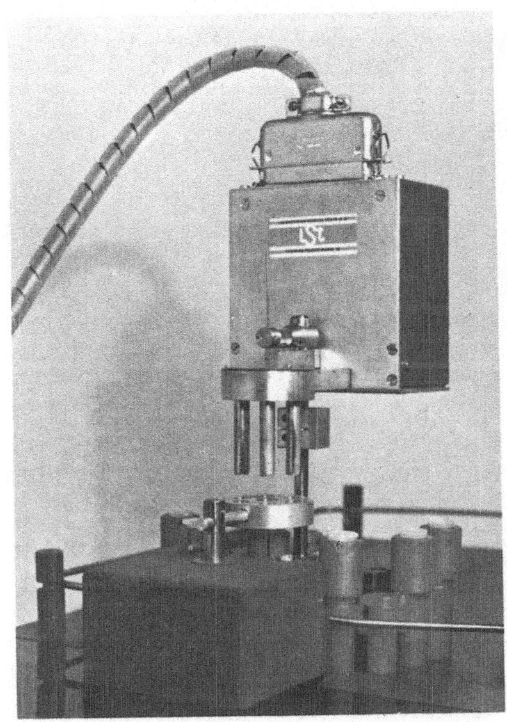

Abb. 4   Lesekopf beim automatischen Probengeber

4. Design eines Laborterminals

Die On-line Erfassung sämtlicher, für die Ergebnisberechnung relevanter Daten erfordert nicht nur eine automatische Übernahme der Anzeige des Analysengerätes und der Probenidentifikation, sondern bei bestimmten Typen von Arbeitsplätzen noch zusätzlich die Möglichkeiten zum interaktiven Dialog zwischen Bediener und Rechner. Dieses Erfordernis tritt insbesonder bei solchen Arbeitsplätzen auf, wo vom Analysegerät kein fertiges Ergebnis, sondern lediglich Meßwerte angeboten werden, aus denen aufgrund von zusätzlichen Angaben wie z.B. Eichwerten erst eine Ergebnisberechnung vorgenommen werden soll. In solchen Fällen ist es nicht nur erforderlich, die Parameter zur Berechnung des Ergebnisses in einfacher Weise eingeben zu können, sondern auch Fehlermeldungen durch optische und akustische Anzeigen zu signalisieren, die in Form einer Rückkoppelung eine Korrektur des Eingabeprozesses bewirken. Ebenso wird bei vielen Analysengeräten der Zeitpunkt für die Meßwertübernahme nicht automatisch angegeben, sondern es ist vom Bediener zu entscheiden, wann ein gültiger Meßwert zur Übergabe an den Rechner ansteht. All dies ist vor allem bei manuellen oder halbautomatischen Arbeitsplätzen erforderlich. Im Rahmen des WIELAB-Systems wurde daher ein spezielles Laborterminal konzipiert (Abb. 5), das die Abwicklung des

erforderlichen Dialoges auf möglichst flexible Weise bei den dafür in
Betracht kommenden Arbeitsplätzen erlaubt. Die grundlegenden Ideen für
die Konzeption dieses Terminals sollen kurz beschrieben werden.

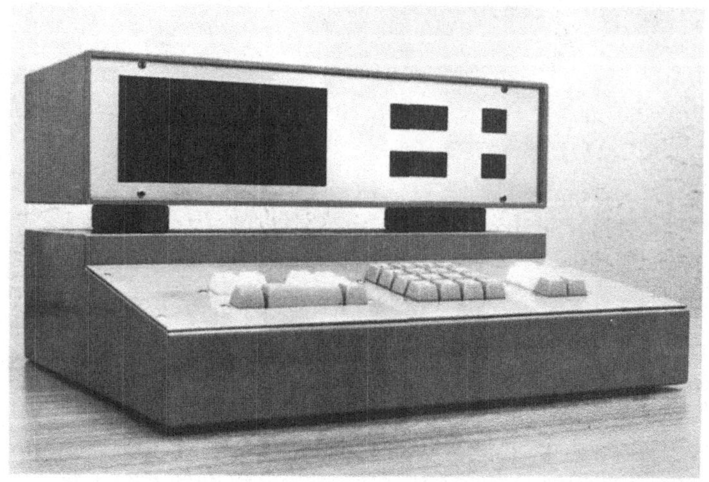

Abb. 5 Laborterminal

4.1 Programmfunktionstasten für einzelne Arbeitsschritte

Bei manuellen oder halbautomatischen Arbeitsplätzen ist die Möglichkeit von Irrtümern aufgrund menschlicher Unzulänglichkeiten gegeben.
Die funktionelle Konzeption des Laborterminals wurde daher so gewählt,
daß für sämtliche Arbeitsschritte, die für die Gewinnung des Ergebnisses von Bedeutung sind, eigene Programmfunktionstasten vorgesehen sind,
so daß der Arbeitsablauf durch ein entsprechendes Überwachungsprogramm
Schritt für Schritt verfolgt werden kann. Die Gesamtheit aller erforderlichen Tasten gliedert sich in drei Blöcke:
a) Tasten für die Eingabe von Statusinformationen (z.B. on-line, off-
   line, manuelle oder automatische Probenzuführung)
b) numerische Eingabetastatur zur Eingabe von Standardwerten und Ver-
   dünnungsfaktoren
c) Tasten zur Kennzeichnung der einzelnen Arbeitsschritte

Die letztgenannte Gruppe ist arbeitsplatzspezifisch. Für den Fall eines
Photometers umfaßt sie je eine Taste für folgende Arbeitsschritte:
Eingabe 0% Transmission   (TRO)
Eingabe 100% Transmission   (TR100)
Eingabe eines Standards   (ST)
Eingabe eines Verdünnungfaktors   (V)
Meßwertübernahme   (M)
Auch das von den Lesegeräten für die Probenidentifikation abgegebene
"Anwesenheits"-Signal (PI) erscheint für den Rechner wie die Betätigung
einer Taste und ist daher in diesem Sinne der letztgenannten Gruppe
zuzuzählen.

4.2 Echoprinzip

Beim Hardwareaufbau des Laborterminals wurde ein konsequentes Kon-
struktionsprinzip eingehalten: Um eine sehr flexible und allgemein

verwendbare Software-Unterstützung zu ermöglichen, wurde von dem Grundsatz ausgegangen, keinerlei Information im Terminal zu speichern, d.h. die Betätigung jeder Taste sofort in Form eines Telegramms an den Rechner weiterzuleiten. Somit ist es erforderlich, sämtliche Zusatzindikatoren im Rechner abzuspeichern. Andererseits ist es für den Bediener unerläßlich, bei jedem einzelnen Schritt über den internen Status des Rechners Bescheid zu wissen. Dies wird durch spezifische Echoanzeigen für sämtliche Eingabetasten realisiert, die unter Programmkontrolle angesteuert werden können. Für die Tasten der Gruppen a) und c) wird als Echoanzeige die Beleuchtung der Taste verwendet, für numerische und Proben-Identifikationseingaben sind entsprechende numerische Anzeigen vorgesehen. Darüberhinaus gibt es ein 20 Positionen umfassendes Lampenfeld, das mit variablen, arbeitsplatz-spezifischen Texten unterlegt werden kann. Es dient zu Anzeige von ungültigen Aktionen, in diesen Fällen wird die vorgesehene Echoanzeige nicht aktiviert. Außerdem können Fehlersituationen noch zusätzlich durch einen akustischen Alarm signalisiert werden.

4.3 Software-Unterstützung

Das im vorigen Punkt beschriebene Prinzip, keinerlei Zustandsspeicherung im Laborterminal selbst vorzunehmen, ermöglicht den Einsatz einer sehr flexiblen und generell verwendbaren Überwachungsroutine zur Kontrolle des Arbeitsablaufes. Folgende Aufgaben hat ein solches Programm zu erfüllen:
a) Überprüfung der Sequenz der einzelnen Eingabeschritte
b) Aktivierung von entsprechenden Verarbeitungsroutinen
c) Ansteuerung der entsprechenden Echo- und Fehleranzeigen

Ein universelles Konzept für ein solches Programm kann dadurch erreicht werden, daß die für einen bestimmten Arbeitplatz vorgegebene Abfolge der einzelnen Arbeitsschritte in Form von Regeln einer Grammatik dargestellt werden, die in einer BNF-ähnlichen Notation präsentiert wird. In etwas vereinfachter Form sieht dies für den Fall eines Photometers folgendermaßen aus:

$$\langle Arbeiten \rangle := \langle Eichen \rangle \int_1 \langle Messen \rangle$$

$$\langle Eichen \rangle := \langle Leerwert \rangle \ \langle Dunkelstrom \rangle \int_1^5 \langle Standard \rangle$$

$$\langle Leerwert \rangle := TR100 \ MW$$

$$\langle Dunkelstrom \rangle := TR0 \ MW$$

$$\langle Standard \rangle := ST \int^5 \langle Zahl \rangle \ MW$$

$$\langle Zahl \rangle := 0/1/2/3/4/5/6/7/8/9$$

$$\langle Messen \rangle := PI \ MW$$

Die Terminale dieser Grammatik sind die in 4.1 angegebenen Kurzbezeichnungen für die Tasten zur Kennzeichnung der einzelnen Arbeitsschritte; das Integralzeichen vor einer syntaktischen Einheit gibt die Anzahl der möglichen Wiederholungen an.

Basierend auf einer solchen Darstellung des Arbeitsablaufes kann das Überwachungsprogramm in Form eines Compilers konzipiert werden. Seine Eingabezeichen sind die entsprechenden Tastencodes. Die richtige Sequenz der Eingabe wird zeichenweise durch syntaktische Prüfung anhand der für den Arbeitsplatz vorgegebenen Grammatik festgestellt. Jede Regel der Grammatik ist genau einer "semantischen" Verarbeitungsroutine zugeordnet, die nach Eingabe einer der Regel entsprechenden Zeichenkette aktiviert wird. Fallen alle syntaktischen und semantischen Prüfungen positiv aus, wird die entsprechende Echoanzeige für das zu-

letzt eingegebene Zeichen adressiert, ansonsten eine Fehleranzeige.
Geringe Antwortzeiten auf die Eingabe eines neuen Zeichens können erreicht werden, indem sofort die Menge der gültigen Nachfolger bestimmt
wird. Das nächstfolgende Zeichen ist genau dann gültig, wenn es darin
enthalten ist.

Der offensichtliche Vorteil dieser Methode liegt darin, daß für sämtliche Arbeitsplätze nur eine einzige Überwachungsroutine erforderlich
ist, die jeweils auf die für den Arbeitsplatz spezifische Grammatik
zugreifen muß. Änderungen eines Arbeitsablaufes erfordern lediglich
die entsprechenden Modifikationen in den Regeln der beschreibenden
Grammatik, nicht aber in der Überwachungsroutine. Bei Verwendung eines
externen Speichers mit direktem Zugriff kann der erforderliche Haupt-
speicherbedarf durch Ein- und Auslagerung der benötigten bzw. unbe-
nötigten Grammatiken relativ gering gehalten werden.

5. Zusammenfassung

Beim Aufbau des Systems WIELAB wurde versucht, die wesentlichen Probleme bei der on-line Erfassung von Labordaten zu lösen. Hardware-Einrichtungen für Datenübertragung, aktive Probenidentifikation und interaktives Terminal für den Einsatz bei manuellen oder halbautomatischen
Arbeitsplätzen wurden konzipiert und durch den Einsatz eines universellen und flexiblen Software-Paketes zu einem wirkungsvollen System
integriert.

Überlegungen zur Organisation eines klinisch-chemischen Laboratoriums im Hinblick auf die Zusammenarbeit mit der elektronischen Datenverarbeitung

I. Mieth, A. Ferrari

Einleitung

Im allgemeinen werden bereits in der Routine eingesetzte Laboratorien
mehr oder weniger mechanisiert an eine Datenverarbeitungsanlage angeschlossen, was viele Kompromisse unausweichlich macht.Die Gelegenheit
zum Neuaufbau eines Laboratoriums, das zudem nicht von Anfang an mit
voller Analysenfrequenz arbeiten muß, bietet die Möglichkeit, die Erfahrungen zu überdenken, die bisher in den an eine EDV angeschlossenen Laboratorien gemacht wurden und reizt zugleich zum Versuch, neue
Hypothesen zu formulieren.

Wie bereits im Titel zum Ausdruck gebracht, soll in dieser Arbeit
nicht der Versuch unternommen werden, ein neues Laboratorium mit seinen Organisationsabläufen von Anfang bis Ende vorzustellen. Wir wollen
lediglich einige Überlegungen zur Diskussion stellen, die während der
Projektarbeit zugrundegelegt wurden. (Installations- und Erprobungs-
phase werden Gelegenheit geben, die Gültigkeit der Überlegungen zu
überprüfen und gegebenenfalls entworfene Konzepte zu modifizieren).

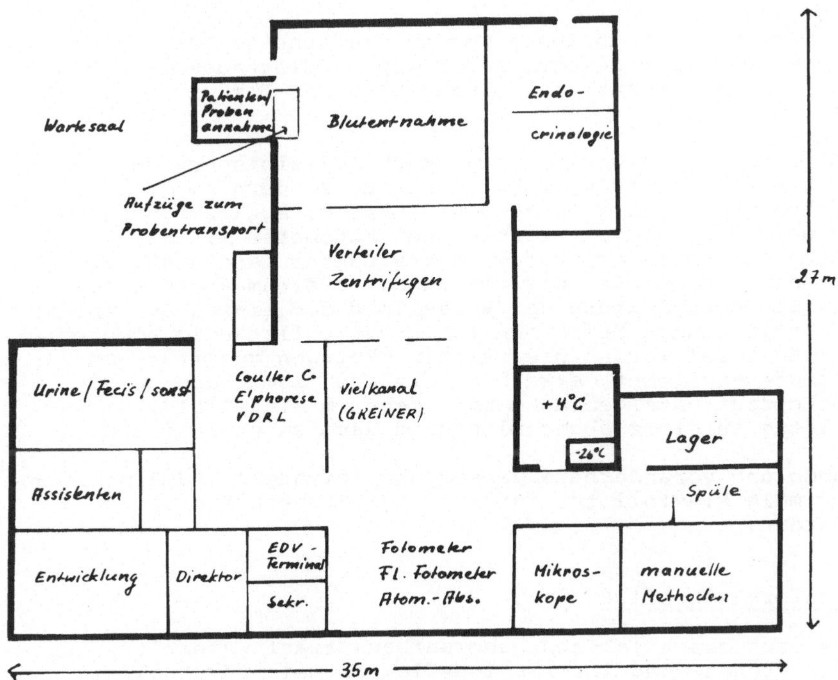

Abb. 1   Vereinfachter Grundriß des Laboratoriums (615 qm)

1. Raumaufteilung des Laboratoriums

Es ist sicher möglich, den EDV-Anschluß (on-line oder off-line) eines
Laboratoriums bei jeder beliebigen Raumaufteilung durchzuführen, es
fragt sich nur, mit welchem Aufwand. Eine möglichst einfache Laborstruktur und Funktionsabläufe, die jederzeit durchschaubar sind, ver-
einfachen eine Laororganisation mit EDV erheblich.

1.1 Grundriß des Laboratoriums

Die ideale Raumkonfiguration wäre ein Halbkreis um den Verteiler- und
Zentrifugenplatz. Dem sind architektonisch Grenzen gesetzt, daher erscheint die T-Form des Gesamtlaboratoriums als eine annehmbare Grundstruktur (Abb.1).

Im Stamm des T befinden sich die Blutabnahmestationen für die Ambulanz.
Dem seitlichen Eingang ist die Annahmestelle für Patienten und Proben
vorgelagert. Am Kreuzungspunkt zum Querbalken liegt der Verteiler-
und Zentrifugenplatz. Die einzelnen Funktionseinheiten befinden sich
im Querbalken des T, mit Ausnahme der Endokrinologie, die parallel
zur Blutentnahmestation verlegt wurde, um eine Zusammenarbeit mit der
Nuklearmedizin zu gewährleisten.

1.2 Verteilung der Analysengeräte und Laboreinheiten

Zur Vereinfachung der Organisationsabläufe wird vorgeschlagen, die Verteilung der Arbeitsplätze nach folgenden Kriterien vorzunehmen (Abb. 2):
a) Analysenfrequenz
Je häufiger Analysen angefordert werden, desto näher sollte der Arbeitsplatz zum Verteiler- und Zentrifugenraum liegen. Davon sind in
der Hauptsache der Vielkanalanalysator mit einem Analysenanteil von
ca. 60% (GREINER Selektiv-Analyzer) und der Coulter-Counter mit einem Anteil von etwa 7% betroffen.
b) Check-up (Eilfälle)
Zur schnellen Abwicklung der Analysen werden die Arbeitsplätze möglichst nahe an den Verteiler gelegt. Als Beispiel Elektrophorese,VDRL
(gemeinsam ca.6,6% Analysen-Anteil), Blutsenkung und Thermostat für
die Urisult-Analyse (4%).
c) Funktionseinheiten
Die einzelnen Laboreinheiten werden nicht nach medizinischen Unter-
strukturen, wie z.B. Hämatologie, aufgegliedert, sondern so gruppiert,
daß Geräte gleichen Typs, bzw.Meßmethoden ähnlicher Art, zusammengefaßt werden. So werden z.B. die verschiedenen Fotometer mit Flammen-
fotometer und Atom-Absorption zu einer Unterstruktur vereinigt. Das
gleiche gilt für die Mikroskope, die gemeinsam in einem abgeschlossenen Raum stehen. Die Durchführung der Verteilung der einzelnen Arbeitsplätze nach den vorliegenden Kriterien ist nicht vollständig kompromiß-
los möglich. Zum Beispiel wurden die relativ häufigen qualitativen
Urinanalysen (Labstix-Sediment, etwa 5%), die auch zum check-up gehören, im Mikroskopraum untergebracht und nicht im Mittelfeld, um ru-
higere Arbeitsplätze in einem abgeschlossenen Raum zu garantieren.
d) Flexibilität
Durch mobile Wände und veränderbare Versorgungsleitungen und Anschlüs-
se soll eine maximale Flexibilität für künftige Strukturänderungen
gewährleistet werden.

2. Proben- und Informationsfluß

Die Struktur des oben beschriebenen Laboraufbaus trägt wesentlich zur
Vereinfachung des Proben- und Informationsflusses bei. Für Analysen,

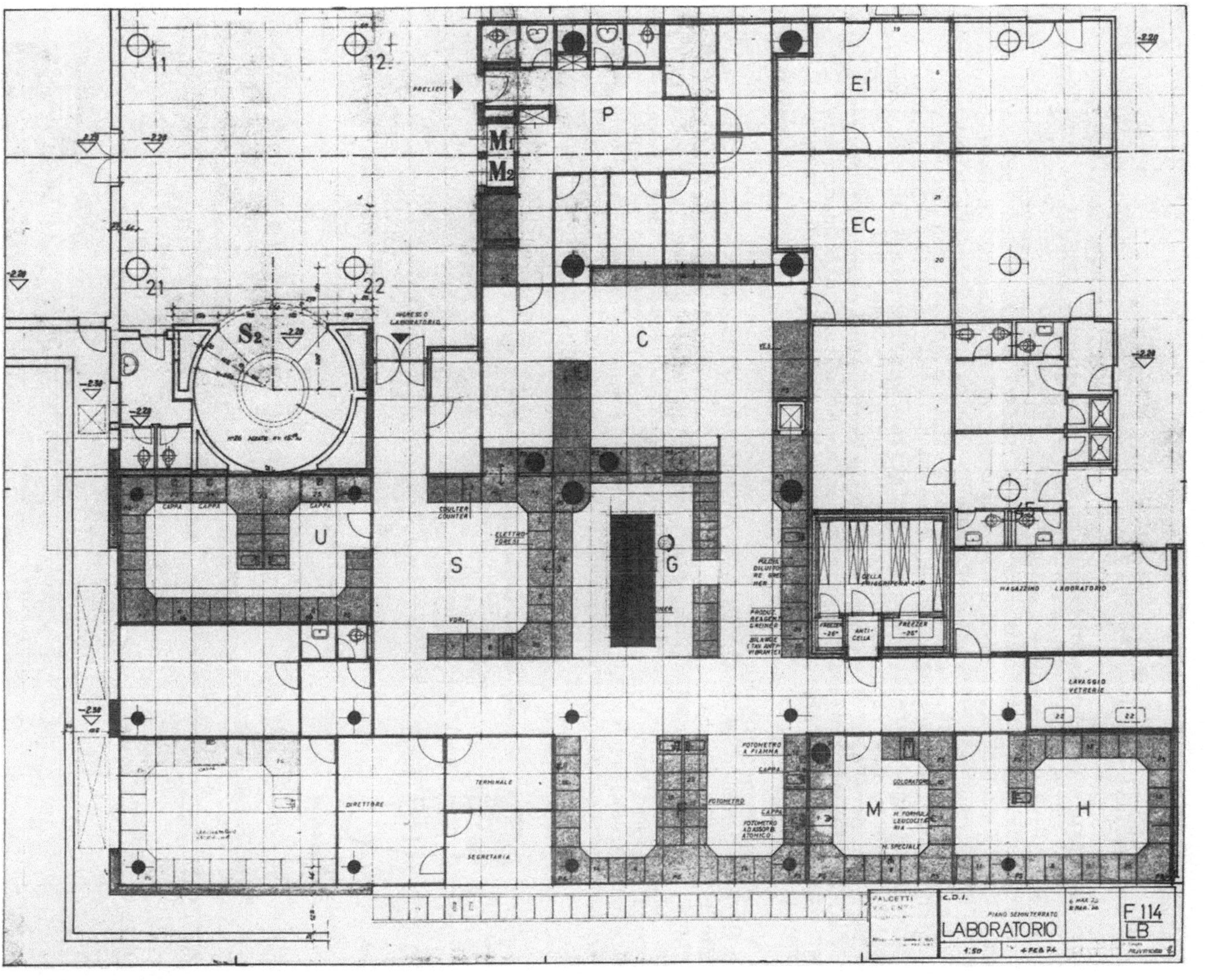

Abb. 2   Das Laboratorium des Centro Diagnostico Italiano

deren Ergebnis schnell erwünscht ist, sind die Transportwege auf ein
Minimum beschränkt.

2.1 Probenfluss

Zur Entlastung des Verteilersystems wird auf ein Splitting am Zentrifugenplatz verzichtet. Sind für ein Specimen Analysen von mehreren
Arbeitsplätzen angefordert, wandert die Probe mit der Anforderungs-
karte von Arbeitsplatz zu Arbeitsplatz. Sollte es sich aus organisatorischen Gründen ergeben, daß ein getrennter Probenfluß in bestimmten Fällen zweckmäßiger ist, so wird das bereits bei der Probeent-
nahme berücksichtigt, indem eine entsprechende Anzahl von Proben vom
gleichen Specimen erstellt wird. Tabelle 1 zeigt, daß bei der derzeitigen Gerätekonfiguration und dem relativen Arbeitsanfall an den einzelnen Plätzen bzw. Laboreinheiten Mehrfachproben äußerst selten sind,
selbst für den Fall, daß jeder Arbeitssektor seine eigene Probe erhält. Die Zahlen für den vorauszusehenden Arbeitsanfall wurden aus
den Statistiken vergleichbarer Laboratorien aus Mailand und Umgebung
ermittelt.

2.2 Informationsfluß

Jede Probe (Specimen) ist mit einem Label und einer Begleitkarte versehen. Das Label enthält Patientennummer und -namen, Specimencode und
den Arbeitsplatz, wo mit den Analysen begonnen wird. Der Begleitkarte
kommen mehrere Funktionen zu (Abb.3). Sie enthält die maschinenlesbare und die Klartextidentifikation. Ferner ist der Aufbau der Karte
so, daß die Analysenanforderungen angekreuzt werden können und der

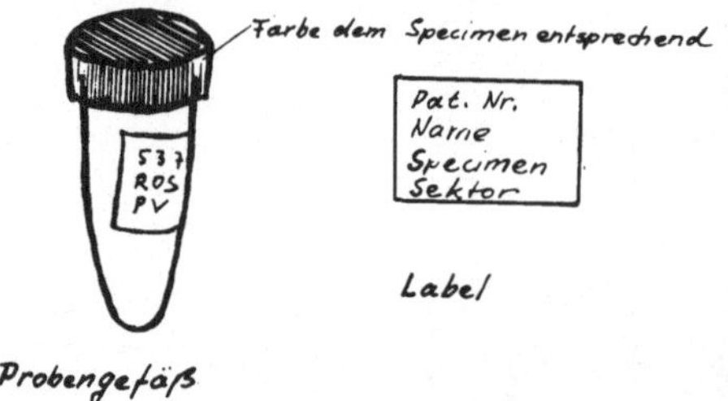

Begleitkarte (allgemeine Struktur)

Num. ID-Feld	Name des Patienten	Testanforderungen
		Ergebnisse (off-line)

Abb. 3   Probe mit Label und Begleitkarte

Tabelle 1. Distribution of Workload

Specimen	Serum-Plasma		Blood		Urine		Serum (Serology)	
Section Working Place	Specimen	Whole Lab.+)	Specimen	Whole Lab.+)	Specimen	Whole Lab.+)	Specimen	Whole Lab.+)
G/ Greiner	85,0%	55,3%	8,0%	1,4%	30,0%	3,1%		
S/ E.phorese	7,0%	4,5%						
F/ Fotometer)	2,5%	1,6%			)		19,0%	1,4%
Flame Fotom.)	5,0%	3,3%			) 3,2%	0,3%		
Atom Absorpt.)	0,5%	0,3%			)			
	8,0%	5,2%						
S/ Coulter C.			43,0%	7,5%				
C/ Ery.Sed.			21,0%	3,7%				
H/ Coagulation			22,0%	3,9%				
M/ Microscope			6,0%	1,0%	48,3%	4,9%		
C/ Uricult					13,2%	1,4%		
U/ Special An.					4,5%	0,5%		
S/ VDRL							29,0%	2,1%
H/ Serology Immunology							52,0%	2,1%

+) without Endocrinology

handschriftliche Eintrag von Analysenresultaten möglich ist (off-line-Lösung). Die Begleitkarte wird zusammen mit der Probe befördert. Im Falle, daß die Erstellung eines Analysenergebnisses einen relativ hohen Zeitaufwand erfordert - z.B. Elektrophorese - werden der Hauptprobe beim Start eine entsprechende Anzahl von Begleitkarten mitgegeben, wovon eine am Analysenplatz bleibt, während die Hauptprobe mit den verbleibenden Karten weitergereicht wird. Es besteht auch die Möglichkeit, mit der Begleitkarte zusätzliche Label zu transportieren, um Tochterproben zu identifizieren.

2.3 Check-up (Eilfälle)

Die Proben für den Checkup und die zugehörigen Begleitkarten sind durch besondere Farbe gekennzeichnet. Sie werden in den normalen Probenfluß eingeschleust und bevorzugt behandelt, um zu gewährleisten, daß die Ergebnisse vorliegen, ehe der Patient das Centro Diagnostico verläßt.

3. Datenverarbeitung

Der Anschluß des Laboratoriums an die Datenverarbeitung wird am bessten in zwei Stufen vorgesehen. Beginnend mit einer off-line-Lösung wird nach deren zufriedenstellender Funktion schrittweise der on-line-Anschluß aufgebaut. Das hat zwei wesentliche Vorteile. Erstens ist die Datenerfassung mit Hilfe des Computers während jeder Testphase des on-line-Betriebes gewährleistet, zweitens ist jederzeit ein back-up-System verfügbar, falls wichtige Funktionseinheiten des EDV-Systems ausfallen sollten.Im speziellen Falle des Laboratoriums des C.D.I. ist der stufenweise Aufbau wirtschaftlicher, weil nicht von Anfang an mit voller Analysenfrequenz gearbeitet wird.

3.1 Off-line-Version

In der off-line-Version dient die Begleitkarte als Datenträger.Die Ergebnisse können auf drei verschiedenen Wegen in die EDV-Anlage eingegeben werden:
a) Lochkarte (der GREINER-Analyzer z.B. stanzt die Ergebnislochkarten selbst)
b) Display für manuelle Eingabe
c) optische Leser für qualitative Resultate
Die Möglichkeiten dieser drei verschiedenen Erfassungssysteme sollten austauschbar sein, um jederzeit eine vollständige Datenerfassung zu garantieren.Die Eingabe durch Lochkarte ist in jedem Falle möglich. Die Identifizierung der Begleitkarte wird in die Folgekarten gedoppelt und die einzelnen Analysenergebnisse mit dem zugehörigen memotechnischen Code in Folgekarten gelocht.

3.2 On-line-Version

Nach den jüngsten Erfahrungen in anderen Laboratorien ist es erstrebenswert, eine on-line-Datenverarbeitung in drei Stufen zu vollziehen:
a) Vorverarbeitung am Meßplatz mit Zusammenfassung von Identifikation und Resultat
b) Erfassung der Daten und Weiterverarbeitung im Laborcomputer
c) Übertragung der Ergebnisse zum Hauptcomputer zur Eingliederung in übergeordnete Aufgaben.
Ein solcher stufenweiser Aufbau garantiert eine maximale Flexibilität und ausreichende Datensicherung bei Ausfall von wichtigen Funktionseinheiten.

Die Lochkarte als Identifizierungsträger ist sicher keine ideale Lösung. Sie hat aber zur Zeit einige wesentliche Vorteile: Sie ist wirtschaftlich, Lesegeräte stehen zur Verfügung, das oben beschriebene Konzept der Mehrfunktionsbegleitkarte erleichtert ihre Anwendung. Deshalb erscheint diese Lösung annehmbar bis bessere - sogenannte positive Identifizierungsmöglichkeiten - auf dem Markt sind, die so ausgereift sind, daß ihre Übernahme problemlos möglich ist. Im Rahmen des Aufbaus unseres Laborsystems ist es nicht vorgesehen, Eigenentwicklungen durchzuführen. Eine Umstellung des beschriebenen Konzepts dürfte keine besonderen Probleme aufwerfen, da starke Bestrebungen im Gange sind, die Datenerfassung über Interface-Systeme zu standardisieren, die in der Lage sind, Identifizierung und Resultat bereits am Meßplatz zu vereinigen. Deshalb empfiehlt es sich, die Ergebnisse dieser Bestrebungen abzuwarten, anstatt zusätzliche Neuentwicklungen zu starten.

Zusammenfassung

Die vorangegangenen Überlegungen greifen nur einige Punkte heraus,die für die Labororganisation mit Hilfe von Datenverarbeitung von Bedeutung sind. Die Patienten- und Probenannahme z.B. wurde bewußt nicht berücksichtigt, weil es uns mehr darauf ankam, die Probleme des Zusammenhangs von architektonischer Struktur des Laboratoriums mit dem daraus resultierenden Proben- und Informationsfluß und der EDV-Organisation aufzuzeigen. Ferner haben wir uns bemüht, die Überlegungen unabhängig vom gewählten EDV-System zu formulieren, um der Individualisierung von Verfahren vorzubeugen, die sich u.U. standardisieren lassen. Die Hinweise auf die Laborstruktur des C.D.I. sollten deshalb nur als Illustration der vorgebrachten Überlegungen verstanden werden.

In einigen Monaten beginnen Installation und Testphase des Laboratoriums. Im Laufe des nächsten Jahres werden wir in der Lage sein, zu beurteilen, inwieweit unsere Ausgangsüberlegungen zum Erfolg geführt haben.

Zusammenfassung der Darstellungen des dritten Halbtages

G. Vossius

Die Übersichtsreferate der Vormittagssitzung befaßten sich mit Problemen
der peripheren Datenerfassung, ihrer Registrierung und Übertragung, um
eine computergerechte Weiterverarbeitung zu ermöglichen. In dem ersten
Vortrag behandelte Herr Meyer-Waarden Elektrodenprobleme bei der Ableitung von biologischen Potentialdifferenzen. Es bereitet immer noch
Schwierigkeiten, die schwachen Potentialdifferenzen störungs- und drift-
frei zu registrieren. Hier sind bei der Herstellung und bei der Auswahl
der Elektroden sowie in der nachfolgenden Verstärkung der Signale besondere Prinzipien zu beachten und Vorsichtsmaßnahmen zu treffen, die
in dem Vortrag weiter behandelt wurden.

Der Vortrag von Herrn Pöppl über computergerechte Datenregistrierung
behandelte vor allem die Probleme, die bei der Magnetbandregistrierung
auftreten. Die Registrierung mittels Analogbändern ist wegen des relativ
geringen Signalrauschverhältnisses oft unbefriedigend. Die Registrierung
der Daten nach Digitalisierung auf einem Digitalband schafft hier gün-
stigere Bedingungen. Es fehlen jedoch noch preisgünstige Geräte auf dem
Markt.

Der Vortrag von Herrn Kaltschmidt behandelte die telemetrische Datenübertragung. Diese bietet sehr viele Vorteile, da z.B. die Beweglichkeit
der Versuchsperson nicht oder wenig eingeschränkt ist und außerdem
andere Probleme, wie diejenigen von Erdschleifen entfallen. Andererseits
stehen einem wünschenswerten breiten Einsatz der telemetrischen Datenübertragung die eng gefaßten postalischen Bestimmungen gegenüber, die
die notwendigen Entwicklungen des Gebietes derzeit hemmen.

In Kurzreferaten wurden von Herrn Krämer Probleme in der Schwerkrankenüberwachung, von Herrn Hauptmann die Überwachung der Infusion an
Patienten, kombiniert mit einer gleichzeitigen Erfassung der ausgeschiedenen Urinmenge, sowie von Herrn Henskes die Darstellung von Szintigrammen in der EDV-Auswertung behandelt.

Eine anschließende Diskussion zu den angeschnittenen Problemen rundete
den Vormittag ab.

Probleme bei der Ableitung von Potentialdifferenzen an biologischen Systemen

K. MEYER-WAARDEN

Das Elektrodenpotential

Ingenieure, denen man die Aufgabe gestellt hat, Spannungen zwischen
zwei Punkten auf der Oberfläche eines biologischen Organismus zu erfassen, mögen dahin tendieren, zwei Elektroden als zwei Meßpunkte zu
betrachten, zwischen denen eine Potentialdifferenz gemessen werden
kann (Abb. 1). Solche Vereinfachungen kann man bei Messungen an Flüs-
sigkeitssystemen, wie Geweben, nicht vornehmen, da es sich in diesem
Fall um den Übergang zweier Formen von Strömen handelt.

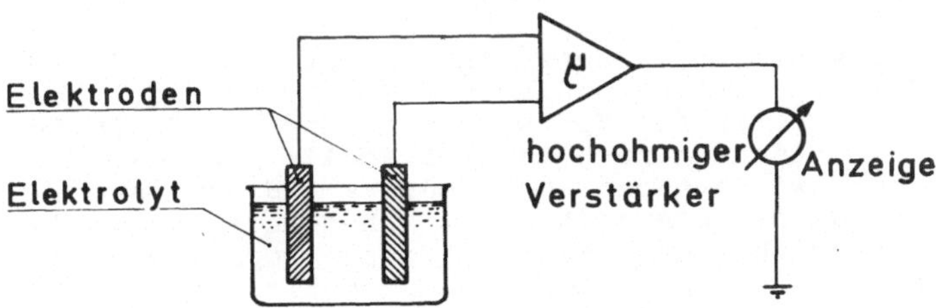

Abb. 1   Schematische Darstellung einer Meßanordnung zur Erfassung von
Spannungen in Flüssigkeiten

Während im metallischen Leiter, der aus dem Röhrenvoltmeter und den
Zuführungskabeln der Meßapparatur besteht, der elektrische Strom ein
Elektronenstrom ist, liegen der Elektrolytleitfähigkeit Ionenbewegun-
gen zugrunde. Der Übergang zwischen den beiden Formen der Ströme findet an der Grenzschicht zwischen Metall und Elektrolyt statt, die bei
elektrophysiologischen Messungen an den Ableitelektroden aufzufinden
ist. In diesem Zusammenhang sei daher auf deren Funktion und Eigenschaft kurz eingegangen: die Transformation von Elektronenleitfähig-
keit in Ionenleitfähigkeit wird im einfachsten Fall durch folgende Reaktion des Metalles (Me) vermittelt:

$$Me \gtrless Me^+ + e^-$$

Die Elektrode gibt also Metall-Ionen ab und setzt dadurch gleichzeitig
ein Elektron frei. Verläuft dieser Prozeß angenähert reversibel, so
spricht man von reversiblen Elektroden. Vom chemischen Standpunkt aus
gesehen unterliegt diese Reaktion den üblichen Gesetzen chemischer
Gleichgewichte, d.h., sie kann bis zu einem gewissen Punkt spontan verlaufen. Daraus ergibt sich, daß die Elektrode spontan Elektronen und
Ionen freisetzen, also selbst ein Generator elektrischen Stromes sein
kann.

Ein System, das aus einer Metallplatte und einem Elektrolyten besteht,
wird als Halbzelle bezeichnet (Abb. 2). Nach NERST hat nun jedes Metall

ein mehr oder minder großes Bestreben seine Kat-Ionen in Lösung zu schicken. Als Ursache hierfür wird der Lösungsdruck der Ionen angesehen, der umso größer ist, je lockerer die Valenzelektronen der Atome im Metallgitter sind. So haben unedle Metalle die Möglichkeit, Valenzelektronen leichter abzugeben, sie haben einen größeren Lösungsdruck als Edelmetalle.

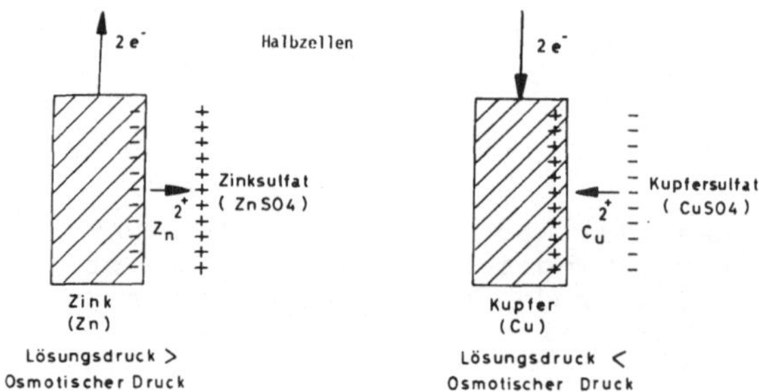

Abb. 2 Entstehung einer Doppelschicht an der Grenzschicht zwischen Elektrolyt und unedlen bzw. edlen Metallen

Die Kat-Ionen haben andererseits die Tendenz, in die Metallphase überzugehen und sich an das Kristallgitter anzulagern. Die Tendenz der Ablagerung ist umso größer, je größer die Konzentration der Kat-Ionen in der Lösung und damit ihr osmotischer Druck ist. Es stellt sich dabei ein chemisches Gleichgewicht zwischen dem Lösungsdruck und dem osmotischen Druck ein, wobei sich an der Grenzfläche zwischen Metall und Lösung infolge von Ladungsverschiebungen eine elektrische Doppelschicht ausbildet, deren Potentialdifferenz als Elektrodenpotential bezeichnet wird (Abb. 2). Die Polarität der elektrischen Doppelschicht an der Grenzfläche Metall-Elektrolyt (Halbzelle) hängt davon ab, ob der Lösungsdruck größer oder kleiner als der osmotische Druck ist. Bei unedlen Metallen überwiegt der Lösungsdruck, d.h., Kat-Ionen gehen in Lösung. Die Elektrode wird folglich durch die zurückbleibenden Elektronen negativ (Abb. 2).

Die Aneinanderreihung der Metalle in der Reihenfolge unedel - edel nennt man Spannungsreihe:

$$\text{Li, K, Zn, Fe, Ni, Pb, H}_2\text{, Sb, Cu, Hg, Mu, Pt}$$

Quantitative Aussagen über das Elektrodenpotential können nur erhalten werden, wenn ein Bezugspunkt in dieser Spannungsreihe festgestellt wird (Abb. 3).

Als solcher dient der Wasserstoff (H_2), dessen Elektrodenpotential willkürlich gleich Null gesetzt wird. Das Potential reiner Metallelektroden gegen eine Wasserstoff-Bezugselektrode wird als Standardpotential bezeichnet. Die thermodynamische Berechnung des Elektrodenpotentials kann mit folgender Gleichung vorgenommen werden:

$$\Delta\Psi = \Delta\Psi_0 + \frac{RT}{zF}\ln\frac{a_A^+}{a_B^+}$$

Bei festen Stoffen (Metallen) wird die Aktivität a des Ions B zu eins.

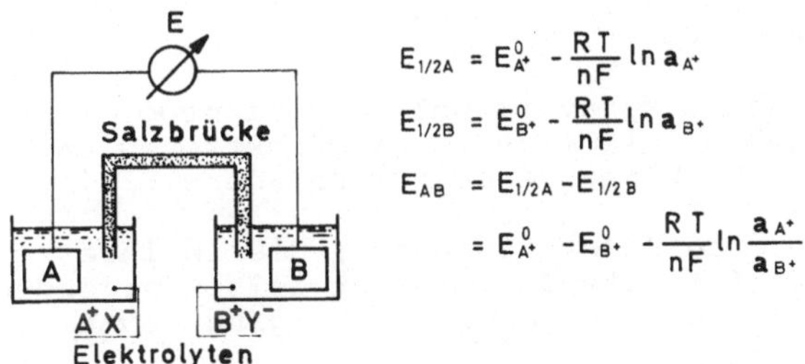

$$E_{1/2A} = E^0_{A^+} - \frac{RT}{nF} \ln a_{A^+}$$

$$E_{1/2B} = E^0_{B^+} - \frac{RT}{nF} \ln a_{B^+}$$

$$E_{AB} = E_{1/2A} - E_{1/2B}$$

$$= E^0_{A^+} - E^0_{B^+} - \frac{RT}{nF} \ln \frac{a_{A^+}}{a_{B^+}}$$

Abb. 3 Darstellung einer Meßanordnung zur Erfassung der Spannung einer galvanischen Kette

Reversible oder nichtpolarisierte Elektroden

Man unterscheidet bei den Elektroden-Systemen zwischen polarisierten oder nichtreversiblen und nichtpolarisierten oder reversiblen Elektroden (Abb. 4).

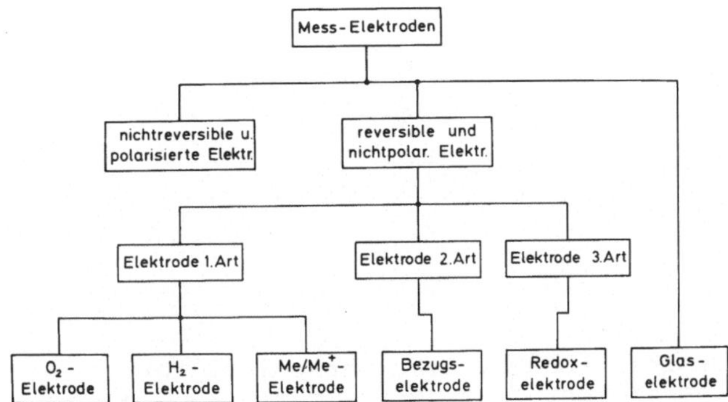

Abb. 4 Einteilung der Meßelektroden

Die reversiblen Elektroden zeichnen sich durch einen ungehinderten Ladungstransport an der Grenzschicht zwischen Metall und Elektrolyt aus. In der elektrophysiologischen Meßtechnik werden hauptsächlich nichtpolarisierte oder reversible Elektroden eingesetzt. Als Beispiel für ein System nichtpolarisierter Elektroden sei hier das Daniell-Element angeführt.

Das Daniell-Element besteht aus einer Kupfer-Elektrode, die in eine konzentrierte Kupfer-Sulfatlösung eintaucht und einer Zink-Elektrode die sich in einer verdünnten Zink-Sulfatlösung befindet (Abb. 5). Die Elektrodenvorgänge lassen sich durch folgende chemische Reaktionsgleichungen darstellen:

$$Zn - 2e^- \rightarrow Zn^{2+} \quad \text{(Oxydation)}$$

$$Cu^{2+} + 2e^- \rightarrow Cu \quad \text{(Reduktion)}$$

Durch Addition ergibt sich die resultierende Reaktion zu einer Oxydation des Zinks durch Kupfer-Ionen:

$$Zn + Cu^{2+} \rightleftarrows Zn^{2+} + Cu$$

Man bezeichnet dieses Daniell-Element als reversibel oder nichtpolarisiert, da es umkehrbar ist, je nachdem, wie eine an die Elektroden angelegte äußere Spannung gepolt ist. Es können drei verschiedene Fälle unterschieden werden:

1. Legt man an das Daniell-Element eine äußere Spannung, die in ihrer Polung umgekehrt zu der Spannung ist, die das Element selbst erzeugt, so fließt kein Strom durch die Kette, der chemische Vorgang kommt zum Stillstand.
2. Überwiegt die von dem Element selbst erzeugte Spannung gegenüber einer außen angelegten Spannung, so verläuft der Vorgang in der Kette derart, wie er durch die Reaktionsgleichung oben beschrieben wurde.
3. Überwiegt in diesem System eine außen angelegte Spannung, so wird dadurch der Ablauf des entgegengesetzten chemischen Vorganges erzwungen.

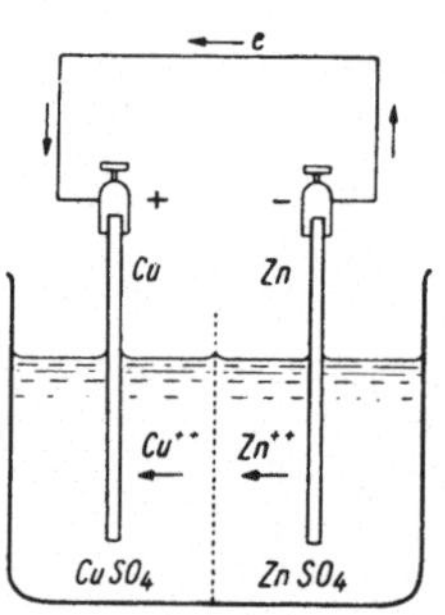

Abb. 5   Das Daniell-Element

Als Beispiel für ein nichtreversibles oder vollkommen polarisiertes Elektroden-System kann das Volta-Element angeführt werden (Abb. 6).

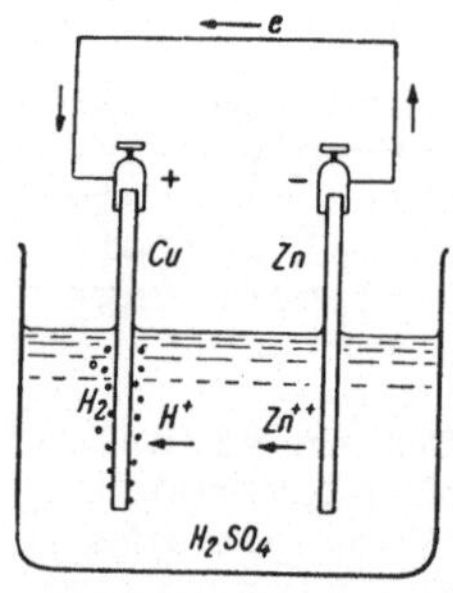

Abb. 6   Das Volta-Element

Auch bei dem Volta-Element strömen Elektronen vom Zink durch den äusseren Stromkreis zum Kupfer und es gehen Zink-Ionen in Lösung. Hierbei scheidet sich jedoch am Kupfer molekularer Wasserstoff ab. Der chemische Vorgang in der Kette besteht also in der Auflösung des metallischen Zinks in der Schwefelsäure. Die Wasserstoff-Ionen nehmen also durch Vermittlung des Kupfers Elektronen vom Zink auf. Kehrt man jedoch hier die Stromrichtung um, so kann der ursprüngliche Zustand nicht wiederhergestellt werden, es wird vielmehr ein neuer chemischer Vorgang erzwungen, indem aus dem Kupfer Kupfer-Ionen in Lösung gehen, während sich am Zink molekularer Wasserstoff entwickelt. Die chemische Reaktionsgleichung lautet:

$$Zn - 2e^- \rightarrow Zn^{2+}$$

$$2H^+ + 2e^- \rightarrow H_2$$

Durch Addition der beiden Reaktionsgleichungen ergibt sich als resultierende Reaktion:

$$Zn + 2H^+ \rightleftarrows Zn^{2+} + H_2$$

Die galvanischen Elemente sind offensichtlich nur dann reversibel, wenn sich an beiden Elektroden Vorgänge abspielen, die vollständig umkehrbar sind. Es ist dabei nun festzustellen, daß sich während des Arbeitens miteiner reversiblen Ableitelektrode die Beschaffenheit der verwendeten Elektrodenmetalle oder die Zusammensetzung der Elektrolyte in ihrer Umgebung nicht verändern. Diese Konstanz der Materialien führt zu einer Konstanz der Elektrodenpotentiale, was erstrebenswert ist.

Im vorhergehenden Abschnitt wurden Systeme behandelt, die aus einem Metall und einer die entsprechenden Kationen enthaltenden Lösung bestehen (z.B. Cu/Cu^2 und Zn/Zn^2). Beide Systeme sind in dem Daniell-Element zu finden. Allgemein kann gesagt werden, daß Elektroden von dem oben angegebenen Typ als Elektroden 1. Art bezeichnet werden.

Tabelle 1: Standardpotentiale einiger Elektroden 1. Art bei 25° C
(nach Brdicka 1968)

Elektrode	$E^\ominus$	Elektrode	$E^\ominus$
Li^+/Li	− 3,00	Co^{2+}/Co	− 0,28
Rb^+/Rb	− 2,97	Ni^{2+}/Ni	− 0,236
K^+/K	− 2,922	Sn^{2+}/Sn	− 0,136
Cs^+/Cs	− 2,92	Pb^{2+}/Pb	− 0,126
Ba^{2+}/Ba	− 2,92	Fe^{3+}/Fe	− 0,045
Sr^{2+}/Sr	− 2,89	Cu^{2+}/Cu	+ 0,345
Ca^{2+}/Ca	− 2,84	$\frac{1}{2} O_2/2\,OH^-$	+ 0,401
Na^+/Na	− 2,713	Cu^+/Cu	+ 0,52
Mg^{2+}/Mg	− 2,38	$J_2/2\,J^-$	+ 0,536
Al^{3+}/Al	− 1,66	$Hg_2^{2+}/2\,Hg$	+ 0,798
Mn^{2+}/Mn	− 1,05	Ag^+/Ag	+ 0,799
Se/Se^{2-}	− 0,78	Pd^{2+}/Pd	+ 0,83
Zn^{2+}/Zn	− 0,763	Hg^{2+}/Hg	+ 0,854
Cr^{3+}/Cr	− 0,71	$Br_2/2\,Br^-$	+ 1,066
Cr^{2+}/Cr	− 0,56	Pt^{2+}/Pt	+ 1,2
S/S^{2-}	− 0,51	$Cl_2/2\,Cl^-$	+ 1,359
Fe^{2+}/Fe	− 0,441	Au^{3+}/Au	+ 1,42
Cd^{2+}/Cd	− 0,401	Au^+/Au	+ 1.7
Tl^+/Tl	− 0.336	$F_2/2\,F^-$	+ 2.85

Die Polarisationsspannung

Wie im vorigen Abschnitt erläutert, entsteht an einer einfachen Elektrode 1. Art ein Elektrodenpotential . Das Elektrodenpotential baute

sich auf, indem Metallionen bzw. Elektronen die Phasengrenze durch-
dringen und ein thermodynamisches definiertes Gleichgewicht anstreben.
Das thermodynamische Gleichgewicht ist dynamisch, d.h., der Übergang
der Ladungsträger findet im Gleichgewicht in beiden Richtungen mit
gleicher Geschwindigkeit (d.h., gleiche Austauschstromdichte i_o) statt.

Fließt nun durch eine solche Elektrode ein zusätzlicher Strom, so treten sogenannte Polarisationserscheinungen auf, d.h., das Elektrodenpotential nimmt einen anderen, von der Stromdichte abhängigen Wert
an, als er im Gleichgewichtszustand vorherrscht. Diese Abweichung des
Elektrodenpotentials vom Gleichgewichtszustand nennt man elektrische Polarisation oder Überspannung und bezeichnet sie gewöhnlich mit

$$\eta = \Delta\Psi_i - \Delta\Psi$$

Die Überspannung hat nach den heutigen Vorstellungen zwei prinzipielle
Ursachen: Erstens ändern sich beim Stromfluß an der Elektrodenoberfläche die Aktivitäten bzw. Konzentrationen der in die Gleichung für das
Elektrodenpotential eingehenden Reaktionspartner, zweitens bedarf es
einer zusätzlichen Überspannung, damit der Übergang der potentialbe-
stimmenden Ladungsträger über die Phasengrenze, die sogenannte Durch-
trittsreaktion,überhaupt stattfinden kann. Die Gesamtpolarisation
setzt sich also aus verschiedenen Anteilen additiv zusammen. Man unterscheidet drei Hauptkomponenten der Polaristion:
1. Die Durchtrittspolarisation ηD
2. Die Konzentrationspolarisation
   2.1 Die Diffusionspolarisation ηd
   2.2 Die Reaktionspolarisation ηr
3. Die Widerstandspolarisation $\eta \Omega$

Im allgemeinen treten mehrere dieser Polarisationseffekte gleichzeitig
auf, so daß die Gesamtpolarisation wie folgt angegeben werden kann:

$$\eta = \eta^D + \eta_d + \eta_r + \eta_\Omega$$

Im folgenden Abschnitt sei etwas näher auf die unterschiedlichen Polarisationsformen eingegangen. Als erste Polarisationsform sei die Durchtrittspolarisation η_D erwähnt. Sie tritt hauptsächlich bei niedrigen
Stromdichten auf (elektrolytische Prozesse), wenn Metall- oder Gasionen
von der Ionenmasse in der Lösung abgezogen werden. Die Stromspannungs-
beziehung in diesem Bereich ist logarythmisch, bei geringen Stromdichten bis 1mA/cm^2 kann sie als linear angesehen werden.

Die zweite Form der Polarisation ist die Konzentrationspolarisation,
die sich wie erwähnt aus der Diffusions- und der Reaktionspolarisation
zusammensetzt. Die Konzentrationspolarisation tritt bei größeren Stromdichten auf, dadurch, daß die Rate der Elektrolyse die Geschwindigkeit
der Ionen übersteigt, die sie für ihre Wanderung zur Elektrode benötigen. Dadurch entsteht ein Konzentrationsgradient zwischen der gesamten
Ionenmasse in der Lösung und der Ionenansammlung in der Elektrodennähe,
der durch Diffusion ausgeglichen werden muß (Ladungstrennung). Man kann
den Aufbau des Konzentrationsgradienten und damit der Polarisations-
spannung vermeiden, indem man die Elektrodenoberfläche und die Elektro-
lytkonzentration vergrößert. Die Vergrößerung der Elektrodenoberfläche
bedeutet, daß die Stromdichte abnimmt und damit der Polarisationsvor-
gang in den linearen Bereich der Durchtrittspolarisation gelangt. Eine
Konzentrationserhöhung bedeutet, daß die unterschiedlichen Ladungskon-
zentrationen in der hohen Konzentration des Gesamtmediums als vernach-
lässigbar klein verloren gehen.

Als letzte und wichtigste Form der Polarisationsformen sei die Widerstandspolarisation erwähnt. Sie ist auf dem Ohm'schen Widerstand zwischen Elektrode und Elektrolyt zurückzuführen. Die Widerstandspolarisation liegt praktisch bei allen stromführenden Elektroden vor. Sie ist immer eine lineare Funktion der Stromdichte. Man kann die Widerstandspolarisation verringern, indem man e ne Konzentrationserhöhung des Elektrolyten oder eine Elektrodenflächenvergrößerung vornimmt.

Das elektrische Ersatzschaltbild der Elektrode

Berücksichtigt man nun die Vorgänge an der Grenzschicht der Elektrode (Metall-Elektrolyt), Polarisationserscheinungen und Elektrodenpotential, so läßt sich folgendes elektrisches Ersatzschaltbild entwickeln:

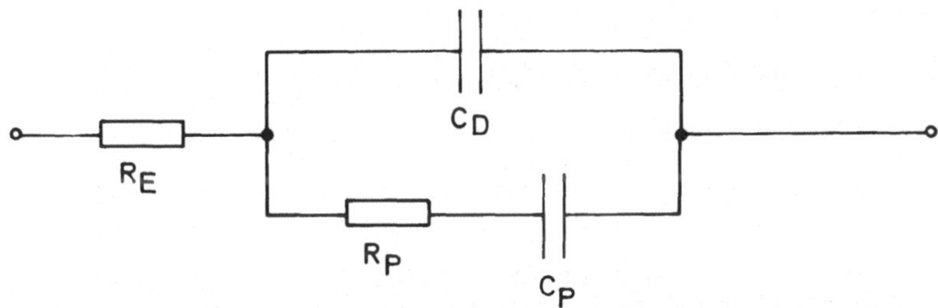

Abb. 7 Elektrisches Ersatzschaltbild der Elektrode

Das Ersatzschaltbild nach Abb. 7 besteht also aus einem Serienwiderstand R_E, der den Elektrolytwiderstand angibt. In Serie zu ihm lieg eine Parallelschaltung einer Kapazität C_D und einer Impedanz Z_p. Die Kapazität C_D stellt die Kapazität der Doppelschicht an der Elektrodenoberfläche dar. Die Größe Z_p bestimmt die kinetischen Vorgänge an der Elektrode und gibt somit Aufschluß über den Reaktionsmechanismuß. Z_p wird auch als Faraday'sche Impedanz bezeichnet und kann als eine Serienschaltung eines Polarisationswiderstandes R_p und einer Pseudokapazität C_p angesehen werden. Man erkennt, daß das Elektrodenersatzschaltbild ein stark frequenzabhängiges Netzwerk darstellt.

Eine Abschätzung der Widerstands- und Kapazitätswerte der reinen Metallelektrode (Elektrode 1. Art) zeigt, daß einmal eine Übertragung der Gleichspannungskomponente eines Signals mit diesen Elektroden unmöglich ist, zum anderen die Bandbreite des Registriersystems stark beschnitten wird. Eine Beeinflussung der Widerstands- bzw. Kapazitätswerte der Elektrodenimpedanz ist notwendig.

Eine einwandfreie Signalübertragung bis in den Gleichspannungsbereich kann durchgeführt werden, wenn die Polarisationskapazität C_p zu Null und die Elektrodenkapazität C_p der Elektrodendoppelschicht möglichst klein gemacht wird. Der kapazitive Teil der Elektrodenimpedanz wird dann groß, so daß nur noch der Widerstand R_E und der Widerstand R_p den Elektrodenwiderstand bestimmt. Neben der Frequenzabhängigkeit der passiven Bauelemente des elektrischen Ersatzschaltbildes weisen die einzelnen Komponenten noch eine zusätzliche Abhängigkeit von der Frequenz auf.

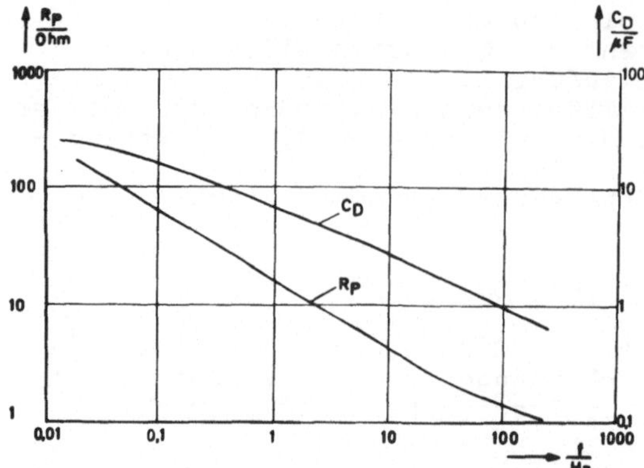

Abb. 8 Darstellung der Frequenzabhängigkeit des Widerstandes R_p und
der Elektrodenkapazität C_D

Die Beeinflussung der Elektrodeneigenschaften

Eine Beeinflussung der Elektrodeneigenschaften kann durch zwei Verfahren durchgeführt werden:
1. Durch Verwendung hoher Eingangsimpedanzen der Registrierverstärker
2. Durch Chlorierung der Ableitelektrode

Die hohen Eingangsimpedanzen der Registrierverstärker verhindern einmal den Stromfluß durch die Elektrodengrenzschicht, was zur Folge hat, daß die Polarisationskapazität C_p zu Null gemacht wird. Zum anderen können durch die hohen Eingangswiderstände Spannungsabfälle an den Elektrodenimpedanzen vernachlässigt werden, so daß auf diese Weise Unsymmetrien der Elektrodenimpedanzen vermieden werden können, die beim Einsatz von Differenzverstärkern bekanntlich zu einer drastischen Verschlechterung der Gleichtaktunterdrückung führen.

Die andere Form der Beeinflussung der Elektrodenimpedanz besteht in der Verwendung von Elektroden 2. Art (z.B. Silber- Silberchloridelektrode). Wenn Kat-Ionen-Elektroden (das sind Metallelektroden, z.B. Silber, Quecksilber) mit einer Elektrolytlösung über ihre schwer löslichen Salze (Silberchlorid, Quecksilberchlorid) verbunden sind, so bezeichnet man dieses Elektrodensystem als Elektroden 2. Art. Ein Beispiel dafür ist die Kalomelelektrode, die aus Quecksilber und einer mit Kalomel (Quecksilberchlorid) gesättigten Lösung besteht. Auch die Silber- Silberchloridelektrode gehört zu den Elektroden 2. Art, die bei der Eliminierung des Elektrodenpotentials und bei der Beeinflussung der Elektrodenimpedanz eine entscheidende Rolle spielt. Die Elektroden 2. Art, auch Bezugselektroden genannt, werden in der Meßtechnik eingesetzt, um gut reproduzierbare und konstante Elektrodenpotentiale zu erzeugen und zum anderen um die Elektrodenimpedanz niedrig und die Elektrode selbst gleichspannungsmäßig durchgängig zu machen. Die Herstellung der Silber-Silberchloridelektrode kann wie folgt vorgenommen werden:
Man nimmt eine Silberelektrode, die in eine 0,9 %-ige Natriumchloridlösung eingebracht wird. Als Gegenelektrode kann ein beliebiges Metall verwendet werden. Zwischen beiden Elektroden wird eine Gleichspannung so angelegt, daß ein bestimmter Strom pro Flächeneinheit und Zeiteinheit fließt (Stromdichte). Legt man an die Silberelektrode den negativen Pol der Gleichspannungsquelle, so wird die Silberelektrode nach den Gesetzen der Elektrolyse mit einer Silberchloridschicht versehen. Die Größenordnung der Stromdichte, die für eine möglcihst günstige Chlorierung verwendet werden soll, kann der nächsten Abb. entnommen werden.

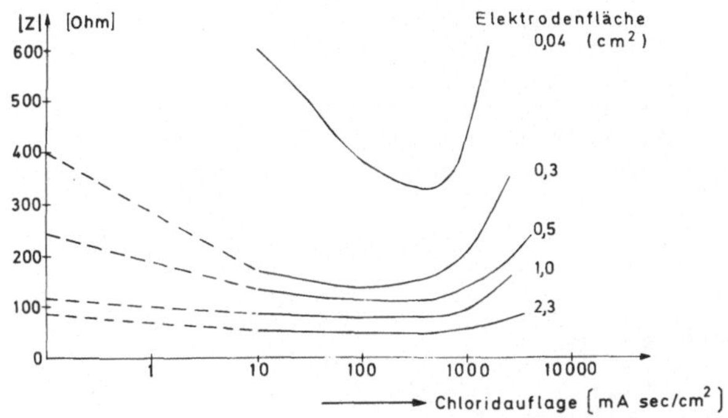

Abb. 9 Darstellung der Abhängigkeit der Elektrodenimpedanz einer Silberelektrode von der Silberchloridauflage

Als Parameter sind hier die Elektrodenoberflächen angegeben. Der Abb. 9 ist zu entnehmen, daß nur ein optimaler Chloriervorgang niedrige Elektrodenimpedanzen ergibt. In der Darstellung sind auf der Abszisse die Silberchloridauflage in mA sec/cm^2 auf der Ordinate die Elektrodenimpedanz in Ohm angegeben. Die Messung wurde bei der Frequenz von 10 Hz durchgeführt. Man erkennt, das im allgemeinen die Elektrodenimpedanz bei der Chlorierung mit Werten zwischen 100 und 500 mA sec/cm^2 am niedrigsten ist (Abb. 9). Außerdem ist zu erkennen, daß die Elektrodenimpedanz mit zunehmender Elektrodenoberfläche abnimmt.

Auch die folgende Abb. 10 zeigt die Abhängigkeit der Elektrodenimpedanz als Funktion der Frequenz. Als Parameter in dieser Kurve sind die auf die Metallelektrode aufgebrachten Ladung in mA sec angegeben. Man erkennt, daß die reine Metallelektrode mit dem Parameter Ø (Elektrode 1. Art) eine starke Frequenzabhängigkeit aufweist, damit also eine relativ große kapazitive Widerstandskomponente besitzt.

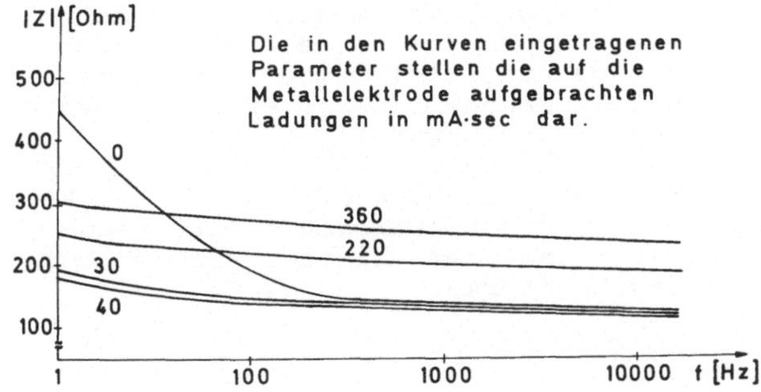

Abb. 10 Darstellung der Elektrodenimpedanz in Abhängigkeit der unterschiedlichenSilberchloridauflagen

Schon geringe Silberchloridüberzüge verringern nun die Elektrodenimpedanz stark. Bei ansteigender Chlorierung zeigt sich eine weitere Reduzierung der Impedanz. Der parallele Kurvenverlauf zur Frequenzachse weist auf den Realteil als wesentlichen Anteil der Impedanz hin, der bei zunehemnder Chlorierung ansteigt.

Die im vorherigen Abschnitt gemachten theoretischen Überlegungen können
nun auf eine praktische Anwendung übertragen werden. Als Aufgabe sei
gestellt, das Elektrodenkardiogramm abzuleiten. In diesem Fall stellt
der biologische Organismus, speziell der Mensch, den Behälter des Elektrolyten dar, der aus Blut, intrazellulärer und extrazellulärer Flüs-
sigkeit besteht. Der biologische Organismus steht mit den Ableitelektroden in Verbindung. Als Ableitelektrodenmaterial sei z.B. Silber und
Kupfer verwendet (Abb. 11).

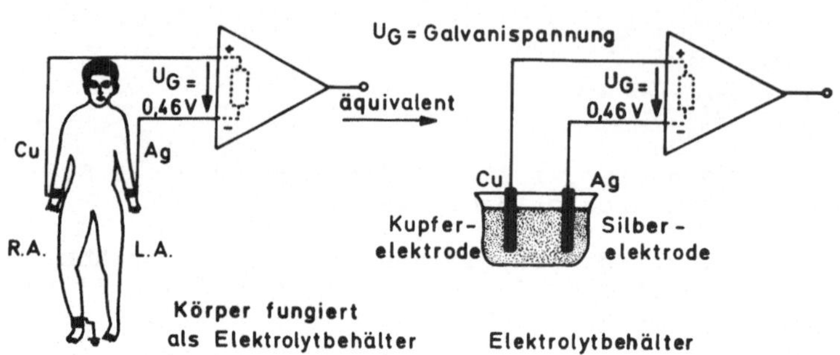

Abb. 11   Schematische Darstellung einer Meßanordnung zur Ableitung des
          Elektrodenkardiogramms

Die Meßanordnung besteht also aus zwei Halbzellen, deren resultierende
Spannung sich aus der Differenz der Elektrodenpotentiale von Kupfer
und Silber ergibt (siehe Tabelle 1). Als Einganssignale am Differenz-
verstärker liegen nun die einzelnen Elektrodenpotentiale. Da zur Messung von physiologischen Signalen meist sehr empfindliche Differenz-
verstärker mit Gleichspannungeingängen verwendet werden, liegen die
Amplituden der Störungsgleichspannungen ihrem Betrage nach meist wesentlich höher als die zu messenden physiologischen Signale (EKG ca.
1 mV). Es treten also im Verstärker Überstreungserscheinungen auf, die
eine einwandfreie Registrierung des Signals verhindern. Eine Eliminierung der Gleichspannungen am Eingang des Differenzverstärkers ist deshalb unumgänglich und kann durchgeführt werden, indem die Elektrodenpotentiale am Eingang des Differenzverstärkers dem Betrag nach gleich
groß und konstant sind. Gleiches Elektrodenmaterial müßte theoretisch
die Elektroden-Potentialdifferenz zu Null machen. In der Praxis haben
sich derartige Elektrodensysteme jedoch nicht bewährt.

Mit Hilfe von Elektroden 2. Art gelingt es jedoch, gleich große und konstante Elektrodenpotentiale herzustellen. Die Elektroden 2. Art redu-
zieren, wie erwähnt, die Frequenzabhängigkeit der Ableitelektroden, die
auch durch den Einsatz von hochohmigen Verstärkern beeinflußt werden
kann.

<u>Literatur</u>

1. KORTÜM, G.: Lehrbuch der Elektrochemie. Weinheim: Verlag Chemie
   GmbH 1957.

2. BRDICKA, R.: Grundlagen der physikalischen Chemie. Berlin: VEB
   Deutscher Verlag der Wissenschaften 1965.

3. GEDDES. L.A.: Electrodes and the Measurement of Bioelectrics Events
   Wiley-Interscience, New York 1972.

4. STRONG, P.: Biophysical Measurements. Tektronix Measurement Concepts,
    Beaverton 1970

Telemetrische Datenübertragung

H. KALTSCHMIDT

Aufgabenstellung und Definition "Telemetrie"

Telemetrie ist ein noch junger Zweig der elektrischen Meß- und Über-
tragungstechnik. Sie ist nach dem 2. Weltkrieg als selbständige Dis-
ziplin entstanden, als für die umfangreichen Projekte der Luft- und
Raumfahrttechnik spezielle Meßwertübertragungsverfahren für Erprobungs-
zwecke gefordert waren. Die allgemeine Aufgabenstellung der Telemetrie
ist anhand von Abb. 1 erläutert.

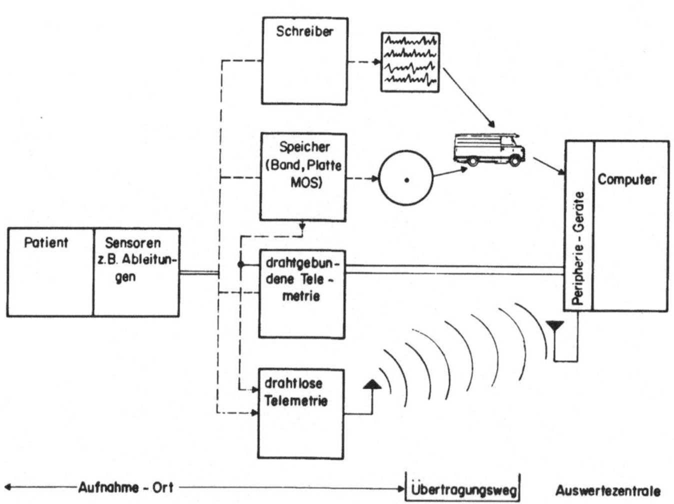

Abb. 1

An einem Meßobjekt - sei es ein zu überwachender Patient, sei es ein
Flugkörper während der Erprobung - entstehen eine Reihe von Meßwerten,
die nicht an ihrem Entstehungsort aufgezeichnet oder gar ausgewertet
werden können. Von der Telemetrie wird daher ganz allgemein gefordert,
Meßwerte, Signale oder Daten von einem zu untersuchenden Objekt zu erfassen und zu übertragen, ohne die Funktionen des Meßobjektes zu stören (z.B. durch hohes Gewicht oder den Zwang, in kurzen Abständen die
Batterien wechseln zu müssen).

Grundsätzlich könnte - wie in Bild 1 gezeigt - ein Schreiber oder ein
Speicher die Meßwerte speichern, die dann mit Hilfe eines konventionellen Transportmittels an die Verarbeitungszentrale gebracht werden.
Die beiden anderen Möglichkeiten bestehen in der drahtgebundenen Telemetrie, die die größtmögliche Bewegungsfreiheit des Meßobjektes (also
im hier interessierenden Fall des Probanden) gewährleistet.

Abb. 2 zeigt das Blockschaltbild einer Telemetrie, beginnend mit den
Sensoren oder Meßwertwandlern bis zur Auswertezentrale. Die Informa-
tionsquelle, also der Proband, generiert im allgemeinen nicht nur elektrische Signale; deshalb müssen über Sensoren oder Geber die nicht-
elektrischen Meßgrößen in elektrische Größen umgewandelt werden.

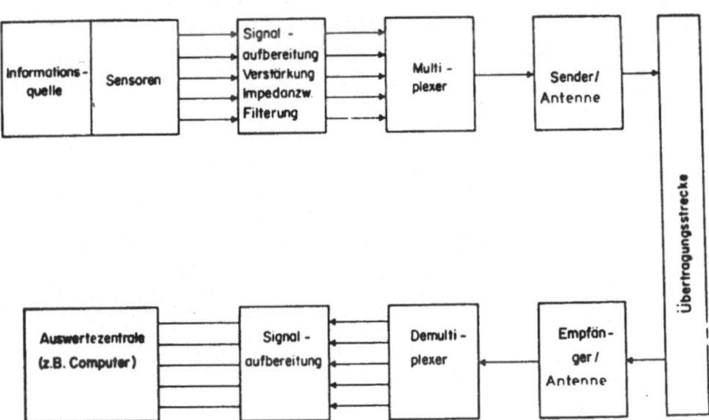

Abb. 2   Grundsätzliche Aufgabenstellung der Telemetrie

Am Geberausgang steht jedoch meist ein Spannungspegel zur Verfügung,
der erst an den Eingangsspannungsbereich eines Multiplexers angepaßt
werden muß. Es wird daher eine Signalaufbereitungseinheit (Anpaßeinheit) vorgeschaltet, mit deren Hilfe die unterschiedlichen Signale auf
Normpegel gebracht werden, wie sie für die Multiplex-Einheiten - die
in großen Stückzahlen gefertigt werden - genormt sind. Weitere Funktionen der Signalaufbereitungseinheit sind Impedanzwandlung und Filterung. Impedanzwandlung ist notwendig bei hochohmigen Meßwertwandlern
wie bei Glaselektroden zur Erfassung des PH-Wertes. Filterung ist erforderlich zur Unterdrückung von Störsignalen außerhalb der "Nutzband-
breite" und zur Vermeidung sogenannter Aliasing-Fehler bei Abtastsyste-
men. Schließlich sind evtl. notwendige Spannungsversorgungen für Sensoren in der Anpaßeinheit enthalten. Die Multiplex-Einheit hat die Aufgabe, mehrere parallel ankommende Signale auf eine Leitung (auf einen
Kanal) so zu schachteln, daß die spätere Rückführung am Empfangsort in
die ursprünglichen Signale leicht möglich ist. Die Multiplex-Einheit
speist schließlich den Sender, der die Gesamtinformation in geeignete
Frequenzlage versetzt und mit entsprechender Leistung versieht. Im Falle der drahtgebundenen Telemetrie speist der Sender (Leitungstreiber)
direkt die Übertragungsleitung und im Falle der drahtlosen oder Funk-
telemetrie speist der Sender die Sendeantenne.

Am Ende des Übertragungsweges befindet sich der Empfänger, der über die
Empfangsantenne (oder bei drahtgebundener Telemetrie direkt) das die
Gesamtinformation enthaltene und im allgemeinen hochfrequente Signal
empfängt.

Dieses wird in die ursprüngliche Frequenzlage umgesetzt und dem Demultiplexer zugeführt. Der Demultiplexer "erkennt" die auf einem Kanal
geschachtelten Signale und sortiert diese auf getrennte Ausgänge. An
dieser Stelle liegen die Signale wieder (bis auf den Spannungspegel)
in der gleichen Form vor, wie sie von den Sensoren abgegeben werden.
Zwischen Demultiplexer und Datenendstation (Schreiber, Band, Rechner)
wird nach Bedarf eine Signalaufbereitungseinheit zwischengeschaltet.
Diese hat die gleiche Aufgabe und Funktion wie die zuerst beschriebene.

Auswahl einiger medizinischer "on-line" - Meßgrößen

Unter "on-line" - Meßgrößen werden hier diejenigen Meßgrößen verstanden, die während einer Aktivität des Probanden relativ schnellen zeitlichen Schwankungen unterworfen sind und daher nicht im Nachhinein ("off-line") etwa als Laborwerte abgenommen werden können.

Eine Auswahl medizinischer Meßgrößen - wie sie vom Anwender in Routine-Untersuchungen, aber auch solche im Vorfeld wissenschaftlicher Untersuchungen gefordert werden - ist in Abb. 3 zusammengestellt.

ELEKTRISCHE SIGNALE	PHYSIKALISCHER EFFEKT	SENSOR
EKG	POTENTIALDIFFERENZ	ELEKTRODE
EEG	"	"
EMG	"	"
MECHANISCHE SIGNALE		
ATMUNG	LUFTSTROM	luftstromabhängiger Widerstand
	IMPEDANZ	Impedanzmessung zwischen Elektroden, Ausfiltern des Nutz - spektrums.
SKELETTBELASTUNG	KRÄFTE, MOMENTE	Beschleunigung (daraus Ermittlung der angreifenden Kräfte)
BLUTDRUCK	DRUCK	Drucksensor z.B. auf DMS - Basis (blutige Messung)
TEMPERATUR	TEMPERATUR	Temperaturabhängiger Widerstand
DURCHFLUSS	STAUDRUCK	Drucksensor (Blutige Messung)
CHEMISCHE SIGNALE		
PH - WERT CO_2 GEHALT (der ATMUNG)	EL.ELEMENT	GLASELEKTRODEN
	WÄRMELEITUNG	TEMPERATURABHÄNGIGER WIDERSTAND

Abb. 3 Auswahl medizinischer "on-line" - Meßgrößen

Bei den nicht elektrischen Größen ist der Meßwertwandler und sein physikalisches Prinzip angegeben.

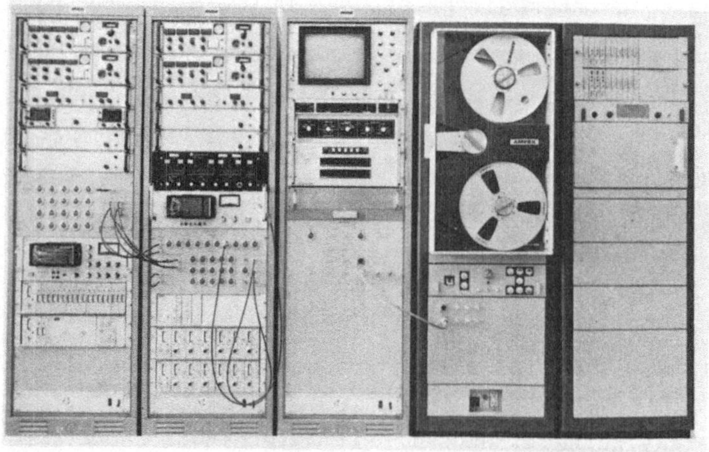

Abb. 4

Begriffe: Bord- und Bodengeräte

Wegen der historischen Entwicklung der Telemetrie aus den besonderen
Bedürfnissen der Luft- und Raumfahrt haben sich die Begriffe "Bordgerät" und "Bodenstation" geprägt. Wegen der schon vergebenen Bezeichnungen von Telemetriekomponenten (vergl. Abb. 2) ist es irreführend,
nur vom "Sender" oder "Empfänger" zu sprechen. Das Bordgerät oder die
Bordtelemetrie ist durch folgende Attribute gekennzeichnet: geringes
Gewicht und Volumen; autonome Stromversorgung mit entsprechend den Er-
probungsbedürfnissen angepaßter Betriebszeit; kleine, leichte - möglichst nicht abstehende - Antennen, Forderung nach sozialer Annehmbarkeit ; Erfüllung von harten Umweltbedingungen (Vibration, Schock,
Temperatur, Feuchtigkeit etc.). Demgegenüber darf die Bodenstation mit
Geräten für Laborbedingungen ausgestattet sein, die keine besonderen
Anforderungen an Gewicht, Volumen etc. stellen. Während ein Bordgerät
tabletten- bis zigarrenkistenartiges Volumen hat (Volumen hängt ab von
der Betriebszeit, Art und Anzahl der Meßwerte, der Genauigkeit und der
Reichweite) ist eine komplexe Bodenstation von schrankartiger Größe
(Abb. 4).

Selektrions- und Modulationsprinzipien

Abb. 5 zeigt eines der grundsätzlichen Multiplexverfahren. Es handelt
sich um das aus der Rundfunktechnik bekannte Frequenzmultiplexverfah-
ren, wobei man verschiedenen Kanälen verschiedene Frequenzbereiche zuweist und das Gemisch in einen Kanal schachtelt.

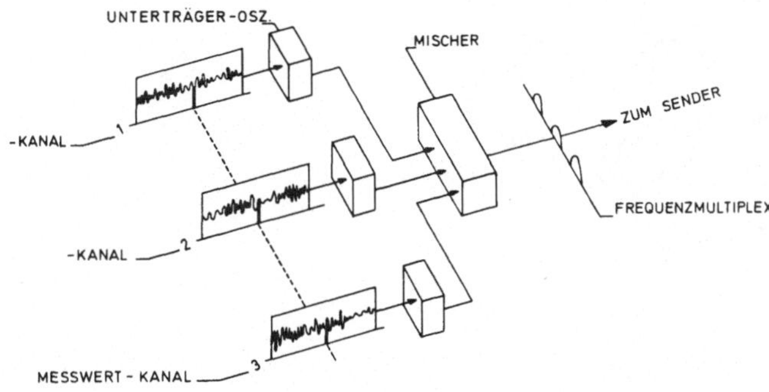

Abb. 5 Frequenzmultiplex-System

Abb. 6 zeigt das bekannte Zeitmultiplexverfahren, bei dem man die ankommenden Meßwerte zeitlich nacheinander abtastet und die Abtastwerte
auf einen Kanal überträgt. Hierbei muuß das bekannte Abtasttheorem be-
achtet werden. Dieses fordert für bandbegrenzte Meßwerte mit einer
höchsten Meßwertfrequenz B_m eine Abtastfrequenz $f_A \geq 2\,B_m$.

Da in der Praxis nie von einer exakten Bandbegrenzung gesprochen werden kann und außerdem das zugehörige Rekonstruktionsfilter auf der Bodenseite nur schwierig und teuer realisierbar ist, werden Abtast-
systeme mit dem 5 ÷ 10-fachen der Meßwertfrequenz betrieben. Außer den
Prinzipien der Frequenz und Zeitselektion ist grundsätzlich auch das
der Raumselektion möglich (Kabel, Richtfunkstrecke). Der Gesichtspunkt
der Mobilität läßt jedoch letzteres von untergeordneter Bedeutung erscheinen.

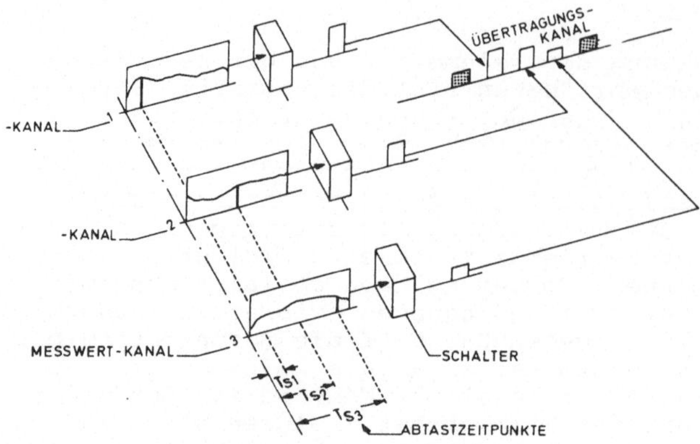

Abb. 6 Zeitmultiplex-PAM-System

Modulationsprinzipien, typische Zeitfunktionen und Spektren sind in Abb. 7 dargestellt.

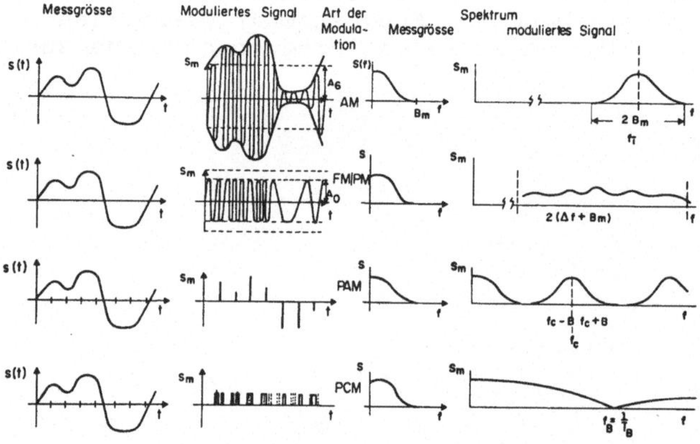

Abb. 7 Wichtige Modulationsprinzipien

Das bekannteste Modulationsverfahren, das aber in der Telemetrie praktisch nicht verwendet wird und hier nur zum Vergleich angegeben wurde, ist das Amplituden-Modulationsverfahren, wobei die Hochfrequenzamplitude entsprechend der Niederfrequenzgröße moduliert wird. Dieses Modulationsverfahren wird deshalb in der Telemetrie nicht verwendet, weil die Meßwertübertragung eine nachfolgende Verstärkungsregelung - wie aus der Rundfunktechnik bekannt - nicht zuläßt. Die Telemetrie soll nicht relative Werte, sondern absolute Werte übertragen. Ein gängiges und in den ersten Anfängen der Telemetrie ausschließlich verwendetes Verfahren ist das Frequenzmodulationsverfahren (FM), das in der zweiten Zeile von Abb. 7 angedeutet ist. Hier moduliert das Niederfrequenzsignal (Meßgröße) die Frequenz der Hochfrequenzschwingung; das Spektrum ist wesentlich breiter als das der ursprünglichen Meßgröße. Ein drittes Modullationsverfahren ist das Pulsamplitudenmodulationsverfahren (PAM) zum Aufbau eines Zeitmultiplexers. Hier nicht aufgeführt - auch seltener verwendet - ist das Pulslängenmodulationsverfahren (PDM).

Ein in letzter Zeit für die Telemetrie immer häufiger verwendetes Modulationsverfahren ist die bekannte Puls-Code-Modulation (PCM), deren typisches Zeit- und Spektralverhalten in der untersten Zeile von Abb. 7 angedeutet ist.

Aktuelle Telemetrieverfahren

Abb. 8 zeigt das Blockschaltbild einer Analogtelemetrie, wie sie insbesondere in den Anfängen der Telemetrie, aber auch heute noch bei bescheideneren Kanalanzahlen etwa 1 bis ca. 30 verwendet wird. Hier muß zwischen FM-FM, PAM-FM und PAM-FM-FM-Telemetrie unterschieden werden.

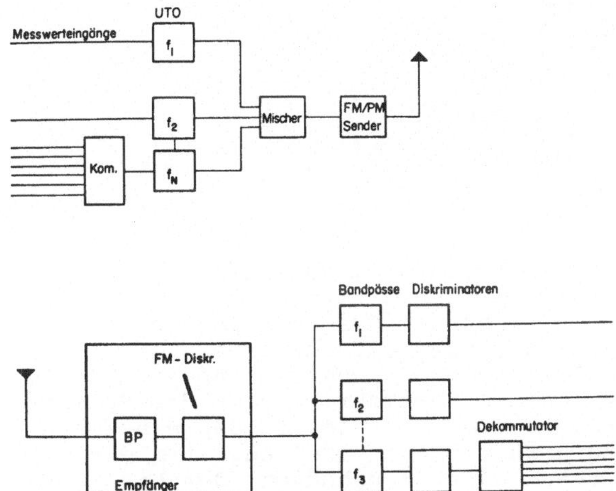

Abb. 8   FM-FM, PAM-FM-FM

Das Grundprinzip bei der FM-FM-Telemetrie besteht darin, daß mehrere sog. Unterträgeroszillatoren die ankommenden Meßgrößen in frequenzmodulierte Schwingungen gestaffelter Mittenfrequenz umsetzen. Für Anwendungen mit zwar niederfrequenten, aber sehr vielen Kanälen wählt man aus dem Bereich der Analogtelemetrie das PAM-FM-FM-Verfahren. Die große Anzahl von Meßkanälen (32, 64, 128..) faßt ein sogenanntes Kommutator oder Analog-Multiplexer zu einem ersten Zeitmultiplex zusammen und speist dieses Multiplex-Signal auf einen Unterträgeroszillator und führt das Ausgangssignal zusammen mit anderen Unterträger-Ausgangssignalen auf einen FM-Sender. Auf der Bodenseite wird die letzte Frequenzmodulation durch den Diskriminator des Empfängers demoduliert; das so erhaltene Videosignal wird durch eine zweite Demodulation (Unterträgerdiskriminatoren) nochmals demoduliert und schließlich erfolgt m sogenannten Dekommutator die Trennung in die einzelnen Kanäle.

Ein heute zunehmend häufiger angewendetes Telemetrieverfahren ist das sogenannte PCM-FM-Telemetrieverfahren (Abb. 9). Hier werden die Analogkanäle zunächst kommutiert (d.h. abgetastet, wie bei PAM) und in einem ganz bestimmten Rhythmus, der von der Steuereinheit kommandiert wird, auf eine Halteschaltung gegeben. Diese speist einen Analog-Digitalkonverter (ADC), der die digital-gewandelten Meßgrößen parallel in den Digital-Multiplexer einspeist. Im Digital-Multiplexer werden auch die "Rahmensynchronisationsworte" zusammen mit den Analog- und evtl. Digitalkanälen in den sog. PCM-Rahmen eingeblendet. (Die Folge der digitalen Worte etwa Synchronisationswort, Analogkanal 1, 2, 3, 4, 5, 6, Digitalkanal 1, 2, 3 wird PCM-Rahmen genannt).

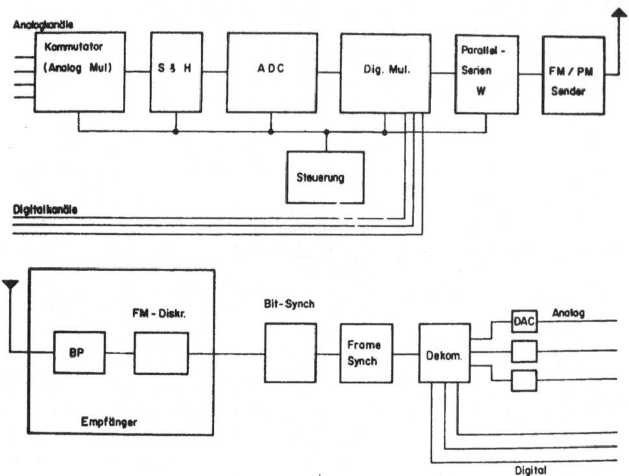

Abb. 9 PCM-FM-Telemetrie

Das Multiplexsignal wird schließlich parallel dem Parallelserienwand-
ler zugeführt und dieser gibt einen seriellen Bitstrom auf den phasen-
oder frequenzmodulierten Sender. Dieser sendet das Hochfrequenzsignal
über die Sendeantenne auf den Übertragungsweg. Die Antenne am Empfänger empfängt das Hochfrequenzsignal. Im eigentlichen Empfänger wird
das frequenzmodulierte HF-Signal in einem FM-Diskriminator demoduliert.
Man erhält wieder einen seriellen Bitstrom, der aber in den einzelnen
Flanken nicht mehr taktsynchron zu erwarten ist, vielmehr sind die
einzelnen Flanken mit einem sog. Flankenjitter behaftet. Der Bit-Syn-
chronizer hat daher die Aufgabe, aus diesem jitterenden Bitstrom einen
taktsynchronen Bitstrom zu regenerieren. Das impliziert die Rückgewin-
nung des Taktes, der für die nachfolgende Steuerung notwendig ist. Der
Rahmensynchronizer erkennt den einzelnen Rahmen durch Synchronisations-
worte am Rahmenanfang und steuert den Dekommutator, so daß dieser den
Bitstrom wortweise auftrennt und den vorgesehenen Digital- und Analog-
kanälen zuführt. Letztere werden über Digital-Analogkonverter geführt.
Ein Vergleich auch hinsichtlich des minimalen Empfangsleistungsbedar-
fes würde den Rahmen dieses Vortrages sprengen. Eine diesbezügliche Arbeit erscheint in einem der nächsten Ausgaben des Archives für Elek-
trotechnik.

Die theoretische Bandbreite bei AM, PAM, FM, PCM ist in der oberen Zeile der Abb. 10 angegeben, die praktisch benötigte Bandbreite in der
Zeile darunter.

Für ein Beispiel mit μ = 50 Kanälen, einer Meßwertbreite von je 100 Hz
und einem Modulationsindex (für FM) von ß = 5 ist der Bandbreitenbedarf
für die verschiedenen Verfahren ausgerechnet.

AM: 20 kHz, FM: 120 kHz, PAM: 25 - 50 kHz und PCM (letztlich gegeben
durch die Genauigkeit von 1 %) ein Frequenzbedarf von 175 - 250 kHz.

Antennen- und Übertragungsstrecken

Über die Frage nach der zulässigen Entfernung zwischen Bord- und Bo-
dengerät gibt die sog. Leistungsbilanz eine theoretische Auskunft.
Abb. 11 zeigt die "Leistungsbilanz" für drahtlose Telemetrie. Diese
gilt selbstverständlich auch für drahtgebundene Telemetrie (die Gewin-

ne der Antennen sind dann eben 0 dB). Während für die Bodenantenne die "normale" (wie eben aus der Rundfunktechnik bekannte) Antenne zu verwenden ist, muß bei der Bordantenne ein Kompromiß zwischen sozialer Annehmbarkeit und elektrischer Eigenschaft gefunden werden. Aus der Sicht der sozialen Annehmbarkeit sollte die Antenne klein, leicht und direkt auf dem Körper tragbar sein. Mit Rücksicht auf die elektrischen Eigenschaften sollte die Antenne weit vom Körper entfernt sein, um Verluste und wechselnde Anpassungen zu vermeiden. Die Antenne sollte eine Länge in der Größenordnung eines Viertels der verwendeten Wellenlänge haben (bei 37 MHz ist $\lambda/4 \approx 2$ m).

Verfahren	AM	FM	PAM	PCM
Theoretische	$\nu \cdot 2 \cdot B_m$	∞	$\nu \cdot 2 \cdot B_m$	$\nu \cdot 2 \cdot B_m \cdot \mathrm{ld}\, \frac{S_{max}}{S_{min}}$
Praktische	$\nu \cdot 4 \cdot B_m$	$4 \cdot \nu \cdot (\Delta f + B_m)$	$(5 \div 10) \cdot \nu \cdot B_m$	$(5 \div 10) \cdot \nu \cdot B_m \cdot \mathrm{ld}\, \frac{S_{max}}{S_{min}}$

Bandbreite

Beispiel:

$\nu = 50$

$B_m = 100$ Hz

$\beta = \frac{\Delta f}{B_m} = 5$

$\Delta f = 500$ Hz

$\frac{S_{min}}{S_{max}} = 1\%$

	AM	FM	PAM	PCM
	20 kHz	120 kHz	25 ÷ 50 kHz	175 ÷ 250 kHz

Verfahren

Erklärungen:
- B_m Basisbandbreite
- ν Anzahl der Kanäle
- S_{min} Auflösung
- S_{max} Aussteuerbereich

Abb. 10 Bandbreitenbedarf verschiedener Modulationsprinzipien

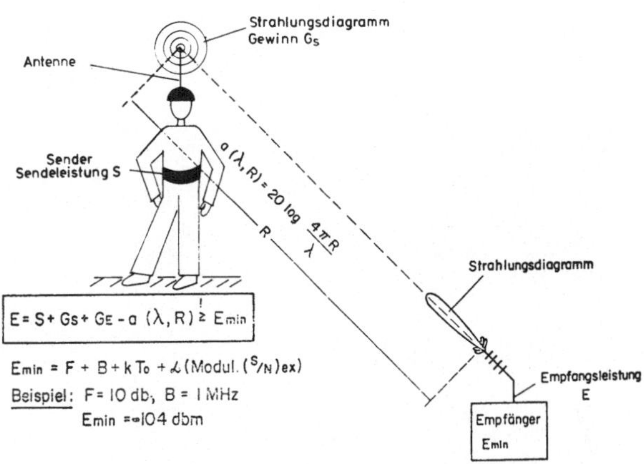

Abb. 11 Leistungsbilanz von Telemetriestrecken

Die elektrische Eigenschaft einer Antenne wird durch das Strahlungsdiagramm charakterisiert. Dieses gibt an, um wieviel stärker oder schwächer die Abstrahlung einer Antenne in die verschiedenen Winkelrichtungen (verglichen mit der isotropen gleichmäßig rundumstrahlenden Antenne) ist (Abb. 12 a, b, c).

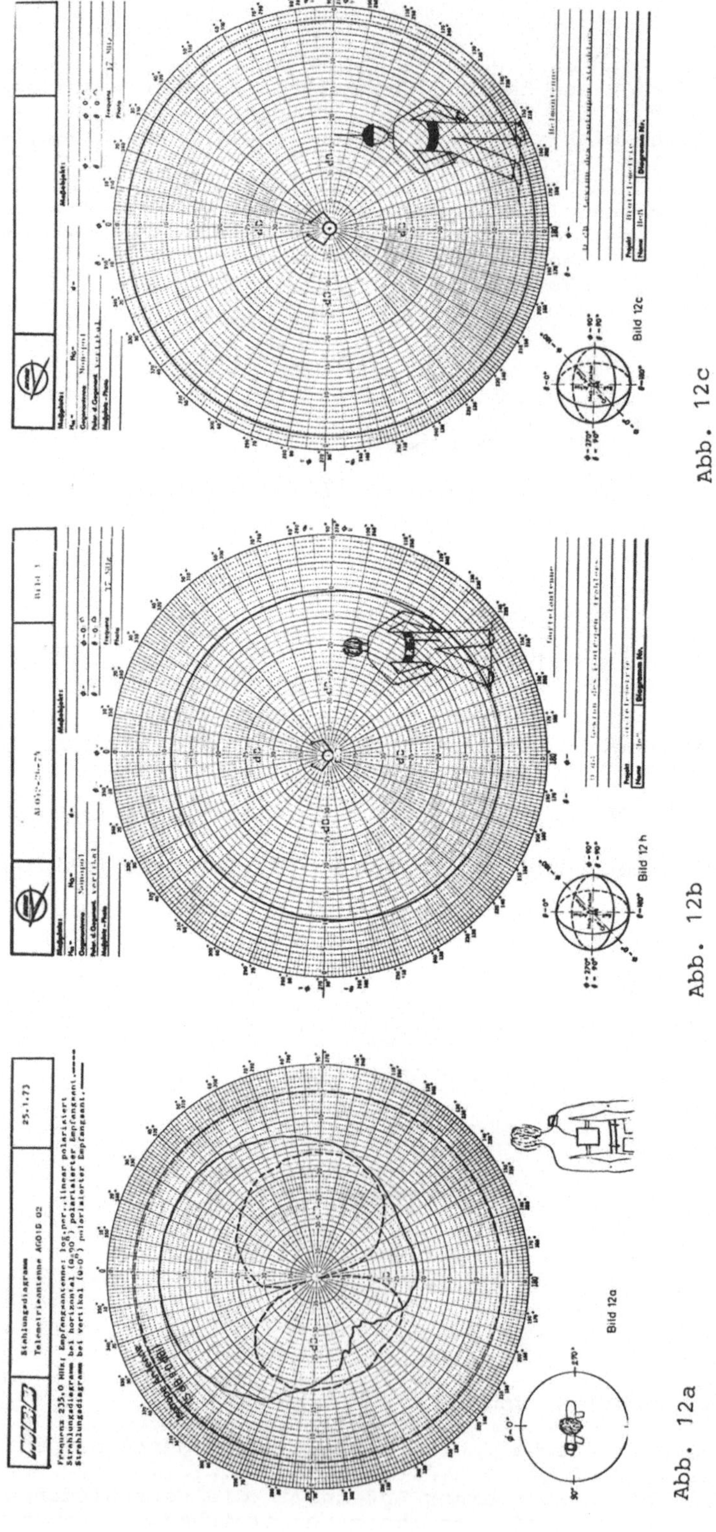

Abb. 12a

Abb. 12b

Abb. 12c

Bei bodenparallelen Übertragungsstrecken liegt die für die Reichweite
so wichtige Funkfelddämpfung a (R, λ) (vergl. Abb. 11) viel höher als
bei Freiraumverhältnissen. Für die Ausbreitungsfragen bei bodenparallelen Übertragungsstrecken ist insbesondere eine Vermessung, die mit sehr
großem Aufwand vom CCIR in dem letzten Jahrzehnt durchgeführt wurde,
sehr hilfreich. Dieses Diagramm zeigt am oberen Rand den Verlauf (Abb.
13, 14) die Freiraum-Empfangsfeldstärke als Funktion der Entfernung.
Zusätzlich sind bodennahe Ausbreitungsstrecken berücksichtigt.

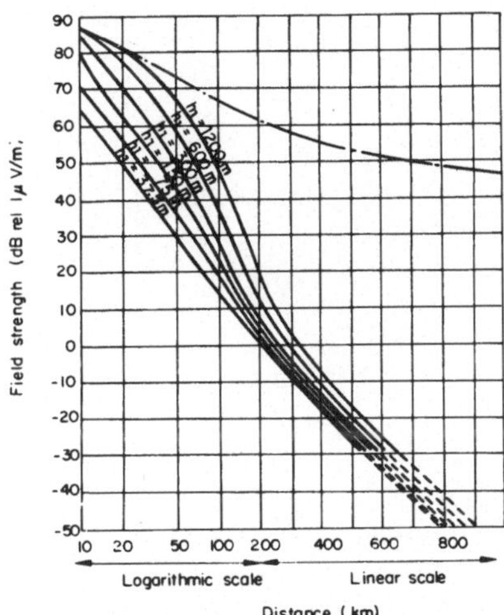

Abb. 13 Feldstärke (db rel.
1   V/m) für 1KW Sende-
leistung (ungerichtet)
Frequenz: 30-250 MHz;
Land und Nord-See; 50%
der Orte; h_2 = 10 m

-.-.- Frei - Raum

Abb. 14 Feldstärke (dB rel.
1   V/m) für 1KW e.r.p.
Frequenz: 450-1000 MHz;
Land; 50% der Zeit;
50% der Orte; h_2 = 10 m

-.-.- Frei - Raum

Man erkennt, daß für 10 km Distanz und einer Aufstellungshöhe einer
der beiden Antennen von 75 m (das entspricht etwa 60 km Sichtweite) bereits ein Verlust gegenüber der Freiraumdämpfung von 20 dB auftritt.
Andererseits erkennt man auch, daß hinter dem Sichthorizont selbst im
UHF-Band noch Empfang möglich ist.

Ein wichtiger Aspekt bei den Ausbreitungsfragen ist auch das Mehrfach-
wegeproblem (Abb. 15). Mehrfachwege entstehen, indem beispielsweise die
Erdoberfläche einen Strahl reflektiert, so daß es am Ort des Empfängers
zu einer Überlagerung des direkten und indirekten Strahles kommt.

Mehrfachwegeausbreitungen machen sich insbesondere für die FM-Übertra-
gung sehr störend bemerkbar. Durch die Überlagerung zweier laufzeit-
unterschiedlichen Strahlen wird eine Phasenmodulation vorgetäuscht, die
vom Diskriminator mit einer Signalmodulation verwechselt wird. Es ist
deshalb bei bodennahen Ausbreitungswegen schon oft vorgekommen, daß
eine FM-Bodenstation nur total verrauschte Signale abgibt, obwohl 20 -
40 dB mehr als die minimal benötigte Empfangsfeldstärke vorhanden war.

Ein heute noch weitgehend brachliegender Übertragungsweg - insbesondere
für die Übertragung biomedizinischer Signale - ist die gewöhnliche Te-
lefonleitung mit dem von der Post zugelassenen Frequenzbereich 0,3 bis
3,4 kHz. Abb. 16 a und b zeigt den Dämpfungs- und Phasenverlauf eines

typischen Ortskabels. Man erkennt, daß im Ortsbereich ein wesentlich
höherer Frequenzumfang technisch ausnutzbar wäre, wenn die fernmelde-
rechtlichen Voraussetzungen geschaffen würden.

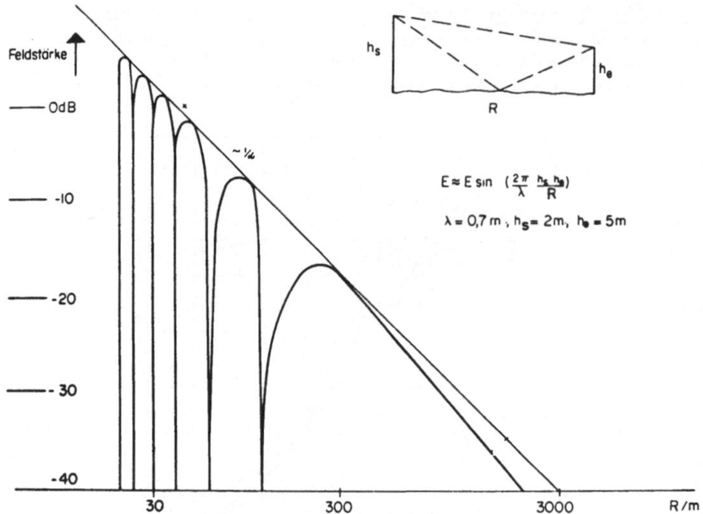

Abb. 15   Mehrwegeausbreitung

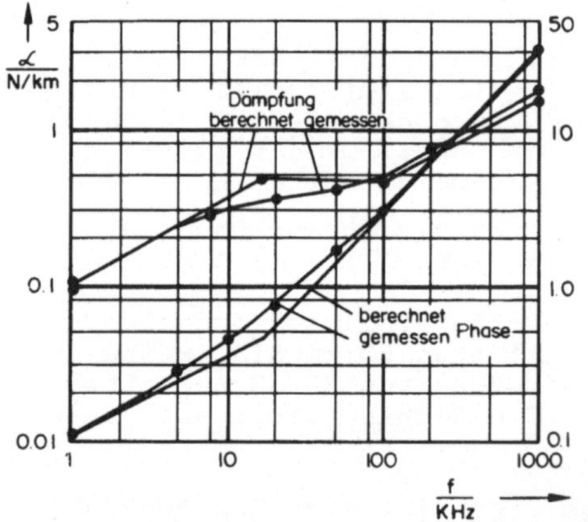

Abb. 16 a   Dämpfungs- und Phasenverlauf einer Ortsleitung

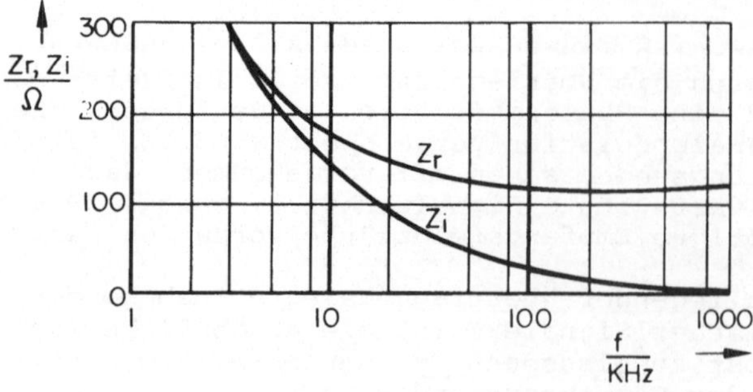

Abb. 16 b   Wellenwiderstandsverlauf einer Ortsleitung

Wege zur Systemprojektierung

Nachdem die Telemetrieverfahren und einige Telemetriesysteme sowie zugehörige Komponenten beleuchtet wurden, soll eine Auswahl spezieller Probleme der Telemetrie getroffen werden.

Ein grundsätzliches Problem, das aber an sich nicht ausschließlich in der Telemetrie zu finden ist, sondern immer im Zusammenhang mit komplexeren Projekten auftritt, ist das Verständigungsproblem zwischen Anwender und Auftragnehmer. Grundsätzlich muß der Auftraggeber sein Problem so einengen, daß es zumindest innerhalb der physikalisch möglichen Problemlösungsmenge liegt (Abb. 17). Diese ist hier durch eine dick eingerahmte Fläche gekennzeichnet.

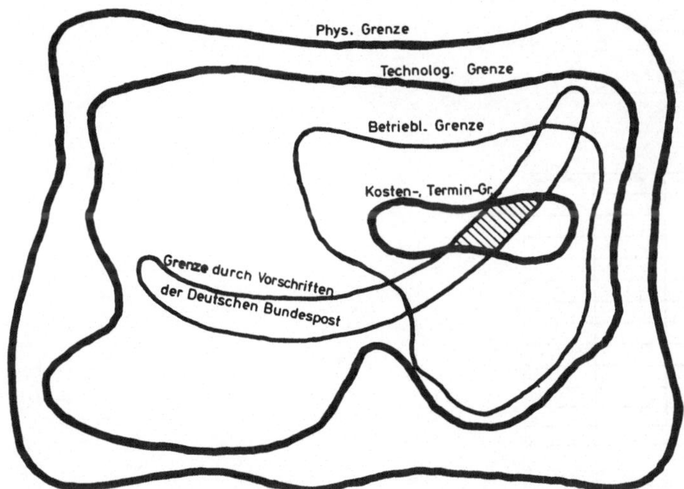

Abb. 17   Zur Lösbarkeit von Kundenproblemen

Weiterhin muß das Auftraggeberproblem auch innerhalb der heute möglichen technologischen Grenzen liegen. Selbstredend ist nicht jedes physikalisch lösbare Problem auch technologisch lösbar. Weiterhin ist zu beachten, daß ein Unternehmen an einzelnen Punkten sehr nahe an die technologische Grenze herangeht, sich dort spezialisiert, bei den anderen Bereichen aber bewußt nicht an die technologische Grenze (teure Produkte) herankommt. Ein Problem - selbst wenn es sich innerhalb der angegebenen Teillösungsmenge befindet - ist nicht lösbar, wenn Kosten und Terminvorstellungen entgegenstehen. Schließlich muß die ins Auge gefaßte Lösung auch noch den Vorschriften der Deutschen Bundespost genügen, die durch ihre Vorschriften über Frequenz und Leistung einen Ausgleich verschiedenster Nutzer der Übertragungswege herbeiführen muß.

Die vor Beginn der Systemprojektierungsarbeiten zu stellenden Fragen sind in Abb. 18 a und 18 b niedergelegt. Wichtigste Information ist die Meßliste (vergl. Abb. 18 a unten).

In einer Zeit, in der immer mehr elektronische Hilfsmittel auf engstem Raum konzentriert werden, ist schließlich die Frage der Elektromagnetischen Verträglichkeit von fundamentaler Bedeutung (Abb. 19).

Ein Gerät ist mit anderen Geräten elektromagnetisch verträglich, wenn es die anderen Geräte nicht stört (Art der Störungen und Störungswege vergl. Abb. 19) und sich selbst durch die anderen Geräte nicht stören läßt. Die Sicherstellung der "EMV" muß vom Anwender von Anfang an gefordert werden als wesentlicher Beitrag zu einer Systemprojektierung.

Technische Fragen

Gesamtsystem

1 Art der Datenübertragung bzw. Speicherung (HF-Strecke, Kabel, Magnetband usw)

2 Anzahl der zu übertragenden Meßwerte

3 Wieviel Meßwerte müssen miteinander korrelierbar sein (gleiches Phasenverhalten)?

4 Vorgesehene Versuchs- und Betriebsdauer des Systems

5 Übertragungsentfernung Bord—Boden

6 Übertragungsbedingungen (Freigelände / schwach bebaut / stark bebaut / Industriegelände / eben / hügelig / gebirgig / Wasser)

7 Gewünschte Übertragungsgenauigkeit

8 Wird eine spezielle Multiplextechnik (FM / PAM / PCM) vorgezogen und warum?

9 Bestehen besondere Bestimmungen oder Wünsche hinsichtlich der Übertragungsfrequenz, z. B. zivile Frequenzen 37 / 151 / 223,25 / 433,4 / 433,9 / 434,4 MHz mil. Frequenzen 235,5 / 237,5 / 241,5 / 246,5 MHz Festfrequenz hoher Bandbreite im Bereich 1435 . . . 1540 MHz

10 Mögliche Antennenbauhöhen über Erdboden bordseitig empfangsseitig

11 Ist eine Kalibriermöglichkeit erforderlich (5-Punkt-Eichautomatik)?

12 Art der Meßsignale (analog, digital, Statuswerte)

13 Ist eine spätere Erweiterung des Systems vorzusehen?

14 Zu welchem Zeitpunkt ist die Anschaffung des projektierten Gesamtsystems vorgesehen?

Meßliste

Kanal	Meßwertgeber	Meßbereich	max. Meßspannung	max. Meßfrequenz	Geberspeisung	Gebertyp	Bemerkungen
1							
2							
3							
4							
5							
6							
7							
8							
9							
10							
11							
12							

Beispiel

Kanal	Meßwertgeber	Meßbereich	max. Meßspannung	max. Meßfrequenz	Geberspeisung	Gebertyp	Bemerkungen
9	Beschl.messer	± 20 g	± 75 mV	100 Hz	2,5 V	Philips PR 9368	mitliefern

Abb. 18 a   Technische Fragen für eine Systemprojektierung

Bordsystem

15 Für welchen Einsatz ist die Bordanlage vorgesehen (Mensch, Tier, Fahrzeug, Maschine)?

16 Sollen Meßwertgeber mitgeliefert werden?

17 Sollen Gebersignale aufbereitet werden (auf Normpegel ± 2,5 V bzw. 0 . . . 5 V)?

18 Sollen Meßwertgeber mitgespeist werden? galvanisch getrennt kurzschlußfest

19 Entfernung Meßwertgeber — Bordanlage (Kabellänge)

20 Sollen Signalaufbereitung und ggf. Geberspeisung in die Bordanlage integriert oder getrennt nahe der Aufnehmer betrieben werden?

21 Art der Meß-Signale für 12 Kanäle (bei größerer Anzahl bitte Anlageblatt beifügen)

22 Maximale Abmessungen der Bordanlage

23 Maximales Gewicht der Bordanlage

24 Max. Umweltbedingungen für die Bordanlage Temperatur Beschleunigung Schockbelastung Vibration Elektromagnetische Störumwelt (EMV) Sonstige Umwelteinflüsse

25 Spezielle Forderungen an die mechanische Ausführung der Bordanlage (spritzwasserdicht, ex-geschützt)

26 Stromversorgung der Bordanlage durch Batterie / Bordnetz / DC-Wandler / ind. Einspeisung (falls vorhanden, bitte technische Daten)

Empfangssystem (Bodenstation)

27 Empfangsanlage im Tischgehäuse oder im Einschubrahmen für 19" — Schränke?

28 Ausführung des Empfängers (kleiner, kompakter Festfrequenzempfänger oder durchstimmbarer Einschubempfänger für 19" Montage)?

29 Soll zur Analyse und Protokollierung der Meßdaten ein Rechner eingesetzt werden?

30 Soll die entsprechende Software mit angeboten werden?

31 Max. Abstand Empfangsantenne — Bodenstation

32 Soll das Multiplex-Signal auf Magnetband (Analog / Direkt) gespeichert werden?

33 Soll bei Bandaufzeichnung eines FM-Multiplexes eine Bandgeschwindigkeitskompensation vorgesehen werden?

34 Sollen andere Geräte für Aufzeichnung, Grenzwertmeldung im Sinne eines Gesamtsystems mitgeliefert werden?

35 Welche Einzelgeräte stehen bereits zur Verfügung?

36 Sonderwünsche, Bemerkungen

Abb. 18 b

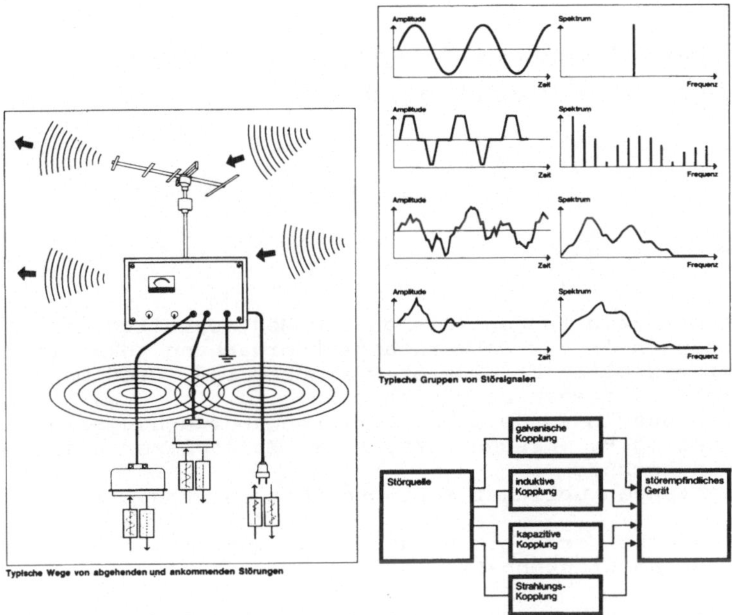

Abb. 19   Elektromagnetische Verträglichkeit

Abschließend soll noch einmal herausgestellt werden, wie anspruchsvoll, aber auch wie interessant die Lösungen anwendungsspezifischer Aufgabenstellungen auf dem Gebiet telemetrischer Datenübertragung sind. Weitgehend interdisziplinäre Arbeitsweise ist gefordert: Die Aufgabenstellung, das Meßvorhaben, definiert der Mediziner in einem iterativen Prozess mit dem Telemetrie-Systemingenieur, der seinerseits in enger Zusammenarbeit mit dem Physiker und dem Nachrichteningenieur steht.

Zur Unterscheidung von lebensbedrohenden Situationen und Artefakten bei der rechnergestützten Schwerkrankenüberwachung

M. KRÄMER

Gegenüber den euphorischen Erwartungen, die an die Möglichkeiten des
Einsatzes von Prozeßrechnern in der Schwerkrankenüberwachung geknüpft
wurden, sind die bisher erzielten Erfolge eher ernüchternd. Dies mag
zum Teil im heute üblichen Vorgehen begründet sein:
1. Anschluß von analogen Ausgängen üblicher Patientenüberwachungselek-
   tronik über Interfaces (z.B. Zwischenverstärker, Multiplexer und
   A-D-Converter) an den Rechner
2. Anschluß von Alarmleitungen üblicher Monitore über Interruptleitun-
   gen
3. mathematische und logische Verarbeitung der so gewonnenen Daten
4. Präsentation der Daten am Krankenbett

Nach diesem Muster wurden auch Versuche durch die Arbeitsgruppe für
rechnergestützte Schwerkrankenüberwachung in der Neurochirurgischen
Universitätsklinik in Düsseldorf unternommen (unterstützt durch das
BMBW bzw. BMFT unter der Bezeichnung DV 5.308 bzw.DVM-008). Abb.1 zeigt
die Anordnung.

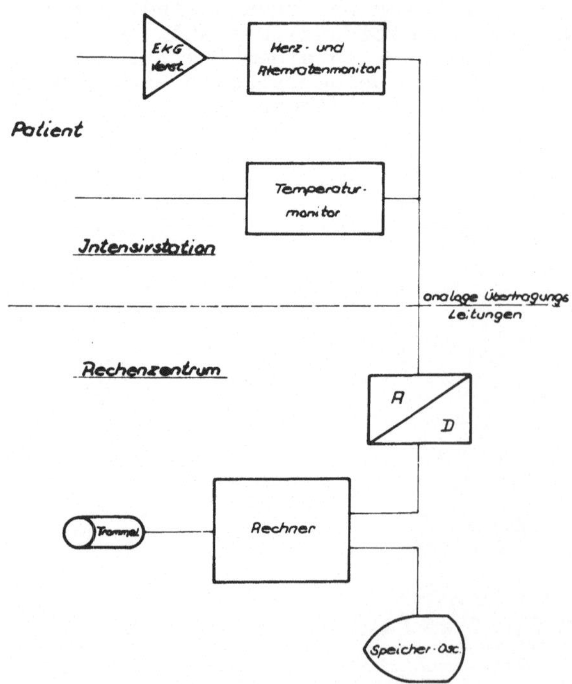

Abb. 1 Blockschaltbild eines PM-Systems

Erfaßt wurden Herzrate, Atemrate und Temperatur. Herzrate und Atemrate
wurden durch einen von uns entwickelten Monitor aus dem EKG gewonnen,

das über einen handelsüblichen EKG-Verstärker und Klebeelektroden vom
Patienten abgeleitet wurde. Zur Bestimmung der Temperatur dienten Ther-
mistor-Rectalsonde und ein handelsüblicher Temperaturmonitor. Die Werte wurden als Analogspannungen über besondere Übertragungsleitungen
von der Intensivstation ins Rechnzentrum übertragen, hier im hybriden
Koppelwerk des Rechners digitalisiert und in Trommeldateien abgespeichert. Durch Tastendruck konnten die Verlaufskurven für die jeweils
letzte halbe, 3, 6, 12 oder 24 h abgerufen werden. Dieses System diente
dazu, Erfahrungen in der On-line-Erfassung und Verarbeitung von Patientendaten zu sammeln.

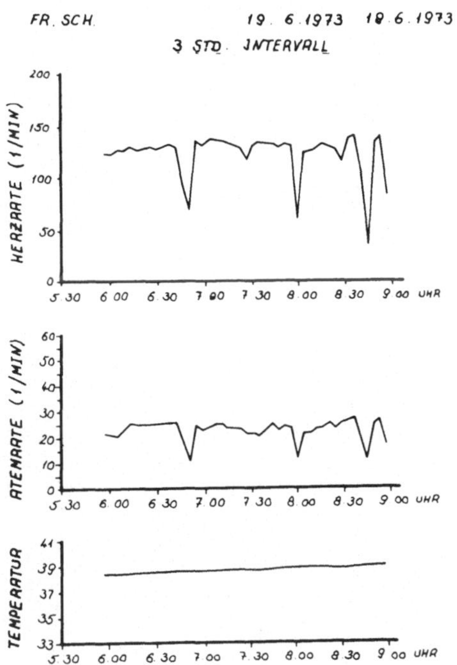

Abb. 2   Beispiel eines PM-Systems

Abb.2 zeigt typische Verlaufskurven von Herzrate, Atemrate und Temperatur, wie sie mit diesem System registriert wurden. In den Signalkur-
ven fallen Signalausfälle bzw. Einbrüche auf, die für derartige Re-
gistrierungen typisch sind. Sie könnten beispielsweise durch Unterbre-
chungen der Messung durch Krankenpflege, Lösen von Sensoren oder Elektroden ausgelöst sein, könnten jedoch auch, und das ist der eigentliche Grund der Überwachung, ihre Ursachen im physiologischen Signal selber haben. In der Retrospektive erscheint es zwar angesichts des gan-
zen Verlaufs wesentlich wahrscheinlicher, daß es sich hier um Artefakte und nicht um Herz- und Atemstillstand handelt, im Moment eines
solchen Abfalls ist aber der weitere Verlauf noch nicht bekannt.Stehen
keine Möglichkeiten zur Relevanzprüfung zur Verfügung, muß Herz- und
Atemstillstand vorausgesetzt werden, und es muß also eine Reaktion
durch das Rechner- oder Alarmsystem erfolgen. Wie oft das der Fall sein
kann, zeigt Abb.3. Sie zeigt die letzte halbe Stunde aus dem vorigen
Bild im Detail. In dieser halben Stunde treten drei derartige Stör-
perioden auf, die gemessenen Werte für Herz- und Atemrate fallen teilweise auf weniger als 1/4 des üblichen zurück. Besonders im mittleren

Bereich des Bildes muß zunächst eine akute Gefährdung des Patienten
angenommen werden. Tatsächlich handelt es sich aber um Artefakte, die
durch die Pflege des Patienten entstanden sind. Das läßt sich aber kaum
direkt aus den Verlaufskurven ablesen, sondern dazu wird zusätzliche
Information benötigt. Bei der Entwicklung von Systemen, die dem Routineeinsatz dienen sollen, wird man diesem Umstand und der Art der
Reaktionen des Rechners in solchen Situationen große Aufmerksamkeit
widmen müssen, denn eine Reaktion wird in jedem Falle erfolgen müssen.

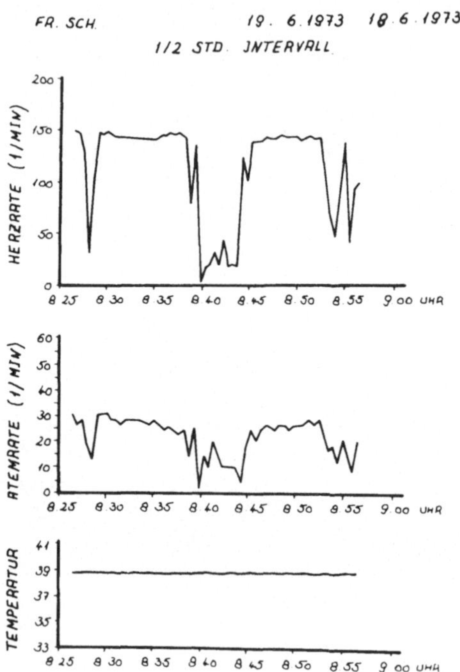

Abb. 3   Beispiel eines PM-Systems

Die erste Möglichkeit, dies zu tun, ist Alarmmeldung an das Wachsaal-
personal ohne weitere Prüfung der Umstände. Bedenkt man jedoch, wie
viel häufiger Artefakte als wirklich bedrohliche Situationen in der Regel sind, so ist dies völlig unzureichend.Dies gilt besonders in neurochirurgischen Intensivstationen bei motorisch unruhigen, bewußtseins-
getrübten und daher nicht kooperativen Patienten. Erstens würden häufige Fehlalarme im Endeffekt doch nur zur Nichtbeachtung führen, zweitens können derartige unqualifizierte Alarme ohne Schwierigkeiten auch
von Standardüberwachungselektronik erzeugt werden. Deren Mängel haben
jedoch gerade zur Forderung nach dem Einsatz von Rechnern geführt.

Die zweite Möglichkeit ist die Relevanzprüfung durch Vergleich mit anderen Signalen, sofern solche zur Verfügung stehen, und der Abgabe eines Alarms, wenn die Relevanzprüfung positiv verläuft. Durch ein solches Vorgehen können Meßergebnisse gesichert und Fehlalarme zu einem
großen Teil vermieden werden. Ich möchte hierauf im Moment nicht näher
eingehen und hoffe, diese Thematik im Mai hier in Hannover anläßlich
der Jahrestagung der Deutschen Gesellschaft für Biomedizinische Technik behandeln zu können.

Eine weitere Möglichkeit wäre, zur Relevanzprüfung den Menschen, Arzt oder Pflegepersonal, in den Prozeß einzubeziehen. Der Rechner hätte einen Dialog anzufordern, eine Check-Liste auf dem Sichtgerät auszugeben und nach manueller Eingabe der Antworten eine "Diagnose" zu stellen und ebenfalls auszugeben. Sieht man einmal davon ab, daß auch hier erst jemand durch irgendeinen Alarm an das Bett des Kranken gerufen werden müßte, brauchte der Dialog viel zu viel Zeit. Denn wenn wirklich Herzflimmern, Asystolie oder Atemstillstand vorlägen, käme es gerade darauf an, schnell zu handeln. Mit zusätzlichem Personal in einer Testphase wäre dies jedoch sicher die geeignete Methode, auftretende Artefakte zu dokumentieren.

Es ist daher zu überlegen, ob dieser Umweg über den Dialog nicht durch einen direkten Zugriff des Rechners zur Überwachungselektronik ersetzt werden kann. Die Frage, ob und wie dies geschehen mag, kann nicht generell beantwortet werden. Vielmehr soll hier nur der EKG-Verstärker als Beispiel behandelt werden.

Fehlinterpretation des EKG bzw. der Herzrate ist wahrscheinlich:
1. wenn die Elektroden unkorrekt am Patienten angebracht sind, oder dieser durch Bewegungen Artefakte oder Verlagerungen der elektrischen Herzachse relativ zu den Ableitungen hervorruft,
2. wenn der Elektrodenübergangswiderstand unzulässig ansteigt, bzw. die Elektroden abreißen und dadurch Artefakte bis hin zum Signalausfall auftreten,
3. wenn das Patientenanschlußkabel fehlerhaft ist bzw. während der Pflege entfernt wird,
4. wenn die Eichung oder Betriebsstellung in unzulässiger Weise verändert wird bzw. ein Defekt im Verstärker auftritt,
5. wenn Störungen in der Verbindung zwischen Rechner und Verstärker bzw. Monitor auftreten.

Betrachtet man die technischen Möglichkeiten, automatische Tests für diese Störungsquellen zu entwickeln, so läßt sich feststellen: Es scheint nahezu unmöglich, die Lage der Elektroden automatisch zu prüfen, wenn man derart aufwendige Methoden, wie Fernsehkamera und Bildverarbeitung im Rechner ausschließt. Die Lage der Patienten ließe sich hingegen mit Lagesensoren nach dem Prinzip der elektrolytischen Neigungsfühler bestimmen. Bewegungsartefakte kann man durch Kraft- bzw. Beschleunigungsaufnehmer im Bett erkennen.Es erscheint jedoch aussichtsreicher, durch geeignete Elektrodensysteme Bewegungsartefakte zu verhindern. Der Elektrodenübergangswiderstand läßt sich relativ leicht unter Verwendung eines 10-100 Khz-Hilfssignals überwachen. Gleichzeitig können hierbei Kabelbrüche in der Patientenanschlußleitung festgestellt werden. Durch Kontaktbrücken im Anschlußkabelstecker läßt sich auch der Anschluß am Verstärker überwachen. Die Betriebsstellung des Verstärkers kann durch zusätzliche Kontakte an den Handschaltern festgestellt werden. Dies wären Fehler, die durch Schaltungen in der Peripherie erkannt und automatisch an den Rechner gemeldet werden können. Der Test der Funktion, der Eichung des Verstärkers und der Verbindung zum Rechner kann jedoch nur über Aufschalten von definierten Testsignalen und damit durch Zugriff vom Rechner durchgeführt werden.

Überprüft man nun die Möglichkeiten, die heute mit handelsüblichen Verstärkern gegeben sind, so läßt sich dagegen feststellen, daß zwar einzelne Hersteller einen Elektrodenalarm nach dem oben erwähnten Prinzip in ihren Geräten realisiert haben, die Geräte jedoch vollständig auf Handbetrieb, d.h. Handschalter für Funktionen, einschließlich Blockierung, Test und Eichung, sowie Handpotentiometer für die Verstärkung ausgelegt sind. Zugriff durch den Rechner kann in der Regel nur durch sehr umfangreiche Änderungen im Gerät erreicht werden. Für die rechnergestützte Schwerkrankenüberwachung sind damit die auf dem deutschen Markt befindlichen EKG-Verstärker kaum geeignet, im Sinne einer Prozeßperipherie sogar ungeeignet.

Hiervon ausgehend wurden Überlegungen zur Entwicklung eines geeigneten EKG-Verstärkersystems angestellt. Die Einstellung der Verstärkung über ein Handpotentiometer unter Sichtkontrolle, die heute übliche Art der Eichung, sollte durch digitale Programmierung eines sehr stabilen Verstärkers ersetzt werden. Digitale Programmierbarkeit und hohe Langzeitstabilität des Verstärkungsfaktors findet sich bei modernen industriellen Instrumentationsverstärkern. Der Anschluß derartiger Verstärker an einen Rechner hat jedoch das Vorhandensein eines geeigneten Interfacesystems zur Voraussetzung. Hier bot sich uns das CAMAC-System an. Einige Vorteile des Systems seien kurz genannt.
1. Das System wurde unter breiter internationaler Beteiligung und herstellerunabhängig entwickelt.
2. Das System weist eine für unsere Zwecke sehr vorteilhafte elektrisch-elektronische und mechanische Normung auf.
3. Von der internationalen Industrie wird bereits ein breites Produktspektrum an CAMAC-Systemteilen angeboten.
4. Im CAMAC-System besteht die Möglichkeit, medizinische Monitorelektronik voll zu integrieren, sodaß Interfaces für ein Interfacesystem entfallen.
Damit ergeben sich nun für uns die folgenden Möglichkeiten: Unter Rechnerkontrolle können Testsignale mittels Relais auf den Verstärker geschaltet werden, und somit kann der Verstärker per Programm geeicht und in seiner Funktion getestet werden. Des weiteren kann durch codierte Steckverbindungen der ordnungsgemäße Anschluß eines Patientenkabels überprüft werden. Die Elektrodenübergangswiderstände können unter Verwendung von Hilfssignalen getestet werden. Mit Hilfe des erzeugten Fehlermusters kann eine genaue Lokalisation der Fehlerquelle (Elektrodennummer bzw.Farbe) erfolgen.

Ein EKG-Verstärkersystem, welches die genannten Möglichkeiten bietet, wurde als CAMAC-Einschub gebaut. Abb.4 zeigt das Blockschaltbild dieser Einheit. Sie ist ausgelegt für drei EKG-Kanäle. Alle drei Verstärker sind in einem Einschub untergebracht. Jeder Verstärker besitzt ein eigenes Verstärkungsregister. Der Verstärkungsfaktor kann für jeden Kanal einzeln oder für alle Verstärker gleichzeitig in die Register eingeschrieben werden. Der Inhalt der Register kann zur Kontrolle vom Rechner gelesen werden. Um den eigentlichen Verstärker im CAMAC-CRATE auch außerhalb des unmittelbaren Patientenbereiches unterbringen zu können, wurden bedienungslose, patientennahe Vorverstärker vorgesehen. Diese können auch als Trennverstärker ausgeführt werden, um höchste Sicherheit für den Patienten zu gewährleisten. Über ein Funktionsregister können die Eingänge des Verstärkers mittels Relais auf Testsignale umgeschaltet werden. Dies gibt die Möglichkeit, unter Rechnerkontrolle Funktion, Verstärkung und Verbindung zum AD-Wandler zu testen. Durch Kontaktbrücken und entsprechende Codierung in den Anschlußsteckern für Patientenkabel und Verstärker kann ordnungsgemäße Kabelverbindung bzw. deren Unterbrechung bei der Patientenpflege abgeprüft und im Fehlerfalle in Interput an den Rechner gesendet werden. Gleiches geschieht, wenn die Schaltung zur Überwachung der Elektrodenübergangswiderstände, bzw. die zur Überwachung auf Netzfrequenzüberlagerung einen Fehler erkennt. In einem Fehlerregister wird dann ein Bit-Muster bereitgehalten, das dem Rechner eine Lokalisierung des Fehlers, z.B. "Elektrode am roten Anschluß hat zu hohen Widerstand", ermöglichen soll. Diese "Diagnose" kann dann ausgegeben werden und zu einer schnellen Behebung des Fehlers führen. Das System befindet sich z.Zt im Labortest. Sobald digitale Übertragung von der und in die Intensivstation möglich ist, soll dort der weitere Test erfolgen.

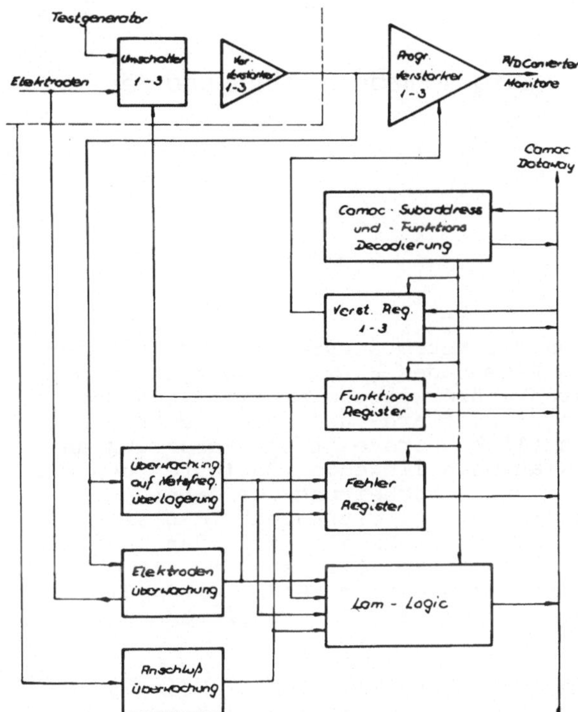

Abb. 4   Blockschaltbild des digitalen EKG-Verstärkers

Wir hoffen, mit dem Einsatz rechnergeführter Patientenelektronik einen
Beitrag zur Zuverlässigkeit der Patientenüberwachung dadurch leisten
zu können, daß ein Großteil an Fehlern und Artefakten durch das System
bereits erkannt wird und nicht zu falschen Alarmen mit all ihren negativen Auswirkungen auf Ärzte und Pflegepersonal führt. Die Probleme,
die Rechnerausfälle und Wartung in diesem Fall mit sich bringen, können nicht das Thema dieses Vortrags sein.

Probleme der Meßwerterfassung des ausgeschiedenen Urins und der angelegten Infusion

E. Hauptmann

Die vorliegende Arbeit entstand an der Neurochirurgischen Klinik der
Universität Düsseldorf, in der im Rahmen des Forschungsprojektes DV-
5.308 Untersuchungen zur Schwerkrankenüberwachung hinsichtlich des
Einsatzes eines Prozeßrechners unter software- und hardwaremäßigen Aspekten durchgeführt werden. Bekanntlich übersteigt die Forderung an
die Überwachung der auf Intensivstationen liegenden Patienten bei wei-
tem das übliche Maß der Betreuung. Die Verarbeitung der dabei anfallenden Informationen ist so umfangreich und zeitraubend, daß sie praktisch nur durch den Einsatz eines Computers bewältigt werden kann, der
nicht nur der Arbeitsrationalisierung dienen soll, sondern mit dem man
auch die Möglichkeit hat, mathematische Arbeitsmethoden mit medizinischen Problemstellungen zu verknüpfen, um neue Informationen zu gewinnen und auszuwerten.

Betrachtet man allein das Problem der Kontrolle der Ausscheidung speziell des Urins hinsichtlich seiner Menge und chemischen Zusammensetzung, sowie der angelegten Infusion, so hat man ausgehend von der
üblichen Methode den ausgeschiedenen Urin mittels Beutel, Meßbecher
etc. aufzufangen, lediglich das Volumen und das spezifische Gewicht
kurzfristig zur Verfügung. Was die angelegte Infusion betrifft, so
kennt man deren chemische Zusammensetzung und mit einiger Ungenauig-
keit auch das infundierte Volumen, das sich aus der Besteckgröße, der
Tropfenrate und der Infusionszeit errechnet. Aber außer der Möglichkeit einen gewissen Sollwert vorzugeben, sei es ein Tropfensollwert
oder eine pro Zeiteinheit zu infundierendes Volumen, bieten handels-
übliche Geräte nicht viel mehr, sie sind also technisch gesehen für
weiterreichende Kontrollfunktionen nicht geeignet, obwohl die Infu-
sionstherapie selbst eine Vorrangstellung einnimmt. Man denke hier nur
einmal an die breite Palette der Infusionslösungen, die heute angeboten werden, und die häufig dazu dienen, dynamisch in die Körperfunktion
einzugreifen, und an die Schwierigkeiten das richtige Infusionsmittel
zu finden. Nur über peinlich genau geführte Meßreihen-Erfassung des Ist-
Zustandes des Patienten, die das Personal erheblich mit Schreibarbeiten
belasten, lassen sich bisher Aussagen über den Flüssigkeits- und Elek-
trolythaushalt machen, was bei mehreren zu überwachenden Patienten fast
immer zu gewissen Unterlassungssünden führt. Derartig erstellte Be-
standsaufnahmen haben auch einen geringen Nutzeffekt für den Arzt,
weil sie ihn bei der Verlaufskontrolle nicht direkt unterstützen und
keinerlei Vergleiche zu anderen,ähnlich gelagerten Fällen schnell und
zuverlässig zulassen. Erforderlich ist also ein System, mit dem es gelingt, zusätzlich zu den Eingriffen des Arztes Informationen zu gewinnen und, was sehr wichtig sein dürfte, Korrekturen automatisch auszu-
führen. Zumindest als Teillösung bietet sich an dieser Stelle eine
technische Alternative zur Kontrolle des Flüssigkeitshaushaltes an, zu-
mindestens mengenmäßig gesehen.
1.) Digitale gewichtmäßige Erfassung des ausgeschiedenen Urins (ca. Vo-
    lumen),
2.) Erfassung des Soll- und vor allem Istwertes der angelegten Infusion;
    die Möglichkeit zur Steuerung der Infusion per Software,
3.) Einsatz eines Prozeßrechners,

4.) Arbeiten im On-line-Betrieb.

Da jedoch bei herkömmlichen Geräten und hier insbesondere bei den als
Rollenpumpen oder peristaltische Pumpen ausgeführten Infusionsgeräten,
kein Zugriff in die Elektronik besteht, die Geräte auch überhaupt nicht
für einen Rechnerbetrieb vorgesehen sind, d.h. ein Arbeiten bezüglich
der 4 aufgestellten Forderungen nicht möglich ist, wurde deshalb dazu
ein Hardwaresystem entworfen, das die aufgeführten Forderungen befriedigt. Dabei arbeiten die·Teilkomponenten sowohl autonom, als auch im
Rechnerbetrieb.

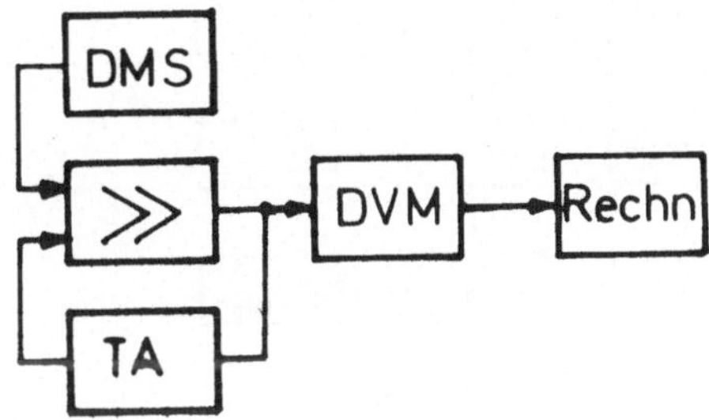

Abb. 1   Urinwaage

Die gewichtsmäßige Erfassung des ausgeschiedenen Urins, ein einfaches
Problem, Abb. 1 zeigt uns ein Blockschaltbild davon, erfolgt auf einfache Weise mit einer Kraftmeßdose, an der der Urinbeutel hängt, üb-
rigens DMS in Brückenschaltung, und die selbst am Patientenbett angebracht ist. Der eingeführte Katheder wird mittels Klebestreifen fix-
iert. Das analoge Meßsignal wird einem Verstärker zugeführt und mit
dem DVM, das die angelegte Information BCD codiert bereitstellt, angezeigt. Eine zugehörige Tarierautomatik TA gestattet es, das DVM auf
Null auszuregeln, um eventuell von einem beliebigen Zeitpunkt an den
gewichtsmäßigen Zuwachs direkt zu messen.

Eine kontinuierliche Steuerung der Infusion von der Software her war
dabei etwas schwieriger zu realisieren, da wie schon erwähnt, die üblichen Infusionsgeräte nicht geeignet sind, diese Funktion zu übernehmen. Der rein digital arbeitende Prototyp einer derartigen Infusionsmaschine, die uns zur Verfügung steht und die im Bereich von 1 - 99 drps/
min. arbeitet, ist nicht nur genauer als bisherige Modelle, er reagiert
auch schneller auf Sollwertänderungen, ein Zugewinn der digitalen Elektronik. Der Istwert der pro Minute gefallenen Tropfen läßt sich leicht
bestimmen, indem man die gefallenen Tropfen einfach mitzählt und in
Latches speichert. Das Gerät arbeitet aber vor allem, und das ist neu
daran, als periphere Einheit eines Prozeßrechners. Sein Soll- und Ist-
zustand werden dabei zur visuellen Kontrolle zusätzlich nebeneinander
angezeigt. Eine gewisse Schwierigkeit in der Bestimmung des tatsächlich infundierten Volumens liegt darin, daß eine Abhängigkeit

$$\text{drps/}_{ml} = f(w,x)$$

existiert, wobei w der angelegte Sollwert ist und x die jeweilige Infusionslösung darstellt. Man kann deshalb in der Praxis wohl nicht um-
hin, für jede Infusionslösung die entsprechende Kurve zu bestimmen.

In Abb. 2 wird nun gezeigt, wie die digitalen Werte Uringewicht in gr.
und der Istwert, drps/min, der angelegten Infusion für den Prozeßrech-

ner bereitgestellt werden. Ein Interface oder Anpasswerk, das in unserem Labor gebaut wurde, erlaubt dabei die Koppelung der Peripherie an die TTL-Schnittstelle des Rechners.

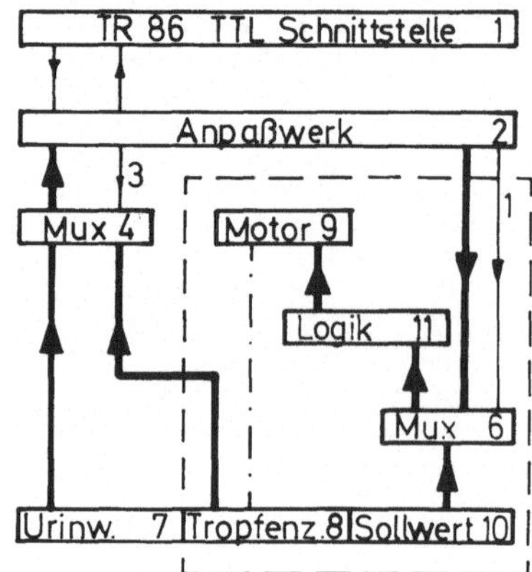

Abb. 2 —— Steuerleitung
▬ Datenleitung

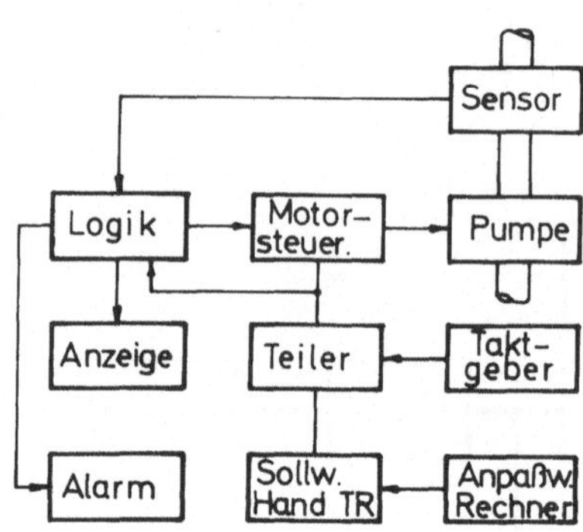

Abb. 3 Infusionspumpe

Der Datenverkehr, d.h. Ein- und Ausgabe vom und zum Rechner, wird über eine als Bus ausgeführte Sammelschiene mit einigen Fehler- und Steuerleitungen ausgeführt. Die minutenweise Abfrage der aktuellen Daten durch den Prozeßrechner geschieht über den Multiplexer 4 mit der Steuerleitung 3, bei der ein Flip Flop zwischen Urin und Infusionswert umschaltet. Beide Werte sind mit einem Kennungsbit versehen, um sie später immer auseinanderhalten zu können. Eine Sollwertausgabe an das Infusionsgerät ist mit der Steuerleitung 1 und dem Multiplexer 6 möglich. Der Vorteil des beschriebenen Hardwaresystems liegt nun darin, daß damit eine On-line-Verarbeitung der erfaßten Daten möglich ist, ohne einen Eingriff in bestehende Katheder und Infusionsbestecke zu machen. Mit dem entsprechenden Softwaresystem verknüpft - die Auslegung bleibt dabei dem Benutzer überlassen - bietet sich nun ein weites Feld der Auswertung und Interpretation an. Eine ständige Verlaufskontrolle kann gewährleistet werden. Ein dynamischer Eingriff in bestimmte Körperfunktionen mit der Infusionsmaschine ist möglich.

Das hier beschriebene System und vor allem darin die rechnerkompaktibel ausgeführte Infusionsmaschine möchte ich als einen Beitrag werten, zu der Bemühung, gewisse Behandlungmethoden zu verbessern und vielleicht etwas zu standardisieren. Dabei nehme ich an, daß das Zusammenspiel der 3 Komponenten Rechner, digital steuerbare Infusionspumpe und die Erfassung der ausgeschiedenen Urinmenge - die chemische Analyse erfolgt weiterhin im Labor - ein Mindestbeitrag sind, um mit der entsprechenden Software im Sinne eines On-line-Systems zu arbeiten, um neue Informationen zu gewinnen und auszuwerten, als Unterstützungshilfe für den Arzt, um ein Beispiel zu nennen, bei der Suche nach geeigneten Infusionsmitteln und Therapievorschlägen. Gelingt es noch die chemische Analyse der Ausscheidung nur des Urins zu automatisieren, so wäre ein weiterer Schritt für ein Mineral-Haushalts-Bilanzierungssystem (MHBS) geschaffen, das den Dialogverkehr, der zwar nicht entfällt, so doch zumindest reduziert. Bisherige Messungen, die wir bei uns in der Neurochirurgie im Rechnerraum durchgeführt haben, verliefen zufriedenstellend. An einen direkten Einsatz auf der Wachstation ist gedacht, sobald eine geeignete Übertragungsstrecke zur Verfügung steht.

Die Darstellung von Szintigrammen in einem digitalen Szintigrafiesystem als Beispiel für Video-Kommunikation in der EDV

D. TH. HENSKES

Zusammenfassung

Im Institut für Nuklearmedizin der Medizinischen Hochschule Hannover
konnte ein digitales Szintigrafiesystem erstellt werden, das sich im
praktischen Einsatz der klinischen Nuklearmedizin bewährt hat. Die
Bedienung des Systems ist durch programmierte Dialoge auf Personal
eingestellt, das nicht in der EDV geschult ist.Die Organisation der
Datenerfassung ist durch die kernphysikalische Meßtechnik weitgehend
festgelegt. Für Aufbereitung und Darstellung der Szintigramme wurde
ein Video-Kommunikationssystem entwickelt, das auch in anderen medizinischen Bereichen ein geeignetes Bindeglied zwischen Datentechnik
und optischer Darstellung bietet.Besonders hervorzuheben sind die
Möglichkeit der Erzeugung farbiger Bilder und die Kompatibilität mit
Fernsehsignalen, die von beliebigen Bildvorlagen stammen können.

1. Einleitung

Die optische Darstellung durch Grafiken, Grautöne und Farben bietet
für viele Anwendungsfälle im medizinischen Bereich eine bessere Aus-
sagekraft als alphanumerische Texte. Beispiele hierfür sind:
- die Darstellung szintigrafischer Meßdaten in der Nuklearmedizin
- die Eingabe topografischer Patientendaten und die Darstellung der
  Dosisverteilung in der Strahlentherapie
- die Digitalisierung gezeichneter Meßkurven
- die Verknüpfung optischer Bilder mit rechnererzeugten Daten
Aus den genannten Anwendungsgebieten ergeben sich folgende Gründfor-
derungen an das Kommunikationsmedium:
- dreidimensionale Darstellung (z.B.Intensitätsverteilung über ein
  Meßfeld)
- Überlagerungsmöglichkeit beliebiger Bildvorlagen
- rechnerunterstütztes, interaktives Arbeiten
Diese Forderungen werden von herkömmlichen grafischen Systemen nur
unvollständig erfüllt. An dieser Stelle soll daher ein technisches
Verfahren erläutert werden, das durch den Einsatz der Fernsehtechnik
die Verarbeitung beliebiger Bildinformationen gestattet.Der prakti-
sche Einsatz dieses Video-Kommunikationssystems wurde am Beispiel der
Darstellung von Meßdaten in einem digitalen Szintigrafiesystem in der
Nuklearmedizin erprobt. In der Szintigrafie sind sowohl Schwarz-Weiß-
Bilder (Photoszintigramme auf Röntgenfilm) als auch Farbszintigramme
üblich. Der Einsatz eines rechnergesteuerten Farbfernsehgerätes als
Ausgabeeinheit ermöglicht beide Darstellungsarten in einem EDV-System.

2. Aufbau eines digitalen Szintigrafiesystems

Das erste Modell des Szintigrafiesystems konnte bereits 1969 vorgestellt werden (2). Die seit dieser Zeit gesammelten Erfahrungen mün-
deten in der Planung eines universellen Systems, an dessen Vollendung
gegenwärtig gearbeitet wird (3). Abb.1 gibt einen Überblick über das

digitale Szintigrafiesystem, das für die hier beschriebenen Untersuchungen im Institut für Nuklearmedizin der Medizinischen Hochschule
Hannover erstellt wurde.

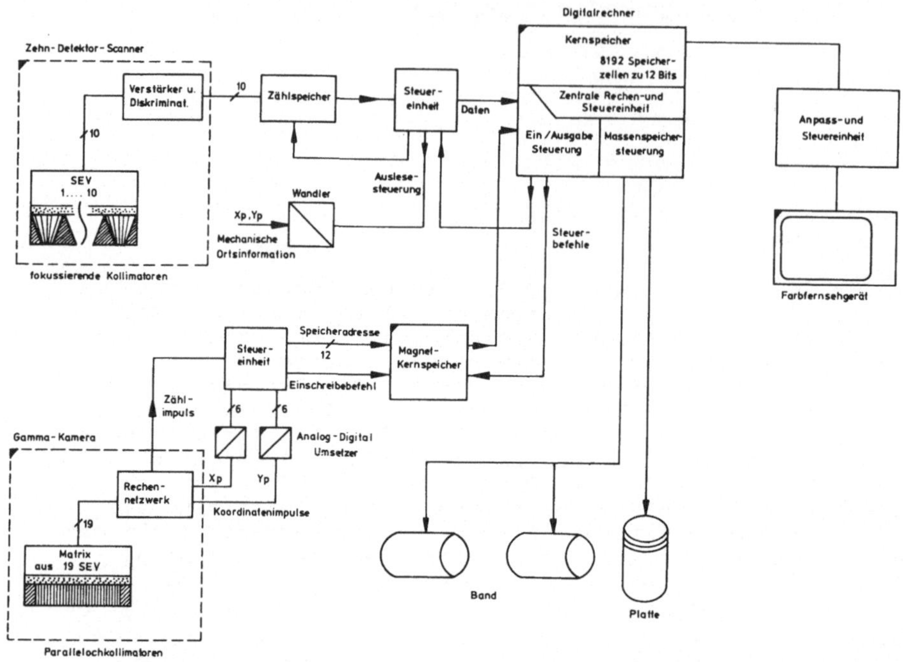

Abb. 1   Überblick über ein digitales Szintigraphiesystem
          Für die Untersuchungen der EDV-Anwendung in der Nuklearmedi-
          zin wurde im Institut für Nuklearmedizin der Medizinischen
          Hochschule Hannover dieses digitale Szintigrafiesystem erstellt.
          Es zeigt die Organisation der Datenerfassung für einen "Zehn-
          Detektor-Scanner" und eine ANGER-Kamera und die Eingliederung
          der Darstellungstechnik (s.a.Abb.3). Die handelsüblichen Ge-
          räte sind gekennzeichnet, die übrigen Einheiten wurden im In-
          stitut konstruiert.

2.1 Die Organisation der Datenerfassung

Zur Aufnahme von Szintigrammen dienen ein "Zehn-Detektor-Scanner - DY-
NAPIX -" (10) und eine ANGER-Kamera (9). Alle handelsüblichen Geräte
sind in der linken oberen Ecke gekennzeichnet, die anderen Einheiten
wurden im Institut entwickelt und gebaut. Die zehn mäanderförmig be-
wegten Meßsonden des DYNAPIX tasten ein Feld von 25 cm Höhe und bis
zu 40 cm Breite ab. In der Praxis hat sich dabei für die Breitenaus-
dehnung eine Schrittweite von 0,4 cm bewährt. Somit können in einer
Zeile bis zu 100 Bildpunkte vorkommen. Die Höhe des Aufnahmefeldes
teilt sich in 80 Abtastzeilen. Die mechanische Ortsinformation wird
durch einen Wandler (8) in ein digitales Positionssignal umgesetzt.
Zählspeicher nehmen die Zählimpulse der einzelnen Meßsonden auf. Eine
Steuereinheit überträgt Ortsinformation und Zählrate jedes Bildpunktes
in den Digitalrechner. Das Szintigramm der ANGER-Kamera wird durch
Analog-Digital-Umsetzung der elektronischen Positionssignale in ein
Raster von 64 Spalten und 64 Zeilen eingeteilt.Das digitale Positionssignal ist die Adresse einer Speicherzelle in einem Magnetkernspeicher.

Jeder Zählimpuls löst einen Einschreibzyklus aus, der den Inhalt der
angewählten Zelle um eins erhöht.Die Zellen des Speichers entsprechen
somit in ihrer Funktion dem Zählregister des DYNAPIX. Die fertige Bildmatrix wird vom Rechner übernommen.

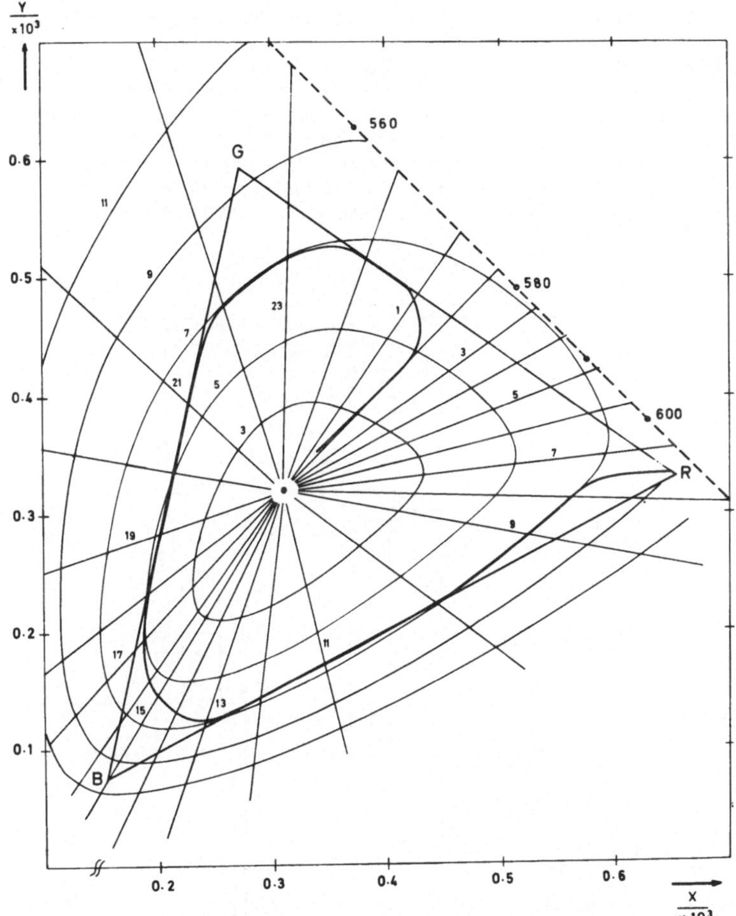

Abb. 2 Die Reihenfolge von Farbwerten für die Darstellung von Inten-
        sitätsverteilungen.
        Dieser Ausschnitt des Farbdiagramms der Internationalen Be-
        leuchtungskommission (IBK) zeigt den Darstellungsbereich ei-
        nes Farbfernsehgerätes. Der Kurvenzug markiert die vorgeschla-
        gene Farbfolge. Die vom Weißpunkt ausgehenden Geraden sind
        die Orte der Farbtöne 1 bis 24 nach DIN 6164. Kurven um den
        Weißpunkt sind die Orte konstanter DIN-Sättigung.

2.2 Die Darstellung von Szintigrammen

Die Darstellung auf dem Sichtgerät kann wahlweise in Grautönen oder
Farbe erfolgen. Die farbige Darstellung ist besonders für die quantitative Untersuchung eines Verteilungsmusters geeignet, da der große
Kontrast der Farbwerte eine absolute Unterscheidung der Isointensi-
tätsbereiche gestattet.Zur Unterscheidung kleiner Veränderungen in
einer sonst gleichförmigen Umgebung (z.B.Hirntumor) ist eine Grauton-

Darstellung vorteilhafter, da bei übertriebenem Darstellungskontrast
die Aufmerksamkeit des Betrachters durch die Überbetonung nebensäch-
licher Bilddetails abgelenkt wird. Bei der Grauton-Darstellung erkennt
der Betrachter ohne Schwierigkeiten den Gradienten steigender oder
fallender Intensität durch den Übergang von Dunkel zu Hell oder umgekehrt. Bei der Farb-Darstellung sollte angestrebt werden, eine Farbskala zu wählen, die die Zuordnung einer Rangfolge erleichtert. Abb.2
zeigt einen Vorschlag für eine Farbskala zur Darstellung von Intensi-
tätswerten. Die Farbwerte sind in einen Ausschnitt des genormten IBK-
Farbdiagramms (11) eingetragen. Das Dreieck RGB spannt den Farbbereich
auf, der mit einem Farbfernsehgerät darstellbar ist. R, G und B sind
die Farborte der drei Luminophore einer Schattenmaskenröhre. Zusätzlich sind die Kurven gleicher Sättigung nach DIN 6164 eingezeichnet.
Die vom Weißpunkt ausgehenden Geraden kennzeichnen die DIN-Farbtöne.
Die Farbskala teilt sich in drei Bereiche ein:

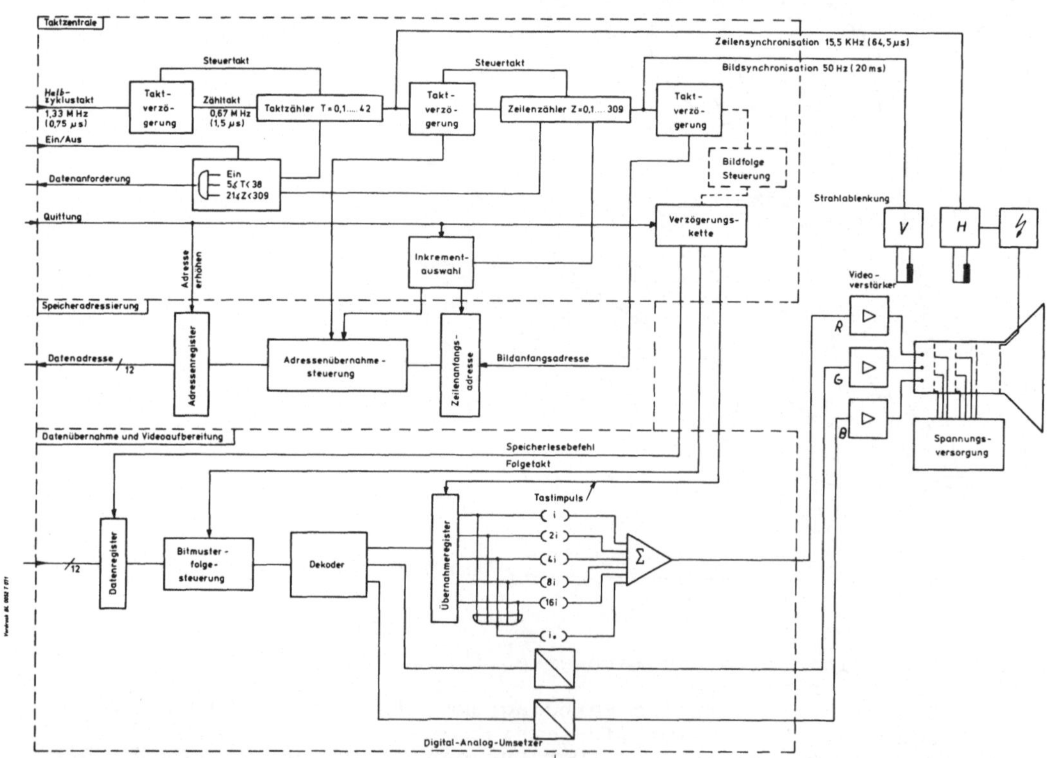

Abb. 3   Anpassungs- und Steuereinheit zur Darstellung einer digitalen
Speichermatrix auf dem Schirm eines Fernsehgerätes. Die Taktzentrale gewinnt die Impulse für Bild- und Zeichensynchroni-
sation und alle anderen Steuertakte durch Zähluntersetzung
aus dem Zyklustakt des Prozeßrechners. Die Speicheradressierung
wählt die Zellen im Arbeitsspeicher an, die die Bildinformation
enthalten. Die Datenübernahme und Videoaufbereitung übernimmt
den Inhalt der angewählten Zellen und unterteilt ihn in Zeichen zu vier bit. Jedem Zeichen wird ein digitaler Farbwert
zugeordnet, der durch Digital-Analog-Umsetzer in entsprechende Video-Signale für die drei Farbkanäle Rot, Grün und Blau
aufbereitet wird.

1. Hohe Intensitätswerte werden durch die "kräftigen" (stark gesättigten) Purpurfarben im Übergang von Rot zu Blau dargestellt.
2. Der mittlere Bereich wird durch den Übergang von Blau zu Blaugrün angegeben.
3. Im unteren Bereich gehen die Farbwerte von Grün über Gelb mit abnehmender Sättigung in einen Grauton über.

Der Gegensatz von pastellfarbenen Tönen für niedrige Intensität zu kräftigen Tönen für hohe Werte erleichtert dem Betrachter die Zuordnung eines Gradienten. Der Verlauf der Farbsättigung entspricht annähernd dem Verlauf der Helligkeit einer Grauton-Darstellung.

2.3 Anpassungs- und Steuereinheit zur Darstellung einer digitalen Speichermatrix auf dem Schirm eines Fernsehgerätes

Als Bildwiederholspeicher stand nur der Magnetkernspeicher des eingesetzten Prozeßrechners (7) zur Verfügung. Die Zykluszeit des Rechners beträgt 1,5 Mikrosek. Da die nutzbare Zeilendauer des Videosignals 50 Mikrosek. beträgt, lassen sich nur 33 Speicherworte zu je 12 bit während dieser Zeit auslesen. Da aber 100 Bildpunkte für eine Szintigrammzeile benötigt werden, unterteilt die Steuereinheit jedes Wort in drei Zeichen zu je vier bit. Die 80 Szintigrammzeilen müssen auf die Fernsehzeilen eines Halbbildes aufgeteilt werden. Es sind 240 Zeilen ausgewählt, wobei jeweils drei den gleichen Inhalt haben. Das Darstellungsformat der ANGER-Kamera läßt sich ohne weiteres in die Bildmatrix von 99 Spalten und 80 Zeilen einpassen. Die freibleibenden Zeilen können zur Textausgabe verwendet werden. Abb.3 zeigt das vollständige Blockschaltbild der Steuereinheit.

Die Taktzentrale gewinnt Steuerimpulse für die Synchronisation des Fernsehgerätes durch Zähluntersetzung des Zyklustaktes des Rechners. In 20 ms werden 310 Fernsehzeilen von 64,5 Mikrosek. Dauer geschrieben. Auf den Halbzeilensprung der 625 Zeilentechnik wurde verzichtet.

Zur Abfrage aller logischen Bedingungen dienen Steuertaktimpulse, die gegenüber den Taktimpulsen, die Schaltvorgänge auslösen, verzögert sind. Damit wird erreicht, daß unbestimmte Zustände, wie sie zum Beispiel beim Fortschalten der Kippstufen in einer Zählkette entstehen, keinen störenden Einfluß haben. An den Speicher wird nur dann eine Datenanforderung gegeben, wenn sich das Elektronenstrahltripel ausserhalb der für die Synchronisation erforderlichen Bild- und Zeilenlücken befindet.

Da die Daten direkt aus dem Kernspeicher gelesen werden, muß die Speicheradressierung von außen bereitgestellt werden. Jeder Bild-Synchronimpuls setzt eine festverdrahtete Anfangsadresse. Zu Beginn der Zeilen mit gleichem Inhalt wird dieselbe Anfangsadresse aus dem Register "Zeilenanfangsadresse" in das Adressenregister übernommen. Die Adresse wird durch jeden Quittungsimpuls des Rechners um eins erhöht. Durch die Inkrementauswahl ändert sich die Anfangsadresse nur bei jeder dritten Zeile. Eine Verzögerungskette steuert den zeitlichen Ablauf der Datenübernahme und Videoaufbereitung. Die Auslösung erfolgt durch jeden Quittungsimpuls. Zuerst wird das gesamte Datenwort in ein Register gelesen. Die Bitmuster-Folgesteuerung sorgt für die zeitliche Einordnung von Gruppen zu vier bit. Diese Werte werden in einer Matrix dekodiert. Für die Grauton-Darstellung steuern diese vier bit direkt alle drei Eingänge der Digital-Analog-Umsetzer in den drei Videokanälen für Rot, Grün und Blau. Die gleichmäßige Mischung der drei Primärfarben ergibt Weiß. Abb.4 zeigt die Zuordnung der Leuchtdichte des Schirms zu den Eingangswerten für eine D-A-U-Auflösung von sechs

bit. Die 15 Stufen der Vier-bit-Auflösung sind durch jeden vierten Wert
gegeben.

Für die Farbdarstellung ordnet die Matrix jedem Vier-bit-Zeichen einen
Farbwert zu. Die Zuordnung ist durch Austausch von Dioden jederzeit
änderbar (Prinzip des ROM). Ein digitaler Farbwert besteht aus drei
Hexadezimalziffern. Der Binärwert jeder Ziffer wird durch die D-A-U
in Videospannungen umgesetzt. Ein zusätzlicher Stromimpuls dient zur
Einstellung des Arbeitspunktes auf der Steuerkennlinie der Bildröhre.
Abb.5 zeigt die Farborte der digitalen Farbwerte. Die Kurve aus Abb.2
ist als Streckenzug eingetragen. Für die Darstellung werden vorzugs-
weise Farbwerte ausgesucht, bei deren Mischung mindestens ein Farbka-
nal voll ausgesteuert wird.

Topografische Informationen für die Lokalisationsdiagnostik lassen sich
durch eine Fernsehkamera aufnehmen und direkt in die Videokanäle mi-
schen.

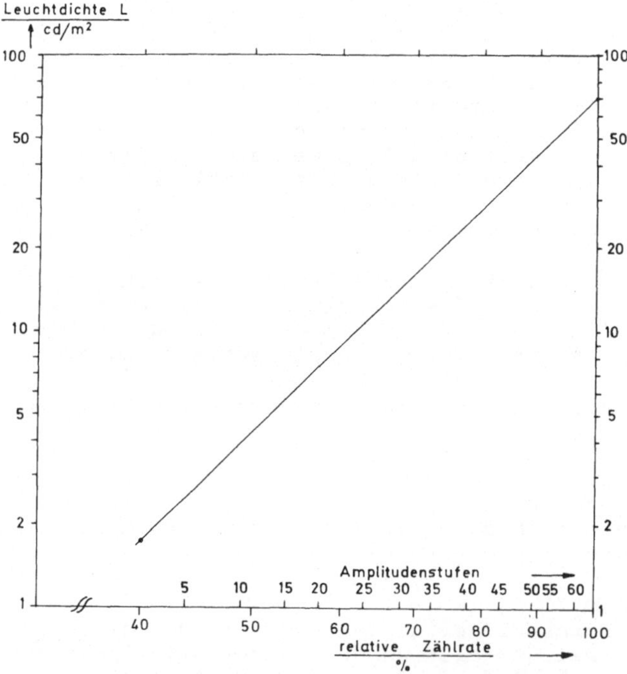

Abb. 4   Der Zusammenhang zwischen den Amplitudenstufen eines sechs-
         D-A-U und der Leuchtdichte auf dem Fernsehschirm

Die Dokumentation der Szintigramme erfolgt entweder durch Fotografie
oder durch Ausgabe auf einem elektrostatischen Plotter. Dieses Gerät
erlaubt die Darstellung der Szintigramme durch Sonderzeichen, die aus
einem feinen Punktraster von 0,3 x 0,3 mm zusammengesetzt sind. Diese
Strukturdarstellung hat wie jede Zeichendarstellung einen hohen Kon-
trastumfang. Sie ist daher nur mit Einschränkungen für die Szintigrafie verwendbar.

2.4 Aufbereitung und Verwaltung der Meßdaten

Der Laborprozeßrechner LINC8 (7) verfügt über ein einfaches Betriebs-

system, das die Verwaltung und Speicherung der Meßdaten erleichtert.
Die in Abb.1 gezeigte Konfiguration umfaßt einen Arbeitsspeicher von
8K., zwei Bänder und eine kleine Festkopfplatte mit 32K. Die Daten
sind in Worten zu 12 bit organisiert. Im System ist ein einfaches X-Y-
Display vorhanden, das über einen Zeichengenerator eine Textausgabe
gestattet. Das Programmsystem nutzt diese Möglichkeit für einen Dialog mit dem Benutzer. Dieser Dialog ist so gehalten, daß auch Bedie-
nungspersonal ohne EDV-Kenntnisse nach kurzer Einweisung das gesamte
System bedienen kann. Abb.6 zeigt den Ablaufplan der Programme, die
für das digitale Szintigrafiesystem geschrieben wurden.Vom allgemeinen Dienstprogramm MONITOR aus erfolgt der Einsprung in drei verschiedene Zweige: DYNA ist das Überwachungsprogramm für die Szintigrafie
mit dem DYNAPIX. Es legt eine Datei mit patientenbezogenen Daten an,

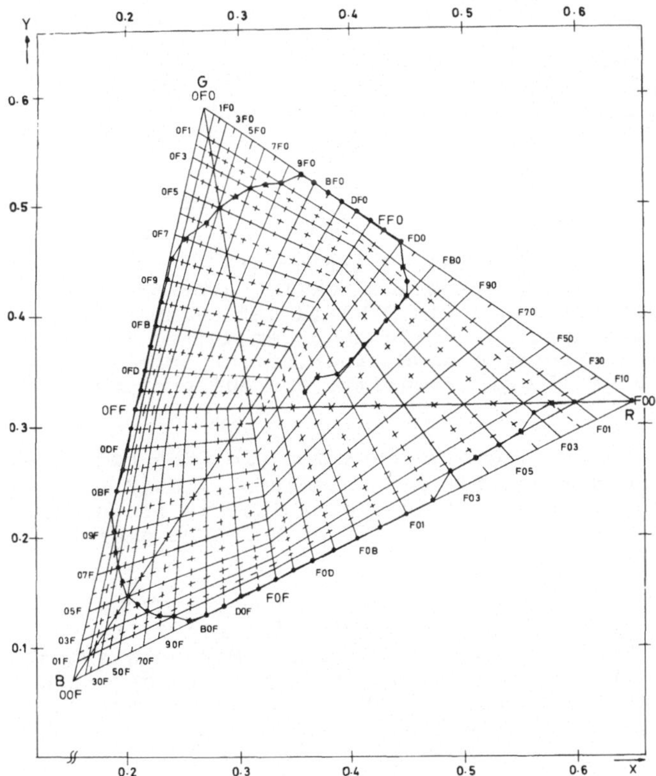

Abb. 5   Farborte der digitalen Farbwerte
         Durch den Quantisierungseffekt der Digital-Analog-Umsetzung
         sind die Video-Steuerspannungen in 15 Amplitudenstufen ein-
         geteilt, die mit Hexadezimalziffern bezeichnet werden. Jeder
         Farbort ist durch 3 Ziffern gekennzeichnet, die jeweils die
         Amplitudenstufen der Video-Eingänge für Rot, Grün und Blau
         angeben. Es sind nur die Farbwerte angegeben, bei denen min-
         destens ein Kanal voll ausgesteuert (F) wird. Der hervorge-
         hobene Streckenzug entspricht der Ortskurve in Abb.2.

übernimmt die Einstellparameter der Aufnahme und reserviert den Speicherplatz für das Szintigramm. SCAL und ABWEI sind Eichprogramme für

die zehn Meßsonden. GTEST errechnet die zur Erreichung einer bestimmten Zählrate erforderliche Abtastgeschwindigkeit. SCAN steuert die
eigentliche Datenaufnahme als Echtzeit-Prozeßprogramm. Mit HOCH wird
die unterschiedliche Meßempfindlichkeit der Sonden ausgeglichen.

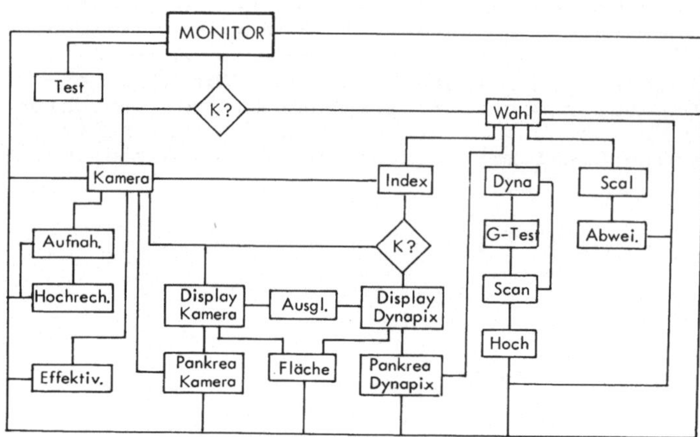

Abb. 6   Ein Programmsystem für die digitale Szintigrafie
         Ausgehend vom zentralen Steuerprogramm MONITOR gibt es drei
         Systemzweige: Für die Aufnahmen mit DYNAPIX und Kamera steht
         jeweils eine Programmgruppe zur Verfügung. Der dritte Zweig
         bietet über das Katalogprogramm INDEX Zugriff zur Szintigramm-
         Datei. Er enthält ebenfalls die Programme zur Aufbereitung
         und Darstellung.

Für eine Kameraaufnahme hat KAMERA dieselbe Funktion wie DYNA beim DY-
NAPIX. EFFEKTIV ermittelt die Homogenität des Meßfeldes. AUFNAH steuert die Aufnahme und enthält die Routinen zur Zeitablaufsteuerung für
Funktionsuntersuchungen mit der Serienszintigrafie. HOCHRECH gleicht
die ermittelten Inhomogenitäten aus.

Der Zugriff zu den Dateien erfolgt über das Katalogprogramm INDEX.DIS-
PLAY umfaßt die Aufbereitung zur Darstellung. AUSGL ist ein Filter-
programm für eine gleitende Mittelwertbildung über die Meßwerte eines
Szintigramms.FLÄCHE (AREAL) ermittelt den zeitlichen Verlauf der Strah-
lungsintensität in ausgewählten Bereichen. PANKREA ist das Auswertungsprogramm für die Pankreasszintigrafie (s.Kap.3).

3.Anwendungen in der klinischen Nuklearmedizin

Eine der wichtigsten Untersuchungen ist die Pankreasszintigrafie, die
sich bereits in der klinischen Praxis bewährt hat (4). Abb. 7 zeigt
eine Phase dieser Untersuchung als Schwarz-Weiß-Bild. Die Farbdarstellung ist erst dann vorteilhaft, wenn der Dynamikbereich der Grauwerte
nicht mehr ausreicht, um die gesamte Meßdynamik wiederzugeben. Das Verteilungsmuster zeigt die Ablagerung von radioaktiv markiertem Selen-
Methionin in Leber und Bauchspeicheldrüse eines Patienten.

Bei der Normierung wird von der Anzahl der Impulse, die in einem Gebiet von einem Quadratzentimeter registriert werden, ausgegangen. Zu-

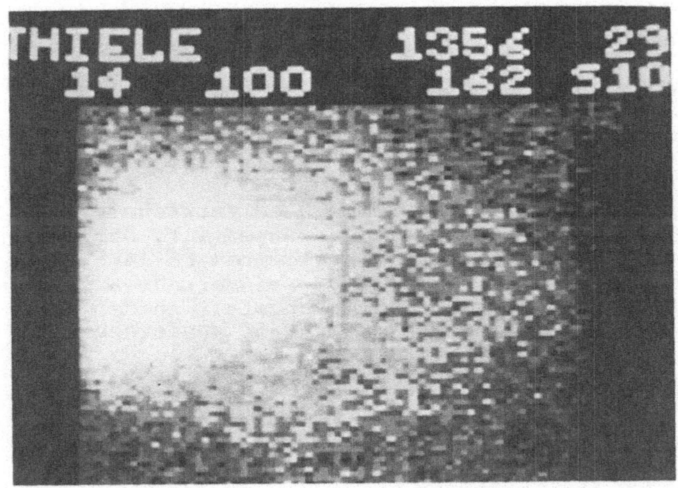

Abb. 7   zeigt das Grauton-Bild der Verteilungsmuster von Selen-Me-
         thionin in Leber und Bauchspeicheldrüse.
         Im Maximum wurden 1356 Impulse je qcm entsprechend 162 Impul-
         sen je Meßpunkt registriert. Die dargestellten Meßwerte lie-
         gen zwischen 14 und 100 Prozent des Maximums. Dieser Bereich
         ist in 15 Klassen eingeteilt, deren Breite gleich einer Stan-
         dardabweichung ist.

erst wird der höchste Wert der Flächenimpulsdichte im Szintigramm ermittelt. Die erste Kommentarzeile in Abb.7 zeigt diesen Wert (1356 Imp.
je qcm) rechts neben dem Namen des Patienten. Die Schriftzeichen der
beiden Kommentarzeilen werden durch ein Programm der Bildmatrix hin-
zugefügt.

Unmittelbar unter der Flächenimpulsdichte steht in der zweiten Zeile
die dazugehörige Zählrate je Meßpunkt. Die rechte Zahl in der ersten
Zeile ist der Mittelwert der Impulsrate je Meßpunkt. In diesem Fall
sind alle Punkte des Szintigramms zur Bildung des Mittelwertes herangezogen worden. Wahlweise kann sich die Bildung des Mittelwertes auf
Punkte beschränken, die oberhalb eines bestimmten Meßwertes liegen.

Die maximale Impulsrate wird zu 100 Prozent gesetzt. In der zweiten
Zeile sind links zwei Zahlen angegeben. Alle dargestellten Meßpunkte
befinden sich zwischen diesen beiden Schwellenwerten. Dieser Wertebe-
reich wird in Klassen eingeteilt. Die Klassenbreite kann konstant gewählt werden oder wie in diesem Beispiel eine Funktion der Standardabweichung sein. Ausgehend vom Maximalwert werden die Grenzen der einzelnen Klassen nach der Rekursionsformel

$$a_{n-1} = a_n - \frac{s}{10} \cdot \sqrt{a_n}$$

bestimmt. Dabei ist S der Wert, der in der zweiten Kommentarzeile ganz
rechts steht. Die Rekursion wird abgebrochen, wenn a_{n-1} Null wird oder
wenn 15 Klassen erreicht sind. Näherungsweise wird dabei angenommen,
daß die Standardabweichung für die Mitte des Intervalls einer Klasse
gleich der Standardabweichung für den oberen Randwert ist. In diesem
Fall ergab sich für S = 10 (d.h., eine Standardabweichung) bei 15 Klassen eine untere Schwelle von 14. Bei linearer Klasseneinteilung können
beide Schwellen vorgegeben werden. Abhängig von der Klassenzahl wird

dann die Klassenbreite in Standardabweichungen, bezogen auf den Mittelwert im Szintigramm, angegeben.

Im weiteren Verlauf der Pankreasuntersuchung wird das Verteilungsmuster von radioaktivem Gold ermittelt, das sich nur in der Leber ablagert. Durch Normierungs- und Subtraktionsprogramme wird schließlich die isolierte Darstellung der Bauchspeicheldrüse erreicht.

Für die Aufnahme von Zeitserien ist ein Programmsystem entwickelt worden, das Funktionsstudien mit der ANGER-Kamera gestattet (1). Der zeitliche Verlauf der Radioaktivität kann dabei in bestimmten Feldern ermittelt und als Kurvenverlauf geplottet werden. Dieses Verfahren wird gegenwärtig weiter entwickelt und für einen Anwendungsfall in der Kreislaufdiagnostik innerhalb des neuen Prozeßrechnersystems KRUPP EPR 2500 installiert (6).

4.Schluß

Bei der Entwicklung eines digitalen Szintigrafiesystems wurde für die Darstellung der szintigrafischen Meßdaten ein Verfahren eingesetzt, das die Grundlage für ein interaktives Video-Kommunikationssystem bildet. Dieses System erlaubt die Erzeugung von farbigen und graustufigen Verteilungsmustern, die mit beliebigen Video-Bildinformationen verknüpft werden können. Somit erschließen sich Anwendungsbereiche in allen Gebieten der Bildverarbeitung.

Nachdem sich das System nun während mehrerer Jahre im praktischen Routineeinsatz bewährt hat, wird es gegenwärtig auf die Prozeßrechneranlage KRUPP EPR 2500 umgestellt (6). Hier wird eine speziell formatisierte Festkopfplatte für die Bildwiederholung zur Verfügung stehen. Der Einsatz einer Festkopfplatte ermöglicht einen besonders wirtschaftlichen Aufbau mit mehreren Terminals, da die Speicherkosten gering sind. Die Verlegung von Videokabeln bedeutet in dem begrenzten Gebiet einer Hochschule keinen schwerwiegenden Nachteil für diese Lösung.

Literatur

1. GEISLER, GETTNER, HENSKES, NENTWIG: Automatische Zeitsteuerung bei Funktionsuntersuchungen mit digitaler Informationsverarbeitung, 8.Jahrestagung d.Ges.f.Nuklearmedizin, Hannover, 1970.

2. HENSKES, D.Th.: Rechnergesteuerte Darstellung von Szintigrammen mit einem Farbfernsehmonitor; Ergebnisse der klinischen Nuklearmedizin, Hrsg. HORST, PABST, Stuttgart: Schattauer-Verlag, 1971.

3. HENSKES, GEISLER, GETTNER, NENTWIG: Technische Probleme der digitalen Informationsverarbeitung szintigrafischer Meßdaten; 8.Jahrestagung d.Ges.f.Nuklearmedizin, Hannover, 1970.

4. HUNDESHAGEN, H.: Quantitative Organverteilungsuntersuchungen nach Applikation mehrerer Radionuklide mittels eines Zehnkristallscanners und der Computerszintigraphie; Radioaktive Isotope in Klinik und Forschung, Band VIII, München: Urban & Schwarzenberg, 1968.

5. HUNDESHAGEN, HENSKES, GEISLER, GETTNER, CREUTZIG: Der Anschluß eines datenverarbeitenden Systems an einen modifizierten DYNAPIX-Scanner. Picker Röntgen-GmbH, Espelkamp: Picker Bulletin 2-68,1968.

6. KRUPP EPR 2500, Fried.Krupp GmbH, Krupp Atlas-Elektronik, Bremen.

7. LINC 8, Digital Equipment GmbH, München.

8. NENTWIG, GEISLER, GETTNER, HENSKES: Möglichkeiten der Gewinnung einer computergerechten Ortsinformation zur szintigrafischen Datenverarbeitung; 8.Jahrestagung d.Ges.f.Nuklearmedizin, Hannover, 1970.

9. PHO GAMMA III, Nuclear Chicago (Deutschland GmbH,Heusenstamm)

10. Picker Röntgen-GmbH, Espelkamp.

11. WYSZCECKI, STILES: Colour Science, New York: J.Wiley and Sons, 1967.

Zusammenfassung der Darstellungen des vierten Halbtages

A. J. PORTH

Der zweite Vortragsteil der Sektion Labordatenverarbeitung befaßte sich
mit Möglichkeiten und Anwendungen der statistischen Qualitätskontrolle
in klinisch-chemischen Laboratorien.

C.SPORN (Erlangen) berichtete vornehmlich über das von der Firma SIE-
MENS entwickelte Qualitätskontrollprogramm und den Einsatzschwerpunkten
im Labordatenerfassungssystem SILAB.

R.M. SCHMÜLLING (Tübingen) stellte die Verfahren zur Qualitätskontrolle beim Diagnostik-Informationssystem an der Medizinischen Universitätsklinik in Tübingen vor. Das System ist seit 1969 im Einsatz und
wurde seitdem schrittweise routinefähig optimiert.

R.PIGORS (Hannover) berichtete über ein routinemäßig eingesetztes statistisches Qualitätskontrollverfahren an der Medizinischen Hochschule
Hannover. Hervorzuheben sind die vom Verfasser entwickelten und in der
Praxis erprobten Verfahren und Formeln, die es erlauben, auch statistisch abhängige Kontrollwerte (wie z.B. Doppelkontrollen) in die Auswertung miteinzubeziehen.

Die fachkundige Diskussion im Anschluß an beide Vortragsteile zeigte,
daß die dargestellten Probleme und ihre Lösungsmöglichkeiten nicht nur
auf allgemeines Interesse stießen, sondern auch viele Anregungen zu
weiteren wissenschaftlichen Arbeiten gaben.

Maschinelle Durchführung der Qualitätskontrolle im klinisch-chemischen Laboratorium

J. Hackl, K. Müller, P. Schipper, C. Sporn

Einleitung

Das Haus SIEMENS ist sowohl Hersteller von medizinischen Geräten als
auch von Datenverarbeitungsanlagen und hat sich schon vor einigen Jahren dem Gebiet der Datenverarbeitung in der Medizin zugewendet. So verfügt es seit einiger Zeit über Systeme, welche bereits bei einer statt-
lichen Anzahl von Krankenhaus-Instituten oder niedergelassenen Ärzten
installiert sind.

Als Hersteller von Datenverarbeitungssystemen in der medizinischen
Technik sieht SIEMENS seine Aufgabe vor allem darin, Hard- und Soft-
waresysteme für den Routineeinsatz sowohl der laborärztlichen Praxis
als auch von Forschungsstätten zu schaffen. Aus dieser Sicht sollen
die entwickelten Systeme deshalb ein ausgewogenes Hilfsmittel sein,
welches für denjenigen, der nicht weiterentwickeln oder forschen will,
einen echten Rationalisierungsgewinn darstellt und zum anderen aber
demjenigen, welcher doch weiterentwickeln oder forschen will, den
Grundstein liefert, auf dem er tatsächlich aufbauen kann. Damit ergibt sich die Spezifikation der Mindestanforderungen an ein System
zur internen Qualitätskontrolle mit einem Computer aus dem Eichgesetz,
aus der Eichpflichtausnahmeverordnung und aus den Richtlinien der Bundesärztekammer.

Es wird hier also über ein Kontrollsystem berichtet, welches diesen
gesetzlichen Richtlinien bzw. Ausführungsbestimmungen und damit den
jetzt gültigen Anforderungen des Routineeinsatzes genügt. Die Notwendigkeit zur Durchführung der Qualitätskontrolle wird aufgrund der an-
gestiegenen Analysenzahlen und der fortgeschrittenen Mechanisierung
im medizinischen Laboratorium als gegeben angesetzt.

SILAB-System

Das SILAB-System dient der Erfassung und Verarbeitung von Meßwerten im
klinischen Labor. Es besteht zunächst aus dem Datenerfassungssystem,
und in konsequenter Weise sind hierbei auch Verfahren und Geräte zur
direkten Probenidentifikation und zur Probenverteilung geschaffen worden. An dieser Stelle können hierzu keine detaillierten Beschreibungen
ausgeführt werden.

Im SILAB-System ist der Einsatz einer Datenverarbeitungsanlage keinesfalls obligatorisch, jedoch wird bei ihrem Einsatz durch die dann mögliche Echtzeit-Datenverarbeitung natürlich wirklich der gewünschte
größtmögliche Rationalisierungseffekt erreicht. In diesem Fall sind
nämlich auch alle Möglichkeiten der on-line-Datenkontrolle gegeben.
Die on-line-Datenkontrolle versetzt in die Lage, dem verantwortlichen
Laborleiter, aber auch der medizinisch-technischen Assistentin, jederzeit aktuelle und geordnete Informationen über den laufenden Quali-
tätsstand der Laborleistungen zur Verfügung zu stellen, ohne daß zusätzliche Arbeitsbelastungen auftreten.

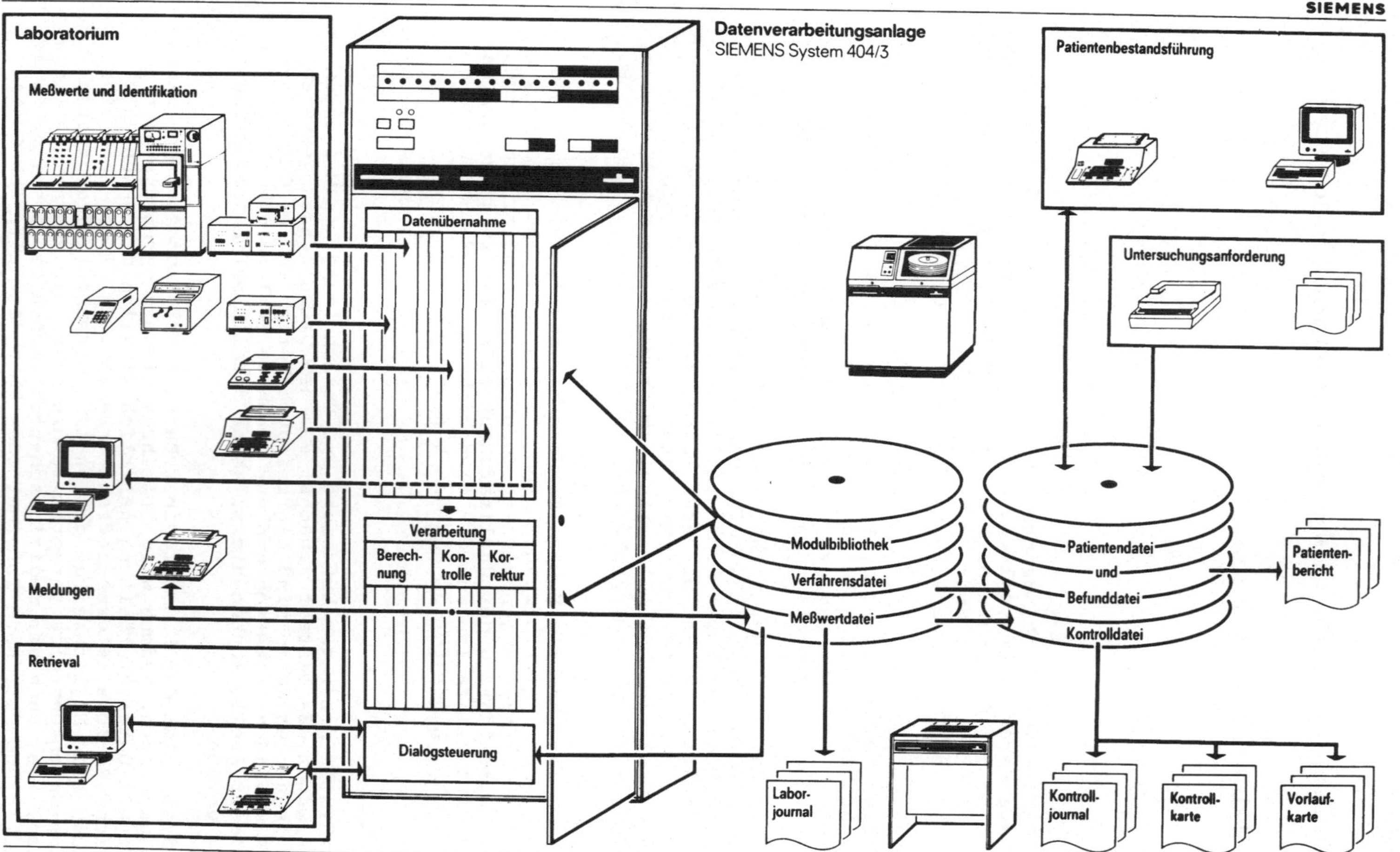

Abb. 1 SILAB-Programmsystem (Überblick Meßwerteingabe, -kontrolle und -ausgabe)

SILAB-Programmsystem

Das SILAB-Programmsystem (Abb.1) besteht aus einer Reihe von einzelnen Programmbausteinen, die jeweils eine ganz bestimmte Aufgabe innerhalb des Gesamtsystems übernehmen. Für jedes einzelne Projekt werden diese Bausteine so zusammengestellt, wie es der gegebenen Laborgeräteausrüstung und der angestrebten La2brorganisation oder sonstigen Wünschen des Anwenders entspricht.

Zum SILAB-Programmsystem gehören zunächst Basisprogramme zum Aufbau und zur Verwaltung der Anwenderdateien. Für die Datenübernahme der Analysenresultate von den einzelnen Arbeitsplätzen in die Datenverarbeitungsanlage werden verschiedene Programmsystem-Bausteine eingesetzt. Diese Module sind je nach dem Geräteaufbau des Arbeitsplatzes und den jeweiligen dort laufenden Verfahren verschieden aufgebaut bzw. üben verschiedene Funktionen aus. Ebenso unterschiedlich sind die zugehörigen Verarbeitungsbausteine; sie sind abhängig von den Analysenmethoden.

Selbstverständlich erlaubt das Programmsystem die Dialogsteuerung über mehrere Blattschreiber oder Sichtgeräte, wie sie z.B. für die Patientenaufnahme oder die manuelle Befundeingabe notwendig ist. Die Möglichkeit, während des allgemeinen Laborbetriebes jederzeit eine gezielte Information erhalten zu können, wird mit dem Wort "retrieval" angedeutet und natürlich kann jederzeit gezielt in den Daten- bzw. Organisationsablauf eingegriffen werden. Im übrigen werden in regelmäßigen Abständen oder auch nach einem speziellen Abruf Berichte und Journale ausgegeben.

Zum Programmsystem gehören weitere Programme, die mit den Begriffen "Patientenbestandsführung, Labororganisation (Untersuchungsanforderung, Arbeitslisten)"usw. angeschnitten werden, auf deren Thematik hier aber nicht eingegangen werden kann.

Die verwendeten Module des Programmsystems werden nur immer dann in den Laufbereich der Zentraleinheit geladen, wenn dies nötig ist. Die Feststellung, ob ein Modul gebraucht wird, erfolgt selbsttätig durch die Datenverarbeitungsanlage (z.B. wird sie durch eine Meldung des Meßgerätes ausgelöst); die Module können aber auch durch einen Bedienungsaufruf geladen werden. Auf diese Weise kann der minimale Speicherbedarf eingesetzt und der optimale Datenablauf bzw. die optimale Rechenzeit individuell zu jedem Projekt realisiert werden. Zur Zeit stehen etwa 60 verschiedene verfahrensabhängige und geräteabhängige Datenübernahme-Module zur Verfügung und die Verarbeitungsprogramme werden aus rund 25 verschiedenen Verarbeitungsmodulen zusammengesetzt. Diese Programminhalte der Modulbibliothek laufen in overlay-Technik ab. Dadurch ist ein Arbeitsspeicher sparender Systemaufbau gewährleistet und im Echtzeitbetrieb können sehr viele Funktionen simultan zur Verfügung stehen.

In der Patienten-Befunddatei werden für jeden Patienten die Stammdaten und schließlich die Laborergebnisse abgespeichert.

Die Verfahrensdatei enthält als zentrale Steuerdatei die für die jeweiligen Verfahren relevanten Anwenderparameter (VNR, V-Name, Grenzwerte, Standardisierungs- und Kontrollwerte usw.). Es sind dort aber auch aufgeführt die verfahrensabhängigen Steuerparameter zur Erfassung, Verarbeitung und zum Ausdrucken der Ergebnisse. Insgesamt können pro Verfahren bis zu ca. 120 Parameter festgelegt werden. Auf die weiterhin zum System gehörenden Hilfs- oder Arbeitsdateien bzw. auf die übrigen Programm-Module kann an dieser Stelle nicht eingegangen werden.

SILAB-Kontrollsystem

Während der Datenübernahme von dem Meßgerät an die Datenverarbeitungsanlage werden bereits die ersten Meßwertkontrollen durchgeführt. Zu
diesen Kontrollen gehören die geräteorientierten Prüfungen und weitere allgemeine Kontrollen, bei denen die Daten auf Vollständigkeit
und auf den zulässigen Meßbereich überprüft werden. Damit sind unmittelbar nach Dateneingang Fehlerhinweise direkt an die medizinisch-
technische Assistentin möglich. Die Ausgabe einer Fehlermeldung erfolgt per akustischem Signal und per Kontroll-Leuchte an der Meßwert-
vorverarbeitungseinheit, sie kann aber auch per Klarschrift-Sichtge-
räteanzeige oder Blattschreibermeldung erfolgen. In den anschließenden
Kontrollstufen wird bereits unterschieden, ob es sich bei den Daten-
eingängen um patientenbezogene oder um verfahrenbezogene Meßergebnisse handelt.

Nachdem die Datenübernahme von der Datenverarbeitungsanlage erfolgt
ist, d.h., die Daten zunächst akzeptiert worden sind, werden laborin-
terne Kontrollmaßnahmen zur Überwachung der Verfahrensabläufe und damit zur Sicherung der Qualität der patientenbezogenen Analysenresultate durchgeführt. Durch die Echtzeit-Datenverarbeitung können auch hier
Fehlermeldungen sofort ausgegeben werden. Zur Ausgabe werden Blattschreiber oder Sichtgeräte in möglichst jedem (größeren) Laborraum vorgesehen, damit die Benachrichtigung über die Fehlerursache unmittelbar an die medizinisch-technische Assistentin gelangt. Erst nach diesen routinemäßigen Echtzeit-Prüfungen werden die Daten in die Dateien
eingeordnet.

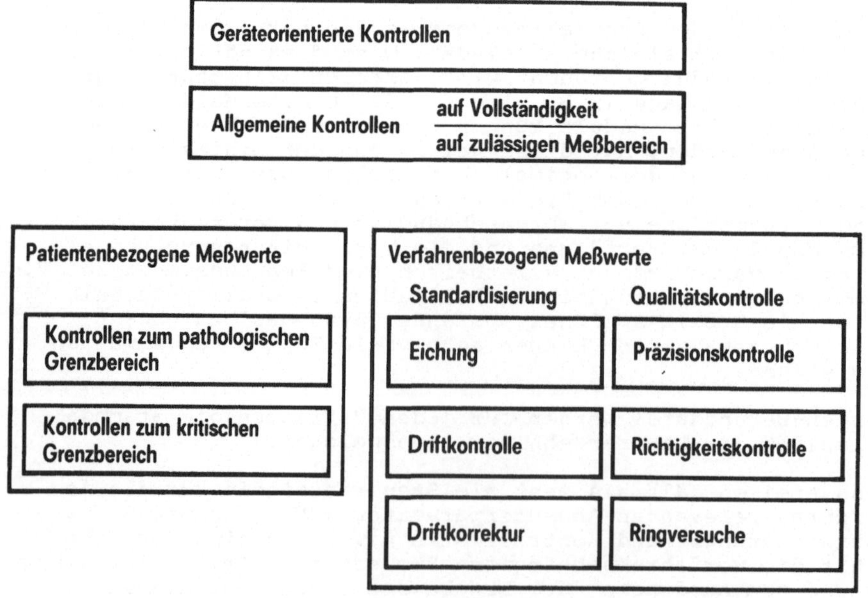

Abb. 2 Kontrollsystem im SILAB-Laborbetriebssystem, Kontrollverfahren

Innerhalb des Kontroll-Programmsystems werden die Meßergebnisse nach
verschiedenen Verfahren untersucht. Zu jedem Verfahren für die Standardisierung und Qualitätskontrolle gehört im allgemeinen eine spezifische Kontrollprobe. Diese eventuell verschiedenfarbigen Kontrollproben werden durch eine Nummer bzw. einen Nummernbereich gekennzeichnet. Die Wahl des Nummernbereichs für die Standards bzw.Kontrollproben
ist dem Anwender überlassen; zweckmäßigerweise werden die Kennungen
eindeutig außerhalb des Patienten-Nummernbereiches definiert.

Innerhalb der geräteorientierten Kontrollen werden z.B. die vom Arbeitsplatz eingegangenen Daten auf formale Richtigkeit der gerätespezifi-
schen Datenblöcke überprüft. Die Basis für diese Kontrolle bilden die
vereinbarten Datenblocklängen, besonders Strukturmerkmale, die Parity-
kontrolle sowie das Vorhandensein der Identifikationsnummer, die Zu-
lässigkeit von Geräte- und Verfahrensnummer und auch die Auswertung
bereits geräteseitig gesetzter Anzeigen. Da zu einer Analyse bei manchen Methoden mehrere Meßwerte obligatorisch gehören, müssen die Daten auch auf Vollständigkeit kontrolliert werden. Ebenso ist es nötig,
zu überwachen, ob der zulässige Meßbereich eingehalten wird oder ob
z.B. die Linearitätsbeziehung bei Enzymkinetiken noch gegeben ist.

Für die Resultate aus Patientenproben wird festgestellt, ob diese in
den Bereich pathologischer oder kritischer Werte fallen. Dabei können
bei der Definition der zugehörigen Grenzen patienten-individuelle Gegebenheiten berücksichtigt werden.

Im Zusammenhang mit allen Überwachungsmaßnahmen haben die Standardi-
sierungs- bzw. Kalibrierungsfunktionen eine wichtige Bedeutung. So werden in entsprechenden Programm-Modulen die Berechnung von Eichfaktoren
oder die Approximation von Eichkurven durchgeführt. Weiterhin ist bei
Methoden, für die es sich als notwendig erweist, die Kontrolle der
Drift gegeben, und gegebenenfalls läßt sich so auch automatisch rück-
wirkend eine Driftkorrektur anbringen.

Die Qualitätskontrolle umfaßt entsprechend den Richtlinien funktions-
mäßig zwei Bereiche, nämlich die Präzisionskontrolle und die Richtigkeitskontrolle.

Die Messungen für Ringversuche sind hier irrelevant, da deren Proben
wie normale Patientenproben behandelt werden.

Hinsichtlich der Programmstruktur umfaßt das Kontrollsystem Funktionen,
die im Echtzeitbetrieb ablaufen (hierzu gehört z.B. die Qualitätskontrolle) und solche, die im Stapelbetrieb abgearbeitet werden, wenn sie
der Anwender per Bedienungsaufruf abruft.

Die SILAB-Probenkette

In dem Bildbeispiel der SILAB-Probenkette sind zu jedem Kontrollverfahren jeweils mindestens ein Probengefäß aufgeführt. Die SILAB-Röhr-
chen tragen alle eine maschinell lesbare Codierung (Loch-Code) und eine visuell lesbare Probennummer (sie ist eingeprägt und schwarz ge-
färbt). An der Nummer und an der Farbe des Probenröhrchens erkennt die
medizinisch-technische Assistentin, an der Nummer auch die Datenverarbeitungsanlage, um was für eine Probe es sich handelt.

Der Anfang und das Ende der Probenkette sind mit einer Verwurfprobe
gekennzeichnet (s.Tab.1). Zur Ermittlung einer Eichkurve sind hier
vier Proben aufgeführt.

Die Kette enthält Driftkontrollstandards. Die Abstände der Driftkontrollstandards können beliebig gewählt werden. Da per Software nicht
nur eine Driftkontrolle, sondern auch eine Driftkorrektur durchgeführt
werden kann, ist es günstig, die Richtigkeits- und Präzisions-Kontroll-
proben unmittelbar auf die Driftkontroll-Standards folgen zu lassen.
Selbstverständlich kann die Richtigkeits- und Präzisions-Kontrollprobe
zusammengelegt werden.

Tabelle 1

Bezeichnung der Probe	Kennzeichnungsnummer
Verwurfprobe (Anfang)	999
Eichstandard D	901
Eichstandard D	902
Eichstandard D	903
Eichstandard D	904
Driftkontrollstandard	911
Patientenprobe	1
Patientenprobe	21
Patientenprobe	34
Patientenprobe	52
Driftkontrollstandard	911
Richtigkeits-Kontrollprobe	931
Patientenprobe	54
Patientenprobe	73
Patientenprobe	78
Driftkontrollstandard	911
Präzisionskontrollprobe	951
Verwurfprobe (Ende)	999

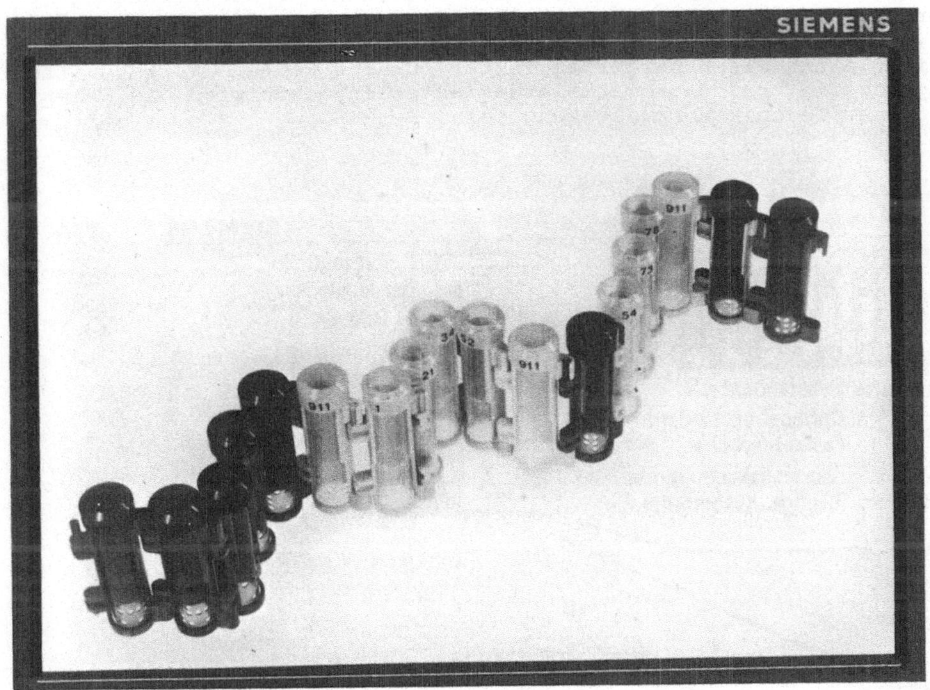

Abb. 3 SILAB-Probenkette

Die Stellen, an denen nach dem Wunsch des Anwenders Standards oder Kontrollproben in der Kette stehen sollen, können bereits durch farbige
Kettenglieder gekennzeichnet sein. Für das Datenverarbeitungssystem
bleibt z.B. die Placierung der Drift- und der Richtigkeitskontrollprobe bei jeder Kette dennoch ohne Einschränkung für die Software-Funk-
tionen frei wählbar.

Ziele der Sofortkontrolle

Im SILAB-Programmsystem unterliegen alle eingegangenen Meßwerte der
Sofortkontrolle. Die Sofortkontrolle kann zu Sofortmeldungen führen,
welche unmittelbar am Arbeitsplatz ausgegeben werden. Im Falle einer
Fehlermeldung werden die betroffenen Daten zunächst einmal gesperrt.
Dennoch ist die nachträgliche Freigabe möglich. Die Freigabe und Wei-
tergabe der Untersuchungsergebnisse an die Station schlechthin erfolgt
grundsätzlich auf Anweisung des Laborarztes.

Die möglichen Konsequenzen einer Fehlererkennung sind für den Arbeitsablauf sehr wichtig. Es erscheint durchaus hinreichend, wenn innerhalb der Echtzeit-Datenverarbeitung negative Überwachungsergebnisse
sofort zu einer entsprechenden Benachrichtigung des Laborpersonals bzw.
der Laborleitung führen, und die betroffenen Untersuchungsergebnisse
markiert und damit gesperrt werden. Bei dem heutigen Stand der Technik
sollte man ganz bewußt der Laborleitung die weitere Beurteilung der
Lage und vor allem die Entscheidung, ob und welche Maßnahmen zu treffen sind, überlassen. Durch den Ausbau der allgemeinen Schnittstelle
des SILAB-Labordatenerfassungssystems zu einer bidirektionalen Schnittstelle und durch die gleichzeitige Verfügbarkeit entsprechender Sicht-

stationen ist jedoch eine adressierbare vollständige Sofortrückmeldung direkt an den Arbeitsplatz möglich, und damit werden bereits Tendenzen in die Richtung auf den Schluß des kybernetischen Regelkreises eingeleitet. Wenn die Laborgeräte in der Zukunft weitere Fortschritte in bezug auf die Prozeßautomatisierung zulassen, dann wird die Beherrschung dieser Technik Voraussetzung sein.

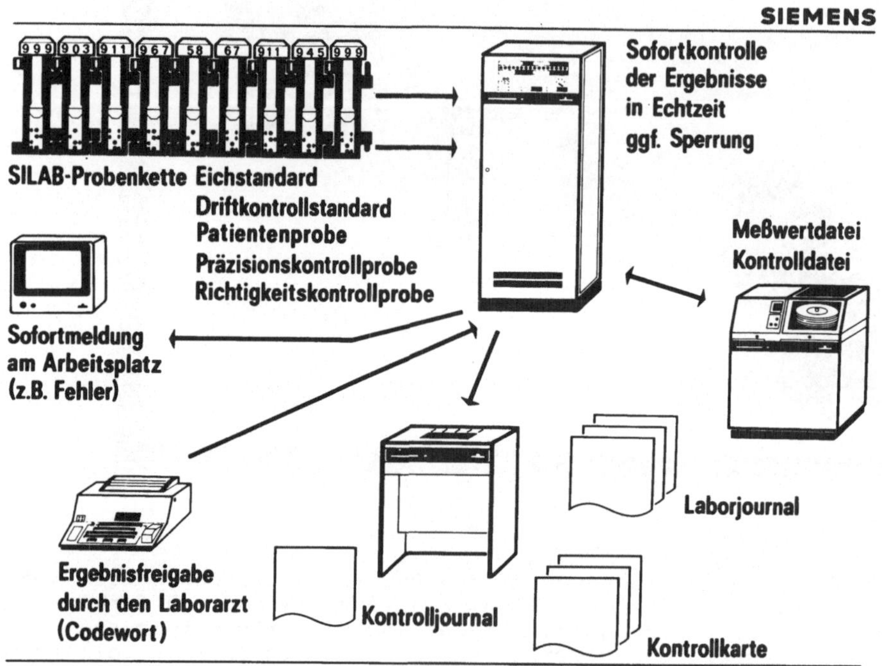

Abb. 4   SILAB-Kontrollsystem

SILAB-Qualitätskontrolle

Für jede Charge der Präzisionskontrollproben müssen der DVA zur Fehlererkennung selbstverständlich die zugehörigen Kontrollparameter bekannt sein. Die Ermittlung dieser Parameter erfolgt in einem Vorlauf zur Präzisionskontrolle während der üblichen Analysenserien. Für diese Vorlaufproben wird eine separate Identifikationsnummer zu jedem Verfahren gewählt. Innerhalb des Vorperiodenzeitraums (er beträgt ca.20 bis 30 Tage) werden die Meßwerte der Präzisionskontrollproben für den Vorlauf, jedem Verfahren zugehörig, in der Kontrolldatei abgespeichert. Am Ende der Vorperiode oder jederzeit zwischendurch erhält der Laborleiter auf Abruf ein Protokoll über sämtliche bis dahin durchgeführte Vor-Messungen. In dem Protokoll sind der errechnete Mittelwert, die errechnete Standardabweichung bzw. deren zwei- und dreifacher Wert sowie der errechnete Variationskoeffizient aufgeführt. Die einzelnen Meßwerte für die Präzisionskontrollproben des Vorlaufs sind in ihrem zeitlichen Werteverlauf graphisch dargestellt. Hieraus wählt der Laborarzt nun die Kontrollparameter und gibt seine Entscheidung in die Datenverarbeitungsanlage ein. Damit liegen die Kontrollgrenzen des Verfahrens zur Überwachung der Präzision für die Kontrollperiode, in der

diese Präzisionskontrollproben eingesetzt werden, fest. Diese Angaben
des Laborarztes können natürlich jederzeit wieder annulliert oder geändert werden.

Im Verlaufe der gewählten Kontrollperiode werden dann die Präzisions-
Kontrollproben mit in die täglichen Analysenserien aufgenommen, wobei
der Anwender die Anzahl und die Position der Proben innerhalb der Serie jederzeit frei wählen kann. Die Präzisionskontrollprobe wird an
der maschinell lesbaren Kennzeichnung immer von der Datenverarbeitungsanlage als solche erkannt. Das Kontrollsystem überprüft unmittelbar
nach Meßwerteingang die aus diesen Kontrollproben ermittelten Analysenergebnisse auf Einhaltung bzw.Nichteinhaltung der Kontrollkriterien.
Hierzu werden entsprechend den Richtlinien der Bundesärztekammer Kriterien vorgeschlagen. Im übrigen obliegt deren Festlegung aber allein
dem Laborarzt.

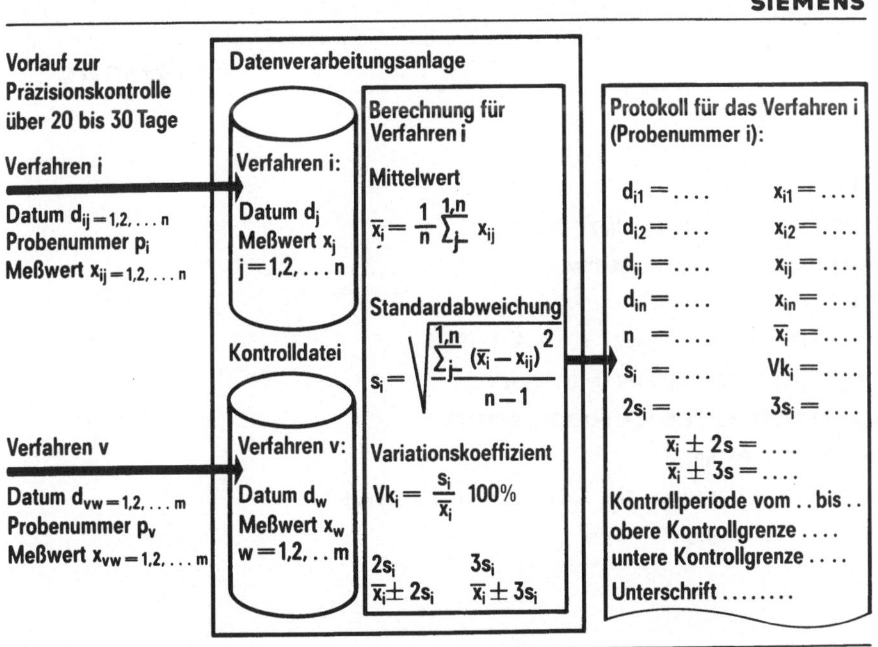

Abb. 5 SILAB-Qualitätskontrolle, Vorbereitungen zur Präzisionskontrolle

Wenn die in Echtzeit ablaufende Sofortkontrolle der Präzisionskontrollproben eine der folgenden Feststellungen ergibt, so gilt das Verfahren
außer Kontrolle:
1. Der Kontrollwert liegt außerhalb des oberen bzw. unteren Kontroll-
   grenzwertes
2. 7 aufeinanderfolgende Kontrollwerte liegen auf einer Seite des Mittelwertes
3. 7 aufeinanderfolgende Kontrollwerte zeigen stetig aufsteigende oder
   stetig absteigende Tendenz.
Wird während der selbstständigen Überprüfung durch das Kontrollprogramm
eine dieser Tatsachen beobachtet, so erhalten der Laborarzt und die MTA
auf dem Laborblattschreiber bzw. am Sichtgerät des Arbeitsplatzes un-

mittelbar die Meldung "Verfahren außer Kontrolle". Außerdem werden aber
auch zusätzlich alle, bis zurück zu dem letzten, noch einwandfreien Ergebnis einer Präzisionskontrolle bereits abgespeicherten Meßergebnisse
markiert. Diese Markierung bewirkt die Sperrung der betroffenen Befunde,
d.h., sie werden nicht automatisch in die Patientenbefunddatei übertragen.

Die Beurteilung der Fehlermeldung und die Einleitung von Konsequenzen
obliegt nun allein dem Laborarzt. Dieser kann den betreffenden Serien-
abschnitt innerhalb der außer Kontrolle geratenen Analysenserie wiederholen lassen; andererseits liegt es in seinem Ermessen, die gesperr-
ten Befunde doch per Anweisung an die Datenverarbeitungsanlage wiederum
freizugeben. Zur Entscheidungsfindung, was mit den betroffenen Analy-
senergebnissen geschehen soll, werden dem Laborleiter Hilfsmittel zur
Verfügung gestellt. Hierzu gehören das Kontrolljournal und die Kontrollkarte, welche neben dem aktuellen Stand der Qualitätsmessungen auch
die Trendbeobachtung zuläßt (siehe später). Wichtig ist, daß der Laborleiter seine Entscheidung sofort fällen und sofort nach dem Auftreten der Fehlererkennung in den Untersuchungsablauf eingreifen kann.

SIEMENS

```
AUTO  321 START

FOTO  720 43 MESSWERT IST GLEICH NULL

AUTO  321 44 MESSWERT 6.3 UEBER NORMAL

FOTO  755 START

AUTO  323 KEIN PARAMETER DER  PRAEZ. KONTROLLE  947

FOTO  720 RICHTIGKEIT IST AUSSERHALB DER GRENZEN

FOTO  755 132 MESSWERT AUSSERHALB DARSTELLBEREICH

FOTO  755 ENDE LETZTE PATNR.          0

AUTO  321 PRAEZISION AUSSERHALB DER ZULAESS.KONTROLLGRENZE

AUTO  321 ENDE LETZTE PATNR.          0
```

Abb. 6 SILAB-Kontrollsystem, Sofortmeldungen

Die Feststellung "außer Kontrolle" erfolgt in Echtzeit und das sofortige Eingreifen in die Laborarbeit ist somit möglich. Im übrigen
sind diese Hinweise der Datenverarbeitungsanlage nicht die einzigen,
die jederzeit den gezielten Überblick über den aktuellen Stand der
Analysentätigkeit im Laboratorium ergeben.

Die als Beispiel in dem Protokollauszug gezeigten Sofortmeldungen ha-
ben folgende Bedeutungen:
Meldung: AUTO 323 kein Parameter zur Präzisionskontrollprobe 947
Bedeutung: Es kann sich hier um die Verwendung eines nicht zulässigen
           Probenröhrchens handeln (d.h. im Kontrollsystem erfolgt nicht

nur die Überwachung der Meßwerte, sondern auch die der Kenn-
zeichnungsnummern). Hier war offenbar vergessen worden, der
Datenverarbeitungsanlage mitzuteilen, daß unter der Nummer
947 ein Vorlauf für die Präzisionskontrolle stattfinden sollte. Es könnte jedoch auch sein, daß die visuelle Nummer 947
beschädigt war und dadurch schließlich eine Verwechslung
entstanden ist.

Meldung: FOTO 720 Richtigkeitkontrolle außer Grenzen
Bedeutung: Hier war die prozentuale Abweichung des Ist-Wertes vom Soll-
            Wert, wie sie der Laborarzt für die Richtigkeitskontrolle
            festgelegt hatte, überschritten worden.
Meldung: AUTO 321 Präzisionskontrolle außerhalb zulässiger Grenzen
Bedeutung: Hier ergab die Präzisionskontrolle einen Meßwert außerhalb
            der von dem Laborarzt festgelegten zulässigen Grenzen für
            die Präzisionsmessung.

SIEMENS

```
K O N T R O L L - P R O T O K O L L  V O M :   15.2.74


     V N R :   321       V E R F B Z :  JOD    JOD
     -------------       ---------------


BEZUGSWERT:   10.00              MAX.DRIFT:      0.60


        P N R           L F - N R        ST        M E S S W       A B W E I
        911                 1            K            9.63           -0.37
        911                 2            K           12.39            2.39
        911                 3            K            9.44            0.56

MITTELWERT:   8.13                    STAND.ABW.:    0.10
        956                 1            P            8.01           -0.12
        956                 2            P            6.71*          -1.42

SOLLWERT:     8.13                    MAX.ABWEI:     0.30
        931                 1            R            8.21            0.08
```

Abb. 7   SILAB-Kontrollsystem, Kontrolljournal

Sämtliche Resultate der Kontrollmessungen werden in der Meßwertdatei
zwischengespeichert; dort sind alle Analysenergebnisse nach Verfahren
sortiert. Während des Laborbetriebes lassen sich hieraus jederzeit auf
Abruf alle Kontrollergebnisse für ein oder mehrere Verfahren ausgeben.
Die Ausgabe kann auf Blattschreiber oder auf Sichtgeräte erfolgen. Das
Sichtgerät wird vor allem dann herangezogen, wenn schnell eine Trendbeobachtung gewünscht ist.

Mit dem Kontrolljournal ist in Ergänzung zu den Sofortmeldungen wiederum jederzeit für den Laborarzt der Überblick über den aktuellen
Stand der Meßqualität für die einzelnen Methoden gegeben. Da die unzu-
lässigen Abweichungen gekennzeichnet werden, wird auch sofort erkannt,
für welche Kontrollabschnitte die Meßergebnisse der Patientenproben
gesperrt sind.

In der Abbildung eines Kontrolljournals sind z.B. für die Driftkontrollstandards mit der Nummer 911 die Meßwerte und die festgestellten
Abweichungen vom Bezugswert aufgeführt. Der Meßwert des mittleren Kontrollstandards trägt eine Markierung, da hier die als maximal zulässig
vereinbarte Drift überschritten wurde. Bei den Präzisionskontrollen mit
der Nummer 956 ergab sich nach der letzten Probe eine Sperrung der Analysenergebnisse infolge des Überschreitens der zulässigen Grenze. Unter der Nummer 931 ist eine Richtigkeitskontrollprobe aufgeführt.

SIEMENS

```
                              BLATT:   1


   LABOR JOURNAL                                  15.02.74


   MEDIZINISCHES LABOR        VNR: 321  JOD            JOD
   ARB.PLATZ
   MTA              NORMALBEREICH:   3.0   -   9.0    GAMMA PROZENT

   LNR   N A M E      PNR    TGNR   STAT  AZ    V  WS  GR     W E R T     SRR  ZS  BEM
   ================================================================================

     1   EICH-ST 1     0     901                0                14.1
     2   EICH-ST 2     0     902                0                10.7
     3   EICH-ST 3     0     903                0                 4.3
     4   EICH-ST 4     0     904                0                 2.9
     5   K-ST          0     911                0                 9.6
     6   R-KONTR-PR    0     931                0                 7.9
     7   MUELLER       0       1                0                 4.8
     8   MESSTORFF     0      52                0                 3.4
     9   HOFMANN       0      34                0                 5.7
    10   GOSCHKE       0      21                0                 4.4
    11   BUECHNER      0      44                0 ++             15.3
    12   K-ST          0     911                0                12.4
    13   P-KONTR-PR    0     956                0                 8.6
    14   NEUMEIER      0      78                0                 8.2    SP
    15   FUCHS         0      73                0                 8.0    SP
    16   HAAS          0      54                0                 8.3    SP
    17   K-ST          0     911                0                 9.4    SP
    18   P-KONTR-PR    0     956                0 +               6.7    S K
```

Abb. 8 SILAB-Laborbetriebssystem, Laborjournal

Nach Abschluß der Laborarbeiten werden sämtliche Laborergebnisse,nach
Verfahren sortiert, in einem Laborjournal aufgelistet. In diesem Laborjournal sind diejenigen Analysenergebnisse mit einem Vermerk versehen,
welche noch gesperrt sind. Der Laborarzt muß nun letztlich entscheiden,
ob er diese Messungen wiederholen lassen möchte; er kann sie aber auch
jetzt noch nachträglich freigeben.

In dem gezeigten Laborjournal hat die Präzisionskontrolle durch die Probe mit der laufenden Nummer 18 die Sperrung der Analysenergebnisse mit
den laufenden Nummern 14-16 bewirkt.

Nach der Freigabe durch den Laborarzt können die patientenbezogenen
Meßwerte schließlich in die Befunddatei umgespeichert werden. Die Kontrollergebnisse werden in die Kontrolldatei umgeladen und dort akkumu-
liert. Sie stehen dort im allgemeinen bis zu einem Monat (der Zeitraum
ist auch wiederum durch den Laborarzt wählbar) jederzeit zur Verfügung.

Die Kontrollkarte entspricht in ihrem prinzipiellen Aufbau der bislang
konventionell geführten Karte zur Qualitätskontrolle. Sie enthält die
Auflistung der bis zum Abrufzeitpunkt angefallenen Kontrollwerte des
betreffenden Verfahrens unter Angabe des zugehörigen Tagesdatums. Der
Werteverlauf ist aus der graphischen Darstellung übersichtlich zu er-

kennen. Den Kontrollbereichen läßt sich bei allen Methoden eine gleiche Breite zuordnen, hierdurch kann die Resultatdarstellung für alle Verfahren quasi normiert werden.

```
VNR   755        GLUCOSE                 P-KONTROLLE VOM 15.02.74 - 23.02.74

PARAMETER                              IN VDAT                      AKTUELL

MITTELWERT X                           91.07                        92.00
STANDARDABWEICHUNG S                    2.03                         2.37
OB. KONTROLLGRENZE                     97.16               (X+3S)   99.11
UNT. KONTROLLGRENZE                    84.98               (X-3S)   84.89
VK PROZENT                              2.21                         2.58

DAT                KG       WG              X              WG       KG   P-KONTROLLWERT

        83.        85.      87.      89.     91.     93.     95.      97.     99.  MG/100 ML
--------------------------------------------------------------------------------------------

15.02. I           :        :              X I              :        :             90.8
       I           :        :                IX             :        :             91.2
16.02. I           :        :                IX             :        :             91.3
       I           :        :                X              :        :             90.9
18.02. I           :        :                I X            :        :             91.5
       I           :        :      X         I              :        :             87.9
19.02. I           :        :             X  I              :        :             90.5
       I           :        :              X I              :        :             90.8
20.02. I           :        :                X              :        :             91.0
       I           :        :                IX             :        :             91.1
       I           :        :                X  X           :        :             91.7
21.02. I           :        :                I    X         :        :             92.3
       I           :        :                I X            :        :             91.4
22.02. I           :        :                I   X          :        :             91.9
       I           :        :                I    X         :        :             92.1
23.02. I           :        :                I     X        :        :             92.8
       I           :        :                I              :  X     :             95.4
```

Abb. 9 SILAB-Qualitätskontrolle, Kontrollkarte

Die Kontrollkarte führt neben den jeweils gültigen (vom Laborarzt bei Periodenbeginn festgelegten) Kontrollparametern aus der Verfahrensdatei auch die aktuellen Parameter auf, wobei die aktuellen Werte sich daraus ergeben, daß die Kontrollmeßwerte den einem Vorlauf entsprechenden Berechnungsmodi unterworfen werden. Aus der Gegenüberstellung der festgelegten und der aktuellen Parameter ergibt sich ein guter Überblick über den Stand der Präzisionsmessungen. Im SILAB-System ist auf die korrespondierende automatische Veränderung der Parameter durch die Datenverarbeitungsanlage bewußt verzichtet worden.

Die programmtechnischen Funktionen der Richtigkeitskontrolle entsprechen in ihrer Systematik denen der Präzisionskontrolle. Auch für die Richtigkeitskontrolle werden die verfahrensabhängigen Prüfparameter vom Laborleiter festgelegt. Diese Festlegungen können jederzeit geändert werden, und Anzahl und Positionen von Richtigkeitskontrollproben sind in jeder Serie aufgrund der maschinell lesbaren Codierung der SILAB-Proben-Gefäße frei wählbar.Wie schon erwähnt, können Richtigkeits- und Präzisionskontrollproben zusammengelegt werden.Die Überprüfung der Meßergebnisse von Richtigkeitskontrollproben erfolgt ebenso in Echtzeit, und gegebenenfalls ergibt sich auch hier eine sofortige Fehlermeldung.

Zusammenfassung

Das Datenverarbeitungssystem SILAB enthält den Programmbaustein "Qua-

litätskontrolle" serienmäßig. Die Qualitätskontrolle kann so weiter-
geführt werden, wie es der Laborarzt gewohnt ist und wie es den Bestimmungen entspricht.

- Die Qualitätskontrolle mit Hilfe der Datenverarbeitung belastet
  nicht, sie erfordert keinerlei zusätzlichen Aufwand. Gegenüber der
  konventionellen Arbeitsweise ergibt sich sogar eine spürbare Entlastung.

- Die Ergebnisse der Qualitätskontrolle werden dem Laborarzt sehr
  deutlich und übersichtlich jederzeit in Echtzeit vor Augen geführt.

- Wenn ein negatives Ergebnis bei den Kontrollen festgestellt wird,
  werden nur die unbedingt notwendigen Entscheidungen von der Datenverarbeitungsanlage automatisch veranlaßt. Hierzu gehört nämlich
  die Benachrichtigung des Laborpersonals bzw. des Laborarztes und
  das vorläufige Sperren der Ergebnisse. Wie anschließend weiter verfahren wird, obliegt allein dem Laborarzt. Der Laborarzt kann die
  Entscheidung der Datenverarbeitungsanlage bestätigen, er kann sie
  aber auch aufheben. Mit dem SILAB-Kontrollsystem ist es gelungen,
  die gewünschte Qualität aller Laborergebnisse sicherzustellen und
  die Arbeiten zu rationalisieren, die wegen der großen Anzahl täg-
  licher Untersuchungen inzwischen notwendig wurden.

  Mit dem beschriebenen System steht ein so flexibles Hilfsmittel zur
  Verfügung, daß auch individuelle Wünsche berücksichtigt werden können.

Qualitätskontrolle im klinisch-chemischen Laboratorium mit on-line-Anschluß zur elektronischen Datenverarbeitung, Basis-Qualitätskontroll-System

R. M. Schmülling, W. Gräser, M. Eggstein

1. Einleitung

1.1 Ebenen der Qualitätskontrolle

Die Kontrolle klinisch-chemischer Ergebnisse erfolgt auf 4 Ebenen,
ehe sich aus ihnen diagnostisch relevante Schlüsse und therapeutische
Konsequenzen ziehen lassen.
a) Die Basiskontrolle umfaßt Richtigkeit und Präzision der Bestim-
   mungsmethoden.
b) Zur intralaboratoriellen Plausibilitätskontrolle muß man die Konstellationen von Befundmustern zählen, deren Einzelergebnisse sich
   gegenseitig in der diagnostischen Relevanz bekräftigen. Abweichungen von bekannten Befundmustern pathologischer klinisch-chemischer
   Ergebnisse geben Anlaß zur Aufdeckung von Fehlern oder lenken die
   Aufmerksamkeit auf seltene Krankheitsbilder oder besondere therapeutische Effekte.
c) Die Verlaufskontrolle oder Trendanalyse der im Lauf der Krankheitsentwicklung eines Patienten wiederholt durchgeführten Bestimmungen
   gleicher Parameter kann zur Bestätigung extremer Ergebnisse führen
   oder ein Resultat, das im Normbereich liegt, als fehlerhaft ent-
   decken.
d) Die klinische Plausibilitätskontrolle geschieht während der Arzt-
   visite am Krankenbett. Sie beruht auf der Einordnung des klinisch-
   chemischen Befundmusters in das anamnestische und klinische Bild
   und die Krankheitsentwicklung unter Berücksichtigung der therapeutischen Maßnahmen.
Die Grundlage jeder unter b-d genannten weitergehenden Plausibilitäts-
prüfung ist die Kontrolle und genaue Information über Richtigkeit und
Präzision der einzelnen Untersuchungsmethoden.

1.2 Konventionelle Kontrollkarten

Im konventionell organisierten Laboratorium wird die Durchführung einer Qualitätskontrolle durch das Zeichnen von Kontrollkarten dokumentiert (4). Diese sollen eine Kontrolle von Richtigkeit und Präzision
einer Methode ermöglichen. Proben mit bekanntem, gleichbleibendem Ge-
halt der zu untersuchenden Substanz werden wiederholt dem Analysen-
gang unterzogen, genauso, wie die zu bestimmende Probe, z.B. im Patientenserum. Mittelwert und Standardabweichung werden berechnet und
mit diesen Parametern die Kontrollkarten mit den 2-s-Warngrenzen und
den 3-s-Kontrollgrenzen gezeichnet. Alle folgenden Bestimmungen dieser gleichbleibenden Probe - im weiteren Testserum (TS) genannt - werden auf dieser Kontrollkarte in Beziehung zu Mittelwert und s-Grenzen
eingezeichnet und liefern somit ein Diagramm der Richtigkeit und Präzision der überwachten Methode.

Das Führen der Kontrollkarten ist eine zeitraubende Arbeit mit mühe-
voll empfundenen Berechnungen, der Einsatz eines Rechners bietet sich
an.

1.3 Forderungen an ein Basis-Qualitätskontroll-System per EDV

Bei der Vorbereitung eines Programmsystems zur Qualitätskontrolle im
klinisch-chemischen Laboratorium sind folgende Punkte von Wichtigkeit:
a) Eine objektive und sachgerechte Bearbeitung der Testserumresultate
   muß gesichert sein. Bei der Ermittlung von Richtigkeit und Präzision soll ein Maß zur Beurteilung der Ergebnisse der Bestimmung in
   Patientenproben gefunden werden, d.h. die Gesamtheit des unvermeidbaren methodischen Fehlers soll ermittelt werden. Die Aufschlüsse-
   lung dieses Fehlers in seine Anteile bedingt durch Drift, Verschleppungseffekte, zyklische Verschleppungseffekte und mangelnde Line-
   arität sowie die gegenseitige Beeinflussung extremer Substratkon-
   zentrationen müssen beim "Einfahren" eines neuen Gerätes ermittelt
   werden (1). Nach diesen Erfahrungen wird das Beschickungsschema
   der Geräte eingerichtet, um den beim "Einfahren" erreichten Quali-
   tätsstandard zu kontrollieren. Das Testserum, das zu diesem Zweck
   in die Beschickungsschemata der Geräte eingefügt ist, muß bei der
   Bestimmung den gleichen Bedingungen unterworfen sein wie jedes andere Patientenserum, wenn es den gesamten unvermeidbaren methodischen Fehler charakterisieren soll. Jedes Testserumergebnis hat bei
   der statistischen Berechnung ein gleiches Gewicht, mit einer Ausnahme: Bei einigen Analysegeräten ist im Beschickungsschema zu ge-
   rätespezifischen Kontrollzwecken die Bestimmung von Testseren in
   Serie vorgesehen, z.B. zur Vorabermittlung von Drift, korrekten Rea-
   genzien, richtiger Kalibrierung usw. Nur die erste einer solchen
   Testserum-Serie wird unter vergleichbaren Bedingungen wie Patienten-
   seren bestimmt. Alle folgenden in dieser Serie haben ein verminder-
   tes Fehlerrisiko - fehlende Verschleppung - und werden daher nicht
   in das Kollektiv der gleichgewichtigen Testseren zur Ermittlung von
   Richtigkeit und Präzision aufgenommen. Die so in der "unterbroche-
   nen Serie" (6) gewonnenen Parameter sind ein gutes klinikorientier-
   tes Maß der Qualität von klinisch-chemischen Methoden.
b) Die Warnung bei Überschreiten der Kontroll- und Warngrenzen muß sofort - real-time - erfolgen, damit ein Außer-Kontrolle-Geraten einer Methode möglichst verhindert werden kann.
c) Die übersichtliche Darstellung auf Kontrollkarten ebenso wie die
   Langzeitdokumentation muß der Rechner übernehmen.
d) Die Möglichkeit einer schnellen Übersicht über alle Laboratoriumsmethoden in komprimierterer Form als die Kontrollkarten muß gegeben
   sein.
e) Das Laboratoriumspersonal muß von allen zusätzlichen Arbeiten zur
   Qualitätskontrolle befreit werden.
Durch die Entwicklung des Basis-Qualitätskontroll-System (BQS) im Rahmen des Diagnostik-Informations-Systems Tübingen werden diese Forderungen erfüllt.

2. Einordnung des Basis-Qualitätskontroll-Systems in das Diagnostik-Informations-System Tübingen

2.1 Beschickungsschemata und Testserumposition

Die Reihenfolge der Bestimmungen mit teil- und vollmechanisierten Analysengeräten wird durch die Beschickungsschemata festgelegt, die sich
bei der Vorabprüfung der Geräte und Methoden als notwendig erwiesen
haben, ohne die effektive Patientenprobenfrequenz zu sehr einzuschrän-
ken. Bei der Vorprüfung wird auch die Position und die Frequenz der
Testseren festgelegt mit dem Ziel, eine bestmögliche Charakterisierung
des Fehlers der angeforderten Patientenbestimmungen zu erreichen.Grund-
sätzlich ist allen Beschickungsschemata gemeinsam, daß die Testseren
an den relativ ungünstigsten Positionen bestimmt werden, um die Metho-

den so zu steuern, daß die auftretenden Fehler unter der "Reizschwel-
le" der beurteilenden Kliniker gehalten werden können (Abb. 1).

Organisation

Krankenstationen   E D V   Laboratorien

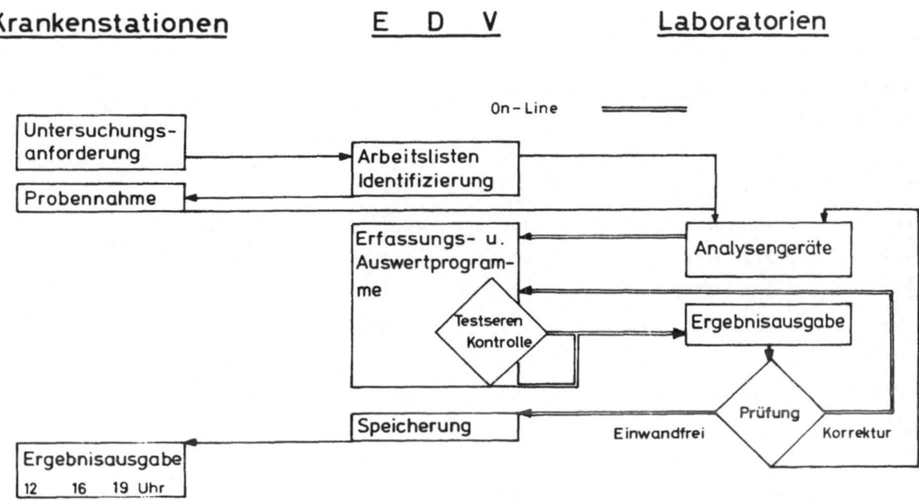

Abb. 1   Organisatorische Einordnung des Basis-Qualitätskontroll-Systems
in das Diagnostik-Informationssystem Tübingen

Die von den Analysegeräten on-line in den Rechner gespeisten digitalen
Identifizierungsdaten und die den Ergebnissen analogen digitalisierten
Daten werden von sog.Erfassungsprogrammen gespeichert. Auswertprogramme übernehmen die Umrechnung in die gebräuchlichen chemischen Einheiten und drucken die identifizierten Ergebnisse auf den Laboratoriumsdruckern neben den Analysengeräten zur Kontrolle aus (2). In diese
geräte- und methodenspezifischen Auswertprogramme eingebaute Unterprogramme erkennen die Testserenergebnisse an einem spezifischen Iden-
tifizierungsnummernkreis und speichern die Ergebnisse auf einen vorläufigen, allen Methoden gemeinsamen Speicherbereich. In Serie bestimmte Testseren werden nicht gespeichert.

Testserumergebnisse, die durch falsche Zuordnung an Analysengeräten
ohne "direkte Probenidentifizierung", also bei sequentieller Identifikation in diesem Bereich fälschlich gespeichert sind, werden nach
erneuter Zuordnung und Aufruf des Auswertprogramms automatisch gelöscht. Gleichzeitig werden die Abweichungen von den Sollwerten, gemessen in Standardabweichungen, ermittelt und gemeinsam mit den Testserumergebnissen auf den Laboratoriumsdruckern ausgegeben (Abb.2).

Bei Erkennen einer Kontrollkarten-Aufruf-Karte initialisiert dieses
Unterprogramm den sofortigen Ausdruck des Kontrollkarten-Diagramms
auf den Laboratoriumsdruckern.

3.1 Speicherung

Im Anschluß an einen Aufruf zum Ausdruck einer oder mehrerer Kontrollkarten werden die betroffenen Testserumergebnisse aus dem allen Methoden gemeinsamen vorläufigen Speicherbereich in einen endgültigen, methodenspezifischen Speicherbereich überführt (Abb.3). Dieses Umspeichern

```
AUSWERTUNG AM FLAMMENPHOTOMETER

DATUM 04.03.74    UHRZEIT  16.33
KETTE NR.    3    BEGINN   16.10
SERIE NR.    5    PROBENZAHL    ?9
          0. WIEDERHOLUNG DER AUSWERTUNG
```

PATIENTENNAME	PAT.NR.	STAT.	GESCHL.	ERG.NR.	NATRIUM	KALIUM	CALCIUM
NULLWERT	30100			0			
STANDARD	30102			0	143	3,8	4,9
▬▬▬I.I.II.	24704	AMBI.		568	13?	4,3	4,3
▬▬▬IA	24650	AMBI.		571	134	5,6 TF	4,5
▬▬▬KA	24717	FRAU		574	136	4,3	4,7
▬▬▬O	24563	NEUR		577	136	3,6	4,3
TESTSERUM	32004			0	133	4,6	4,4
					-3S	-1S	-?S
▬▬▬GERDA	24567	HAUT		580	137	3,? TF	3,8
▬▬▬ELSE	24555	FRAU		583	133	4,1	4,1
▬▬▬MER I.	24551	FRAU		586	135	3,5	4,3
▬▬▬.	24558	NEUR		589	137	4,1	4,3
STANDARD	30102			0	14?	3,8	4,9

Abb. 2   Ergebnisliste Laboratoriumsdrucker

Dateiorganisation vorläufiger und endgültiger Speicherbereich

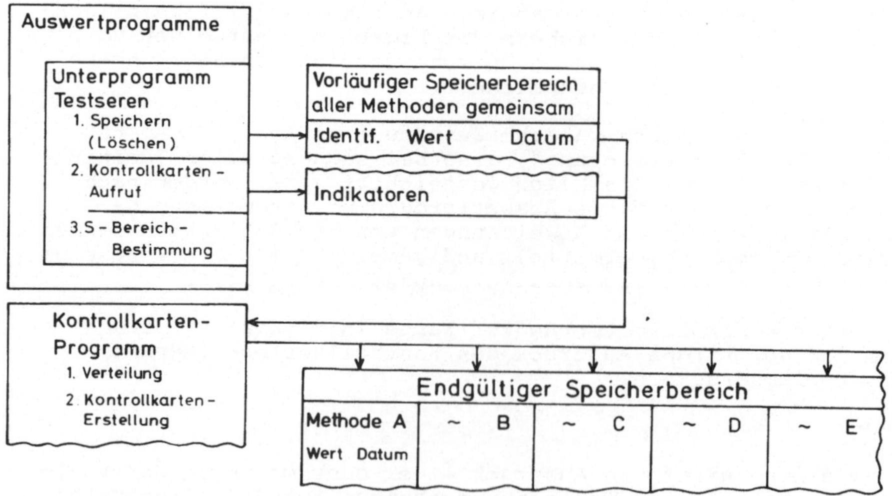

Abb. 3   Testseren-Datei-Organisation

geschieht automatisch, falls ein bestimmter Füllgrad des vorläufigen
Speicherbereichs erreicht wurde, durch Übertragen der relativ ältesten
Testserumergebnisse.

3.2 Statistische Auswertung

Vor Ausdruck der Kontrollkarte werden zunächst aus allen im Methodenfile gespeicherten Ergebnissen die Parameter $\overline{x}$ (G 1) (Abb. 4), s (G 2)
und N berechnet.

Statistische Gleichungen

$$G\ 1 \qquad \overline{x} = \frac{\Sigma x}{N}$$

$$G\ 2 \qquad s = \sqrt{\frac{\Sigma (x - \overline{x})^2}{N - 1}}$$

$$G\ 3 \qquad \overline{x}_g = \frac{N_1 \overline{x}_1 + N_2 \overline{x}_2}{N_1 + N_2}$$

$$G\ 4 \qquad s_g = \sqrt{\frac{(N_1 - 1)s_1^2 + (N_2 - 1)s_2^2 + N_1 \overline{x}_1^2 + N_2 \overline{x}_2^2 - \frac{(N_1 \overline{x}_1 + N_2 \overline{x}_2)^2}{N_1 + N_2}}{N_1 + N_2 - 1}}$$

$$G\ 5 \qquad w_T = \overline{x}_g \pm 1{,}96\ \frac{s_g}{\sqrt{N_T}} \quad ; \quad \alpha = 5\,\%$$

$$G\ 6 \qquad A_\beta\, s_g \leq R \leq B_\beta\, s_g ; \ \beta = 95\,\% \ ; \ A, B\ (\beta, N); \ \text{tabelliert}$$

Abb. 4   Statistische Gleichungen

Sind im Methodenfile mehr als 120 Ergebnisse gespeichert, so werden
die Parameter des ältesten Datums berechnet und die Testserumeinzel-
werte dieses Tages "vergessen". Diese Parameter werden mit den Parametern der bereits früher "vergessenen Einzelwerte", die in einem
Indikatorbereich des Methodenfiles gespeichert sind, vereinigt zu
$\overline{x}_g$ (G 3), s_g (G 4) und N_g. Die Parameter dieser beiden Kollektive bilden die Kopfzeile der Kontrollkarte und erlauben eine Beurteilung der
Konstanz der Methode (Abb. 5). Die aus der jeweils größten Anzahl berechneten Parameter - in der Laufzeit einer Testserumcharge für eine
Methode 2000 Testserumbestimmungen in 9 Monaten - bestimmen die Gren-
zen des anschließenden Diagramms.

3.3 Aktuelle Parameterdatei

Mit jeder erneuten Berechnung dieser Parameter wird eine Datei aktuali-
siert, in der Mittelwert und Standardabweichung aller BQS-überwachten
Methoden zum real-time-Zugriff während des Ablaufs der Auswertprogramme bereitstehen (Abb.6).

```
14.01.74    10.50 UHR    K O N T R O L L K A R T E    GOT

  MITTELW  STANDABW  VARKOEFF   ZAHL  +-S  ZAHL  VOM              BIS
  IE/L     IE/L         %

     48,9      2,3      4,6    115  3.0      6  28.12.73  14.01.74

     48,8      3,2      6,6   2028  4.0     33  05.04.73  27.12.73


AUSDRUCK DER   2. JAHRESWOCHE   1974


EINZELWERTE DES TESTSERUMS    GOT

    -2S              MITTELWERT        +2S        IE/L      NR    DATUM
    42,4               48,8           55,2

=========================================================07.01.74 MO
        :          * I              :              48       1
        :          * I              :              48       2
        :            *              :              49       3
        :            I    *         :              51       4
        :            I    *         :              51       5
        :          * I              :              48       6
        :        *   I              :              47       7
        :            *              :              49       8
        :        *   I              :              47       9
```

Abb. 5   Kopfzeile der Kontrollkarte

Real – time Qualitätskontrolle und Dateiverwaltung

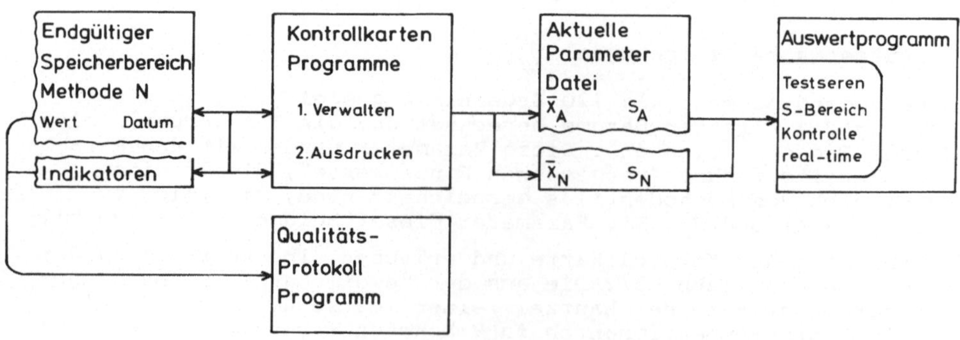

Abb. 6   Real-time-Qualitätskontrolle und Datenverwaltung

3.4 Real-time-Qualitätskontrolle

Im Moment des Ergebnisausdrucks auf den Laboratoriumsdruckern ist der
Testserumwert überprüft und das Ergebnis liegt dem Laboranten vor als

Differenz des Istwerts vom Sollwert gemessen in Standardabweichungen (Abb.2). Überschreitet die Differenz 2 Standardabweichungen, so erfolgt der Ausdruck in roter Farbe. Diese real-time-Qualitätskontrolle wird damit zur Qualitätssteuerung und -verbesserung, da weitere Kontrollmaßnahmen bzw. die Fehlersuche während des laufenden Analysengangs eingeleitet werden können.

4. Aufbau der Kontrollkarten-Diagramme

4.1 Diagramm der Einzelwerte

Das Diagramm, in das die Einzelwerte als Sternchen markiert werden (Abb.7), reicht von $x_g - 3\ s_g$ am linken unteren Rand bis $\bar{x}_g + 3\ s_g$ am rechten oberen Rand, die damit die Kontrollgrenzen ausmachen. Kommt ein Einzelwert jenseits dieser Grenzen zu liegen, so erscheint der Ausdruck "außerhalb" in dieser Zeile, der Betrag in den jeweiligen Dimensionen ist rechts vermerkt. Zusätzlich ist die zeitliche Reihenfolge, das Datum und der Wochentag aufgeführt. Das Diagramm der Einzelwerte dient der visuellen Kontrolle von Herausschlägern, long-term-periodicity, Trends, Diskontinuitäten und rapid periodic fluctuations (3). Als Warngrenze ist $\bar{x} \pm 2\ s_g$ markiert.

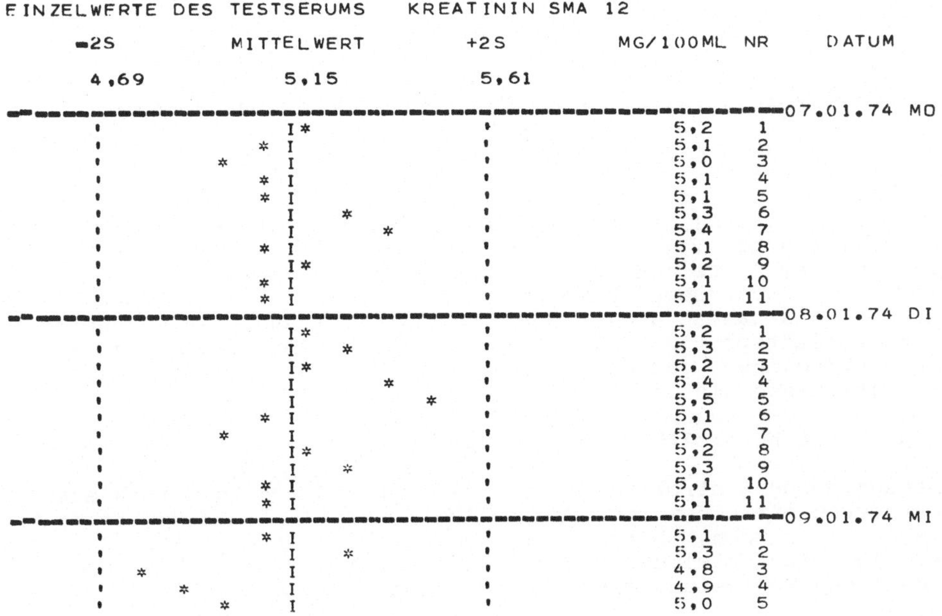

Abb. 7 Kontrollkarte, Diagramm der Einzelwerte

4.2 Diagramm der Tagesmittelwerte

Es folgt eine Aufzeichnung der Tagesmittelwerte in 95 %-Grenzen. Da diese Grenzen in Abhängigkeit von N/Tag schwanken (G 5), sind sie auf

handgezeichneten Kontrollkarten täglich an differenter Position ein-
zutragen. Zur Vermeidung dieser unübersichtlichen Darstellung werden
bei den BQS erstellten Kontrollkarten die Grenzen festgelegt und der
Maßstab variiert. Die Tagesmittelwerte geben im wesentlichen ein Maß
für die Richtigkeit der Methode (Abb. 8).

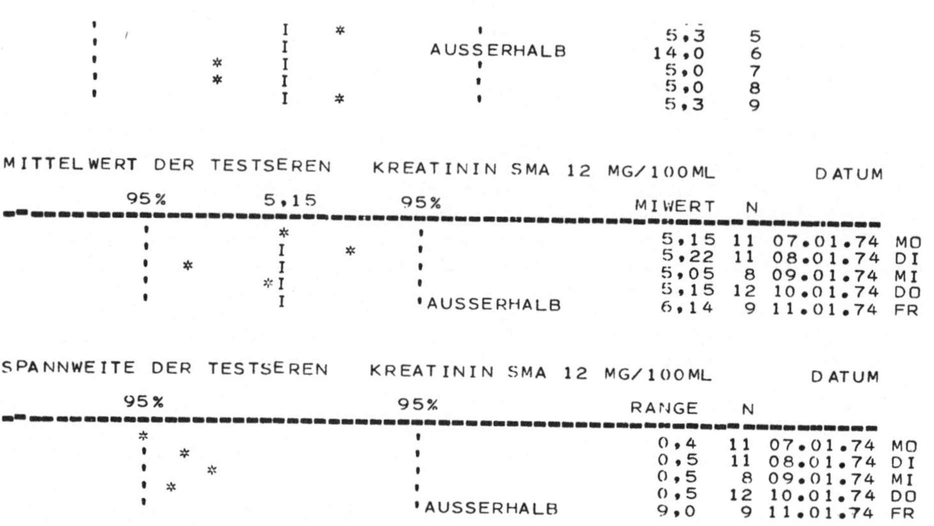

Abb. 8   Kontrollkarte, Diagramm der Tagesmittelwerte und Spannweite

4.3 Diagramm der Spannweiten

Die mit einer gleichartigen Maßstabsvariierung ausgestatteten Diagram-
me der Spannweiten pro Tag (Abb.8) sollen die tägliche Präzision charakterisieren. Der Aufzeichnung des Range wurde an dieser Stelle der
Vorzug vor der Standardabweichung pro Tag gegeben, da bei kleinen Stichproben beide Tests nahezu gleich mächtig und die Standardabweichungen
pro Tag im Qualitätsprotokoll (s.u.) verwendet werden. Zudem reagiert
der Range empfindlicher auf die Extremwerte, die zur Fehlersuche von
besonderem Interesse sind.

4.4 Zeitpunkt der Kontrollkartenerstellung

Die so beschriebene Kontrollkarte kann jederzeit durch Identifizieren
eines Testserums mit einem sog."Kontrollkarten-Aufruf" auf den Labor-
drucken erstellt werden, üblicherweise am Ende des Arbeitstages.Zwangs-
läufig erfolgt die Erstellung einer Kontrollkarte für alle BQS-überwachten Methoden wenigstens ein Mal pro Tag auf dem Schnelldrucker.

4.5 Eliminierung der "Herausschläger", off-line-Eingabe von nicht on-
line überwachten Testserumergebnissen

Auf den Kontrollkarten sind ohne Ausnahme alle als Testserum identifizierten Resultate enthalten, auch die "Herausschläger", die z.B. durch
fehlerhafte Gerätebedienung entstehen, da gerade diese Werte für den
verantwortlichen Laborarzt eine wichtige Information über die technische Bedienung liefern. Wurde ein Fehler entdeckt, so gehört das zugehörige Testserumresultat nicht zum zufälligen Streubereich, daher

auch nicht in die Berechnung der Parameter der nicht vermeidbaren Fehler einer Methode. Diese Testserumresultate müssen eliminiert werden, wie auch die zugehörigen Resultate der Patientenprobenbestimmungen wiederholt werden müssen. Für diesen Fall gibt es die Möglichkeit, die "Herausschläger" gezielt im Methodenfile zu löschen durch manuelles Ablochen. Auf dem gleichen Wege werden die Kontrollkarten der nicht online angeschlossenen Methoden erstellt. Werden Herausschläger nicht gelöscht, so wird die Parameterberechnung durch sie nicht beeinflußt, da grundsätzlich alle Ergebnisse außerhalb der 4-s-Grenzen nicht in die Berechnung eingehen. Diese Werte werden a priori als Herausschläger angesehen und nur ihre Anzahl aufsummiert, gespeichert und im Kopf der Kontrollkarte ausgedruckt.

4.6 Langzeitdokumentation

Die täglichen Kontrollkarten mit einer Übersicht über den aktuellen und den vorausgehenden Arbeitstag werden am Ende einer Arbeitswoche durch eine Wochenkontrollkarte mit dem Vermerk der Jahreswoche ersetzt, die dann als endgültige Dokumentation abgeheftet wird und so eine lükkenlose, übersichtliche Protokollierung der Qualität einer Labormethode darstellt.

5. <u>Qualitätsprotokoll</u>

Mit wachsender Zahl der Methoden erweisen sich Kontrollkarten als unzulänglich, um einen schnellen Überblick über die Qualität aller Labormethoden noch am gleichen Arbeitstag zu gewinnen.Um diese Bedingung zu erfüllen, wurde ein sog. Qualitätsprotokoll entwickelt, das es ermöglicht, zur Zeit der "Laborbesprechung" einen schnellen Überblick über alle Methoden zu gewinnen (Abb.9)

TEST			MITTELW.	IN%	STABW.	VK	N
KALIUM LAB.4							
12.04.73	BIS	27.12.73	4,93	100	0,12	2,4	1994
28.12.73	BIS	10.01.74	4,91	100	0,12	2,5	117
	AM	11.01.74	4,92	100	0,09 ▬	1,9	13
NATRIUM LAB.4							
12.04.73	BIS	27.12.73	150,0	100	3,9 ▬	2,6	2078
28.12.73	BIS	10.01.74	148,8	99	2,0 ▬	1,4	118
	AM	11.01.74	149,2	99	1,8 ▬▬	1,2	13
CALCIUM LAB.4							
12.04.73	BIS	27.12.73	5,02	100	0,11	2,2	1986
28.12.73	BIS	10.01.74	4,94	98	0,11	2,1	117
	AM	11.01.74	4,97	99	0,09	1,7	13
LAP							
05.04.73	BIS	21.12.73	8,3	100	2,1 ▬	25,3	2261
27.12.73	BIS	10.01.74	9,2 ++	111	1,3 ▬	14,2	118
	AM	11.01.74	10,2 ++	123	1,4 ▬	14,0	16

Abb. 9 Qualitätsprotokoll, Parametervergleich

Die "kondensierte" Kontrollkarte des Gesamtlaboratoriums ist folgendermaßen aufgebaut. Es werden pro Methode drei Kollektive gegenübergestellt:

a) Die Parameter aller nicht mehr einzeln gespeicherten Testserumresultate seit Benutzung einer Testserumcharge.
b) Die Parameter aus den aktuell im Methodenfile gespeicherten,ca.120
   Testserumergebnissen.
c) Die Parameter des aktuellen Arbeitstages.

Überschreiten die Differenzen von Mittelwert und Standardabweichung
der Unterkollektive die festgelegten Grenzen, so wird dies markiert
durch -- oder ++ als Hinweis auf eine signifikante Differenz der verschiedenen Unterkollektive.

Im rechten Teil des Qualitätsprotokolls wird die Anzahl der Testserumresultate aufgezeichnet, die eine Differenz zum Mittelwert zwischen
0 bis 1s, 1 bis 2s, 2 bis 3s, 3 bis 4s und größer als 4s haben (Abb.10).

VK	N	0S	1S	2S	3S	4S	3 • SEITE
2,4	1994					47	
2,5	117	84	27	5		1	
1,9	13	9	4				MVAL/L
2,6	2078					24	
1,4	118	98	20				
1,2	13	12	1				MVAL/L
2,2	1986					37	
2,1	117	51	63	3			
1,7	13	8	5				MVAL/L
25,3	2261					6	
14,2	118	97	19	2			
14,0	16	6	9			1	IE/L

Abb. 10   Qualitätsprotokoll, s-Bereiche-Diagramm

Ein Blick auf diese 3 Zeilen - Parameter des länger zurückliegenden
Zeitraums, der letzten 120 Testserumresultate und des aktuellen Arbeitstages - und auf die Frequenzen in den einzelnen s-Klassen - gibt
einen Eindruck von der Qualität einer Methode einschließlich ihrer
Konstanz sowie das Verteilungsmuster, welches nicht wesentlich von
der Normalverteilung abweichen sollte (0-1s = 68%;1s - 2s = 27,5%;
2s - 3s = 4,2%; >3s = 0,3%).

6. Umfang des Basis-Qualitätsprotokoll-Systems

Die ersten Anfänge des BQS gehen in das Jahr 1968 zurück. Als letztes
wurde das Qualitätsprotokoll Mitte 1973 in die Routine eingeführt.
Zur Zeit werden 30 Methoden on-line überwacht, weitere 10 Methoden
off-line. Pro Methode wird dabei 1 Sektor zu je 320 Worten à 16 bit

Speicherplatz belegt. Die erwähnten Dateien und der vorläufige Zwischenbereich belegen 10 Sektoren Speicherplatz.
Die Steuerung des Systems wird von 5 Hauptprogrammen mit insgesamt 5000 Programm- und 5600 Variablen-Speicherworten und 37 Unterprogrammen mit 7100 Programm- und 1300 Variablen-Speicherworten übernommen. Bei diesen Programmen handelt es sich um speziell für das BQS erstellte Programme, nicht eingerechnet die System- und Benutzerroutinen, die im MPX-Betriebssystem enthalten sind oder für das DIS erstellt wurden. Insgesamt umfaßt das Basis-Qualitätskontroll-System also ca.12000 Programmspeicherworte à 16 bit und ca. 7000 Variablen-Speicherworte mit einem Plattenspeicherbedarf im schnellen Zugriff von z.Zt. 50 Sektoren à 320 Worten, der sich mit jeder weiteren überwachten Methode um 1 Sektor vermehrt.

7. Zusammenfassung

Im Diagnostik-Informationssystem Tübingen wurde ein Programmsystem entwickelt, das die Basis-Qualitätskontrolle der on-line an einen Prozeßrechner angeschlossenen klinisch-chemischen Analysengeräte steuert. Das Basis-Qualitätskontroll-System, dessen wesentliche Vorteile in einer objektiven on-line-Erfassung der statistisch relevanten Ergebnisse, der real-time-Warnung während des laufenden Analysengangs bei Überschreiten der Kontroll- und Warngrenzen, der graphisch übersichtlichen Darstellung der Kontrollkarten-Diagramme, der Erstellung eines real-time-Qualitätsprotokolls mit einer kondensierten Übersicht über alle Laboratoriumsmethoden und der Wartungsfreiheit mit entsprechender Entlastung des Laboratoriumspersonals liegt, wird beschrieben.

Literatur

1. HAECKEL, R.: Automation bei klinisch-chemischen Analysen, Z.KLin.Chem.Biochem. $\underline{10}$, 235-242.

2. BOCK, H.E., EGGSTEIN,M.: Diagnostik-Informations-System. Integrierte elektronische Datenverarbeitung für die ärztliche Diagnostik. Berlin - Heidelberg - New York: Springer-Verlag 1970.

3. BENNETT,C.A., FRANKLIN, N.L.: Statistical Analysis in Chemistry and the Chemical Industry. New York - London - Sydney, John Wiley and Sons, Inc. 1952.

4. HALD,A.: Statistical Theory with Engineering Applications. New York - London, John Wiley and Sons, Inc. 1952.

5. HALD, A.: Statistical tables and formulas. New York, John Wiley and Sons 1952.

6. SCHMÜLLING, R.M., LIEBICH,H., LOCHER,M., MILDNER,I., EGGSTEIN,M.: Erfahrungen mit dem Technicon SMA 12-60 Analysengerät, on-line an einen Prozeßrechner IBM 1800 angeschlossen, im Vergleich zum Technicon SMA 12-30. Z.Klin.Chem.Klin.Biochem. $\underline{11}$, 513-520, 1973.

Computerunterstützte statistische Qualitätskontrolle klinisch-chemischer Analyseverfahren an der Medizinischen Hochschule Hannover

R. Pigors

Organisation der Qualitätskontrolle

Die statistische Qualitätskontrolle im Zentrallaboratorium der Med.
Hochschule Hannover wurde schon vor dem Einsatz der Labor-EDV nach einem
Schema durchgeführt, das sich seither nicht wesentlich geändert hat.
Man unterscheidet - wie vielfach üblich - zwischen Richtigkeits- und
Präzisionskontrollen.

Bei der Richtigkeitskontrolle geht man davon aus, den wahren Wert der
Analyse zu kennen und stellt ihn als Sollwert dem tatsächlich gemessen-
en Ergebnis gegenüber. Bei der Präzisionskontrolle gilt der wahre Ana-
lysewert als unbekannt. Die statistische Auswertung vollzieht sich auf
zwei Ebenen. Einerseits werden alle vergleichbaren Meßergebnisse der
Präzisionskontrolle über eine Kontrollperiode von jeweils einem Monat
gesammelt und zu einer Stichprobe zusammengefaßt, aus der Mittelwert
und Standardabweichung berechnet werden. Andererseits wird jedes Einzelergebnis anhand des Mittelwertes und der Standardabweichung aus Vor-
perioden praktisch auch auf Richtigkeit getestet.

Stichprobenschema

In den Arbeitsvorschriften des Zentrallabors ist für jedes Analysenverfahren - z. T. individuell - das Schema der Qualitätskontrollana-
lysen festgelegt. Am Anfang einer Meßkette oder Serie werden in der
Regel aufeinanderfolgend 3 gleiche Präzisionskontrollseren gemessen,
bei automatischen Verfahren ein weiteres nach jeweils 20 Proben und
bei einigen Analysenautomaten nochmals 3 aufeinanderfolgende am Ende
einer Kette.

Zweimal in der Woche wird pro Analysenverfahren ein Richtigkeitskon-
trollserum analysiert, dessen Sollwert dem Personal am Analysengerät
bekannt ist. Die Stellung dieses Serums ist einheitlich unmittelbar hinter den Präzisionskontrollen am Anfang der Serie. Ebenfalls zweimal
wöchentlich durchlaufen Blindkontrollen das Labor, d.h. Richtigkeitskontrollseren, die am Arbeitsplatz nicht von Patientproben zu unterscheiden sind.

Beitrag der Labor-EDV zur Qualitätskontrolle

Dem hohen Arbeits- und Kostenaufwand des Labors für die Qualitätskontrolle ist eine besondere Sorgfalt bei der statistischen Auswertung
angemessen. Während des Aufbaus und sukzessiven Einsatzes der EDV im
Labor mußte die vollständige Programmierung der Qualitätskontrolle aus
Zeitmangel bisher hinter andere dringende Programmieraufgaben zurück-
gestellt werden. Deshalb, z.T. jedoch auch aufgrund theoretischer Erwägungen, unterstützt zwar der Computer die Auswertung der Qualitätskontrolle durch statistische Berechnungen und graphische Darstellungen,
daneben werden aber weiterhin nach herkömmlichen Verfahren Kontroll-

karten am Arbeitsplatz geführt. Insbesondere wird vom Computer keine
verbindliche Entscheidung darüber gefällt, ob ein Analysenverfahren
"in Kontrolle" ist oder nicht. Diese Entscheidung, wie auch die Freigabe jedes Patienten-Analysenwertes, bleibt also den wissenschaftlichen
Mitarbeitern des Labors vorbehalten. Der Computer liefert nur das Zah-
lenmaterial und leistet damit Entscheidungshilfe.

On-line-Erfassung und aktuelle Beurteilung der Kontrollanalysen

Ein großer Teil der Präzisions- und Richtigkeitskontrollmessungen wird
online vom Computer erfaßt. Außer bei den Blindkontrollen ist das
verwendete Kontrollserum durch eine spezielle Probennummer identifiziert, die sich von den Labornummern der Patientenproben durch Verwendung der Zahlen 50 bis 69 anstelle des Tagesdatums abhebt. Dabei bedeutet in der ersten Ziffer die 5 Präzisionskontrolle und die 6 Richtigkeitskontrolle. Die zweite Ziffer gibt die Stellung der Probe innerhalb
einer Serie aufeinanderfolgender Kontrollseren an. In den übrigen 4
Ziffern der Probennummer sind Art und Charge des Kontrollserums verschlüsselt.

Die Information wird mit einer Kurzlochkarte am Arbeitsplatz in das
Kanalmodul des Labor-Interfaces eingegeben und gelangt in einem normierten Datensatz, zusammen mit dem Meßwert und weiteren Identifizierungsdaten, online in den Computer.

Nach jeder Rohdatenauswertung einer Serie läuft im Computer ein erstes
Qualitätskontrollprogramm (QUA 1) ab, das die als Präzisions- oder
Richtigkeitskontrollen identifizierten Ergebnisse gesondert herausdruckt
und bewertet. Zur Bewertung sind dem Rechner für alle laufend verwendeten Kontrollseren und für jedes angewandte Analysenverfahren Sollwert
und Standardabweichung auf einer Plattendatei vorgegeben. Diese Parameter werden von den Laborassistenten anhand monatlicher Qualitätskon-
trollreports festgelegt und können über Lochkarten eingegeben und korrigiert werden. Bei den zur Präzisionskontrolle verwendeten Seren steht
an der Stelle des Sollwertes ein Langzeitmittelwert.

Aus dem Meßwert X, dem Sollwert X_0 und der Standardabweichung s bildet
der Rechner die Kontrollgröße $\lambda = (X-X_0)/s$ und stellt sie neben den
Klartextangaben auf dem Kontrollreport graphisch dar (Abb. 1). Als Kontrollgrenzen für λ sind die Werte -3 und +3 markiert. Wenn der Kontrollbereich überschritten ist, wird λ durch x-Zeichen statt durch Sterne
dargestellt. Die graphische Darstellung von λ entspricht dem Prinzip
der Kontrollkarten, bei denen jedoch die Transformation von X zu λ
nicht rechnerisch, sondern implizit durch den Maßstab der x-Achse durchgeführt wird. Da bei dem aktuellen Computerkontrollreport aber oft die
Ergebnisse verschiedener Analysenverfahren oder Kontrollseren nacheinander darzustellen sind, ist die explizite Transformation hier vorteilhafter.

Die on-line-erfaßten Ergebnisse der Qualitätskontrolle werden im Computer gespeichert und stehen für weitere statistische Auswertungen,
die bisher nicht programmiert werden konnten, zur Verfügung.

Manuell geführte Kontrollkarten

Unabhängig von der Computerkontrolle werden im Labor für jedes Analy-
senverfahren Präzisionskontrollkarten für jeweils einen Monat geführt.
Darin wird pro Arbeitstag nur ein Wert durch Einkleben eines farbigen
Punktes festgehalten (Abb. 2). Die Farbe, z.T. mit einer zusätzlichen
Markierung, kennzeichnet die techn. Assistentin, die die Analyse durch-

BLATT 01

```
                   PRAEZISIONS- UND RICHTIGKEITSKONTROLLE          : FR, 08.03.74  12.53
                   ======================================          : GERAET NR.  15
                                                                    ------------------------

        L.NR    E.NR    A.NR/BEZ    MESSW.      SOLLW.    ST.-ABW    KONTROLL
                                       X           XQ        S      -GROESSE        -3   -2   -1    0    1    2    3
        ----    ----    --------    ------      ------    -------    --------       ,....,....,....,....,....,....,
CHARGEN-NR      KONTROLL-SERUM

P 53  0071       801   33 SGPT     (  45   -   43,0 ) /   2,1   =    1,0
25             MONI-TROL 2-X                                                         .                      ******
                                                                                                                  .

P 53  0071       802   34 SGPT     (  52   -   58,5 ) /   3,1   =   -2,0
25             MONI-TROL 2-X                                                         .         ************
                                                                                                                  .

P 53  0071       803   33 SGPT     (  45   -   43,0 ) /   2,1   =    1,0
25             MONI-TROL 2-X                                                         .                      ******
                                                                                                                  .

P 53  0071       804   34 SGPT     (  54   -   58,5 ) /   3,1   =   -1,4
25             MONI-TROL 2-X                                                         .            ********
                                                                                                                  .

P 53  0071       805   33 SGPT     (  44   -   43,0 ) /   2,1   =    0,5
25             MONI-TROL 2-X                                                         .                      ***
                                                                                                                  .

P 53  0071       806   34 SGPT     (  53   -   58,5 ) /   3,1   =   -1,7
25             MONI-TROL 2-X                                                         .            *********
                                                                                                                  .

P 53  0071       827   33 SGPT     (  42   -   43,0 ) /   2,1   =   -0,4
25             MONI-TROL 2-X                                                         .                      ***
                                                                                                                  .

P 53  0071       828   34 SGPT     (  49   -   58,5 ) /   3,1   =   -3,0
25             MONI-TROL 2-X                                                        XXXXXXXXXXXXXXXXX
                                                                                                                  .

P 53  0071       849   33 SGPT     (  46   -   43,0 ) /   2,1   =    1,4
25             MONI-TROL 2-X                                                         .                      ********
                                                                                                                  .

P 53  0071       850   34 SGPT     (  55   -   58,5 ) /   3,1   =   -1,0
25             MONI-TROL 2-X                                                         .                      ******
                                                                                                                  .
```

A b b . 1   Aktueller Qualitätskontrollausdruck durch
             das Computerprogramm QUA1 in der
             On-line-Datenerfassung

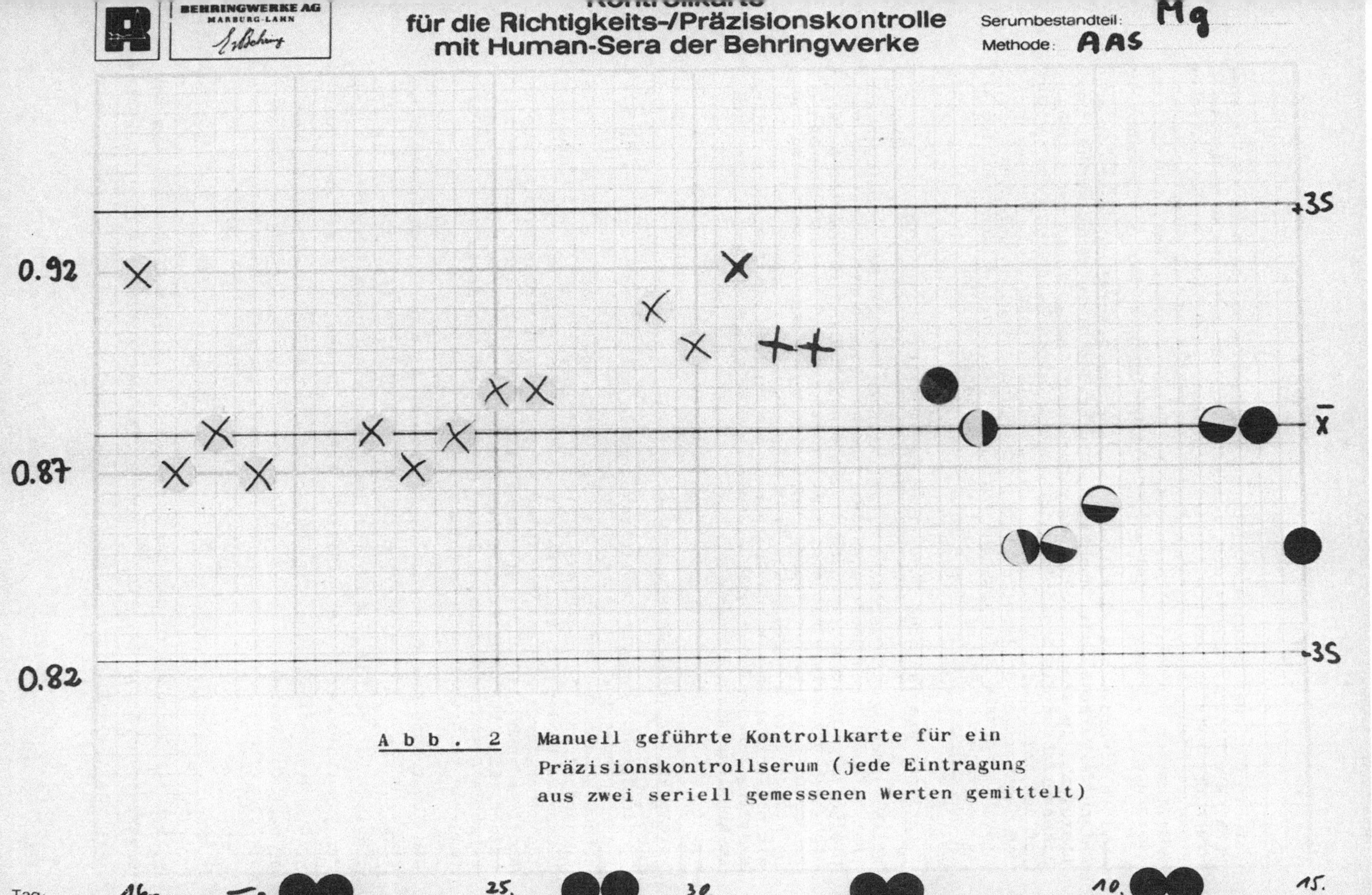

A b b . 2   Manuell geführte Kontrollkarte für ein
Präzisionskontrollserum (jede Eintragung
aus zwei seriell gemessenen Werten gemittelt)

geführt hat. Der durch den Klebepunkt gekennzeichnete Wert stellt aber nicht ein Einzelergebnis dar, sondern wird aus zwei in Serie gemessenen Ergebnissen gemittelt. Die Begründung dafür ist in statistischen Erwägungen zu sehen, wonach bei Mittelwertbildung und entsprechender Modifikation des Kontrollbereichs die Fehler zweiter Art, d.h. falsche Alarmanzeigen, in der Regel seltener werden.

Gemittelt werden i.a. der 2. und 3. Wert der Präzisionskontrollen am Anfang der ersten Serie des Tages. Die beiden Einzelwerte werden darüberhinaus in einen Ablochbeleg eingetragen (Abb. 3), in dem pro Analysenverfahren die Ergebnisse für jeweils einen Monat gesammelt werden. Auf dem Ablochbeleg werden auch die Richtigkeitskontrollergebnisse mit dem zugehörigen Sollwert notiert. Die Blindkontrollen gelangen dazu über die normale Befundausgabe zurück an den Arbeitsplatz, nachdem sie an zentraler Stelle mit dem Sollwert versehen wurden.

Monatliche statistische Auswertung der Qualitätskontrolle

Am 15. jeden Monats werden die Eintragungen von den Ablochbelegen zentral in Lochkarten übertragen. Mit dem Programm QUALI wertet der Rechner die Daten statistisch aus und druckt einen Qualitätskontrollreport (Abb. 4), der alle eingegebenen Informationen und die errechneten Parameter enthält. Der Report dient einerseits zur Dokumentation und nachträglichen Bewertung der Kontrollperiode. Die Auswertung der Präzisionskontrollen wird darüberhinaus als Vorlage zur Festlegung oder Modifikation der Kontrollbereichsgrenzen sowohl im Computer als auch am Arbeitsplatz verwendet.

Parameter der Präzisionskontrolle

Da die Stichproben zur Qualitätskontrolle mit durchschnittlich 18 bis 20 Wertpaaren für statistische Aussagen einen relativ kleinen Umfang haben, werden zur Ermittlung der Streuungsmaße Formeln verwendet, die grundsätzlich alle gegebenen Werte in die Berechnung einbeziehen. Dieses Verfahren ist nicht selbstverständlich, denn die beiden Werte aus einer Serie zeigen fast immer eine deutliche Abhängigkeit voneinander, können also nicht als unabhängige Zufallsvariable angesehen werden. Die Abhängigkeit wird berücksichtigt durch die Unterscheidung zwischen Standardabweichung s und Streuung in der Serie s_s. Dazu führt folgende theoretische Betrachtung:

Die Abweichung des Meßwertes X_{ik} (k-ter Wert in der i-ten Serie) vom Erwartungswert μ wird zerlegt in zwei unabhängige Komponenten $X_{ik} - \mu_i$ und $\mu_i - \mu$, wobei $\mu_i - \mu$ den für die Serie konstanten Fehler und $X_{ik} - \mu_i$ den innerhalb der Serie zufälligen Fehler darstellt. Die Standardabweichung s zerfällt dadurch entsprechend in zwei Komponenten s_s und s_t nach der Formel

$$s^2 = s_s^2 + s_t^2 .$$

s_s ist als Streuung in der Serie bekannt und stellt die Wurzel aus dem Erwartungswert von $(X_{ik} - \mu_i)^2$ dar, s_t ist die Wurzel aus dem Erwartungswert von $(\mu_i - \mu)^2$.

Erläuterungen

A) Methodenbezeichnung (bis zu 80 Zeichen)

B) Präzisionskontrolle
    Werte bitte rechtsbündig in die Felder
    eintragen, z.B.:

    | 140 | 139 | 5.1 | 4.9 |

    und die Felder zeilenweise auffüllen.
    Falls von einem Tag nur ein Wert vorliegt,
    ist er als 1. Wert einzutragen und das
    Feld für den 2. Wert freizulassen.

C) Präzision des Vormonats (in %)

D) Richtigkeitskontrolle

A b b . 3   Ablochbeleg zur monatlichen Auswertung der
              Präzisions- und Richtigkeitskontrollen

INSTITUT FUER KLINISCHE CHEMIE DER MEDIZINISCHEN HOCHSCHULE HANNOVER
ABT. ZENTRALLABORATORIUM IM ZENTRALKLINIKUM
3 HANNOVER-KLEEFELD

===

QUALITAETSKONTROLLE   ENZ   GPT

A) PRAEZISIONSKONTROLLE   SEPT   MONI-TROL 2-X   24

MONAT	CHARGE	METH.	GERAET	X1	X2	X1	X2	X1	X2	X1	X2	X1	X2	X1	X2
12 73	0040	34	12	69	68	63	63	65	63	68	69	67	66	67	65
12 73	0040	34	12	74	76	67	74	68	63	76	75	73	73	64	65
12 73	0040	34	12	67	68	67	67	67	67	64	66				

32 WERTE   16 TAGE   KONTROLLBEREICH (FUER MITTELWERTE, SM = 3,7)

U.GR. = 56,8 , XQ = 67,9 , O.GR. = 79,1

KOMPONENTEN DER STREUUNG

SS = 1,7 (2,5 %)

ST = 3,5 (5,2 %)

STANDARDABW.   PRAEZISION

S = 3,9   5,8 %

PRAEZISION DES VORMONATS 3,7 %

B) RICHTIGKEITSKONTROLLE

DATUM	CHARGE	METH.	GERAET	SOLLW.XS	MESSW.X	MITTEL	X-XS/S	X-XS/XS	X-XS XQ / XS*S
DATUM 080174	CHARGE 0022	34	12	58	56		-0,4	-3,3 %	-0,5
181273	0022	34	12	58	59		0,3	1,7 %	0,3
201273	0022	34	12	58	57		-0,2	-1,6 %	-0,2
030174	0022	34	12	58	59		0,3	1,7 %	0,3
110174	0022	34	12	58	53		-1,2	-8,5 %	-1,4
150174	0022	34	12	58	55		-0,7	-5,1 %	-0,8
	MONITROL 2		29A			56,5	-0,3	-2,5 %	-0,3
181273	0051	34	12	40	39		-0,2	-2,4 %	-0,3
	ASID RICHT. ENKS 1								

===

A b b . 4   Monatlicher Qualitätskontrollreport durch
das Computerprogramm QUALI (statistische
Auswertung der Präzisions- und Richtigkeitskontrollen)

Durch diesen Ansatz kommt man zu folgender Formel für die Standardabweichung s unter Berücksichtigung aller gegebenen Werte:

$$s^2 = \frac{1}{n-1} \sum_{i=1}^{n} \frac{X_{i1} + X_{i2}}{2} - \bar{X}^2 + \frac{1}{2}s_s^2$$

$$\text{mit } \bar{X} = \frac{1}{2n} \sum_{i=1}^{n} (X_{i1} + X_{i2})$$

$$s_s^2 = \frac{1}{2n} \sum_{i=1}^{n} (X_{i1} - X_{i2})^2$$

n = Anzahl der Wertpaare

Erfahrungsgemäß fällt bei den meisten halb- oder vollautomatischen Analyseverfahren die Standardabweichung im Durchschnitt etwa zweimal so
hoch aus wie die Streuung in der Serie.

Im allgemeinen Fall mit unterschiedlicher Meßwertanzahl in jeder Serie
ergeben sich entsprechend umfangreiche Formeln für s und s_s. Sie wurden für einen weitergehenden Rechnereinsatz in der Qualitätkontrolle
entwickelt (Abb. 5) und werden dazu beitragen, den Analysenaufwand
noch besser auszunutzen. Bei der Festlegung der Kontrollbereiche für
das Computerprogramm QUA1 einerseits, das Einzelergebnisse testet, und
für die Kontrollkarten andererseits, auf denen Mittelwerte eingetragen
werden, muß sozusagen mit zweierlei Maß gemessen werden. Für die Kontrollkarte wird eine Streuung s_M für Mittelwerte von jeweils zwei Werten aus einer Serie errechnet nach der Formel

$$s_M = \sqrt{s^2 - \frac{1}{2}s_s^2}$$

Die Kontrollgrenzen sind auf $\bar{X} \pm 3s$ bzw. $\bar{X} \pm 3s_M$ festgelegt.

Parameter der Richtigkeitskontrolle

Zur Beurteilung der Analysen von Richtigkeitskontrollseren ist für den
gegebenen Sollwert normalerweise keine Standardabweichung bekannt, da
die Ergebnisse nur einzeln oder in sehr geringer Anzahl vorliegen. Man
setzt deshalb die Abweichung des Meßwertes X vom Sollwert XS in Beziehung zu der Standardabweichung s, die für das Präzisionskontrollserum
mit dem Mittelwert XQ bei demselben Analysenverfahren ermittelt wurde.

Das Computerprogramm QUALI errechnet für jedes Richtigkeitskontroller-
gebnis drei Parameter

$$\lambda_1 = (X - XS)/s$$

$$r = (X - XS)/XS$$

$$\lambda_2 = \frac{X - XS}{XS} / \frac{s}{XQ}$$

Streuung "in der Serie":

$$s_s = \sqrt{\frac{1}{N-n} \sum_{i=1}^{n} \sum_{k=1}^{m_i} (X_{ik} - M_i)^2}$$

Standardabweichung:

$$s = \sqrt{\frac{1}{N - \sum_{i=1}^{n} \frac{m_i^2}{N}} \left(\sum_{i=1}^{n} m_i (M_i - \overline{X})^2 + (N - \sum_{i=1}^{n} \frac{m_i^2}{N} - n + 1) s_s^2 \right)}$$

Bedeutung der Symbole:

n $\quad$ = Anzahl der Serien

m_i $\quad$ = Anzahl der Meßwerte aus der i-ten Serie

$N = \sum_{i=1}^{n} m_i$ = Anzahl der Meßwerte insgesamt

X_{ik} $\quad$ = k-ter Meßwert in der i-ten Serie

$M_i = \frac{1}{m_i} \sum_{k=1}^{m_i} X_{ik}$ = Mittelwert der i-ten Serie

$\overline{X} = \frac{1}{N} \sum_{i=1}^{n} \sum_{k=1}^{m_i} X_{ik}$ = Gesamtmittelwert

Abb. 5 $\quad$ Die Standardabweichung bei Berücksichtigung der Abhängigkeit
$\qquad$ von Meßwerten innerhalb der Serien

Diese Vielfältigkeit ist als Langzeitversuch gemeint, in dem ermittelt
werden soll, welche Kontrollgröße sich für die Beurteilung des Meßwertes am besten eignet. Die Problematik liegt in der Abhängigkeit der
Standardabweichung von der Lage des Meßwertes im Meßbereich. In der
Kontrollgröße λ_1 wird das Verhältnis der absoluten Abweichung zur Standardabweichung (an der Stelle XQ) angegeben, die dabei als konstant
über den Meßbereich vorausgesetzt wird. r ist die relative Abweichung
(in Prozent vom Sollwert). λ_2 gibt das Verhältnis der relativen Abweichung zur relativen Standardabweichung (an der Stelle XQ), auch "Variationskoeffizient" genannt, an.

Die Verwendung der relativen Größe als scheinbar nominierte Parameter
in der Qualitätskontrolle setzt im Grunde eine Proportionalität zwischen s und XQ voraus, d.h. eine Abhängigkeit der Form

$$s = k\ XQ \quad \text{mit} \quad k > 0.$$

Tatsächlich dürfte in der Praxis weder die Konstanz von s noch die Proportionalität zu XQ näherungsweise gegeben sein, ganz sicher jedenfalls
nicht einheitlich für alle Methoden. Die Angabe der drei Parameter
stellt deshalb nur einen groben Kompromiß dar zwischen dem Bedürfnis

nach normierten Kontrollgrößen und der bisher fehlenden Möglichkeit
zur universellen Normierung. Solange nicht für jedes Verfahren die Abhängigkeit zwischen s und XQ bekannt ist, muß diese Lösung unbefriedigend bleiben.

Zusammenfassung der Darstellungen des fünften Halbtages

F. Wingert, P. Röttger

Der letzte Teil der Tagung umfaßt sieben Referate.

Das erste Referat (THURMAYR) behandelte ein klinisches Problem (Erstellung von Textkonserven aus Fragebogen für Operationsberichte und Arztbriefe einer chirurgischen Klinik). In der sehr lebhaften Diskussion wurden überwiegend methodische Fragen besprochen. So wurde der Aspekt einer möglichen Frustration der medizinischen Mitarbeiter durch die Verzögerung des Routinebetriebs und durch die Einengung sprachlicher Ausdrucksmöglichkeiten erwogen. Die bisherige praktische Anwendung scheint diese Befürchtung nicht zu rechtfertigen. Immerhin konnte druch das vorgestellte Verfahren die Arbeitszeitbelastung der ärztlichen Mitarbeiter reduziert und die Dauer bis zur Erstellung eines Routinedokumentes bis auf etwa 50% gegenüber dem konventionellen Verfahren verkürzt werden. Relativ hoch ist vorerst die zeitliche Belastung je Bericht für das datenverarbeitende Institut. Der Retrieval-Aspekt des Systems läßt interessante Ergebnisse erwarten.

Das zweite Referat (RIEMANN) behandelte die Informationsverarbeitung in der Röntgenologie. Die bisher vorgestellten Verfahren wurden erörtert. Zusätzlich wurde auf das in Hannover in Bearbeitung befindliche Verfahren (MARS) und auf automatische Bildauswertungsverfahren hingewiesen. Bezüglich des Arbeitsaufwands bei den Verfahren ergab sich eine Diskrepanz zwischen den Bedürfnissen der Ausbildung und den Bedürfnissen der Routine.

Die nächsten beiden Referate (LOY und GROSS; KÜSEL, RIES, WINGERT und RÖTTGER) setzten die in Wien begonnenen Berichte über Regionalkonzepte der Anwendung des AGK-Thesaurus fort, ersteres als bereits praktiziertes off-line-Verfahren, letzteres als on-line-Version. Im Vordergrund der Diskussion standen praktisch-methodische Details und Thesaurus-Probleme.

Das fünfte und das sechste Referat (WINGERT; RÖTTGER und FEIGL) sowie das aus Zeitmangel nicht gehaltene, jetzt beigefügte Referat von REICHERTZ behandelten allgemeine Probleme im Bereich der Textverarbeitung. Zwischen der Bewertung des Worteingabe-SNOP-Ausgabe-Systems von PRATT durch WINGERT und einer zusammengefaßten Ist-Analyse der Sektion (RÖTTGER, FEIGL) ergaben sich unterschiedliche Grundpositionen, die der weiteren Abklärung bedürfen. Die Fortsetzung des Dialogs wird auf der nächsten Sitzung der Sektion in München am 22.6.1974 erfolgen. Ein interessanter Aspekt für beide zur Diskussion stehenden Verfahrensalternativen (Worteingabe-Schlüsselausgabe, Worteingabe-Wortausgabe) ist das von WINGERT erarbeitete Wortsegmentations-Verfahren für die Textaufnahme unter Benutzung eines Morphem-Dictionary.

Die kommende Sektionsarbeit soll die weitere Anwendung regionaler Systeme und die systematische Auswertung von Retrieval-Versuchen umfassen.

Die zentrale Bedeutung textverarbeitender Systeme in der medizinischen Informatik

P. L. Reichertz

Die Gesundheitsversorgung ist ein komplexes Netz von Funktionskreisen
der in Abb.1 dargestellten Art, die zueinander in wechselseitiger Beziehung stehen.

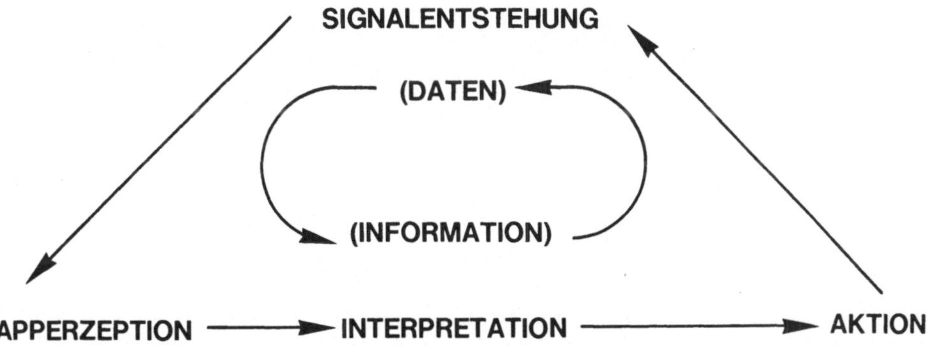

Abb. 1 Das medizinische Handeln als Kreis zwischen Signalentstehung
und Aktion (aus 30)

Je mehr es sich dabei um langfristige oder um verschiedene gleichzeitig
ablaufende Ereignisse handelt, desto mehr ist eine Kommunikation resp.
Übermittlung von Information notwendig. Bleibt der Aktionskreis auf
ein Subjekt und Objekt beschränkt, sind externe Kommunikationsmethoden
im Prinzip nicht erforderlich, und die Informationskontinuität wird
meist durch herausgelöste Informationsteile hergestellt, die assozia-
tiv eine Reaktivierung der notwendigen Informationen im Bedarfsfall
gewährleisten (Notizen). Müssen die zugrundeliegenden kognitiven Prozesse aber aus diesem Innenverhältnis heraustreten zur
- Übermittlung des Sachverhaltes oder des Entscheidungsprozesses an
  andere Handlungseinheiten
- Rechtfertigung der Handlung oder
- Analyse der zugrundeliegenden Entscheidungs- oder Kausalprozesse
ist ausführlichere Dokumentation der dem Prozeß zugrundeliegenden Daten und der mit den jeweiligen Verarbeitungs-(Interpretations)Prozessen
gewonnenen Informationen erforderlich.

Diese Notwendigkeit der Dokumentation wird zwingender durch die Zunahme langfristiger Beobachtungen, z.B. im Rahmen der Behandlung chroni-
scher Erkrankungen und der prophylaktischen Medizin,und der zunehmenden Zahl von Handlungseinheiten, die an dem Behandlungsprozeß eines
Patienten teilnehmen.

Die in den Verarbeitungsprozeß einbezogenen Daten sind meist sekun-
därer Natur, d.h. nicht gemessene primäre Auswirkungen der pathophysiologischen Veränderungen sondern deren Manifestationen, die durch

die angewandte Datenerfassungsmethode (Technik) gefiltert werden und
für den Entscheidungsprozeß meist mehrere Stufen der Wertung (Informationsverarbeitung) durchlaufen. Der Wertungsprozeß selbst ist dabei
einmal auf die Behandlung im konkreten Einzelfall hingerichtet und zum
anderen auf die schematische Erkennung von Entitäten für unterschiedliche Zwecke (28, 30).

Der empirische Charakter der Medizin und die große Varianz von Daten
und komplexen Zusammenhängen, bedingt durch die mögliche Kombination
von pathophysiologischen Ursachen und Zeiteinflüssen bei den Krankheitsprozessen hat dazu geführt, daß die Eingangsvoraussetzungen für
bestimmte Verarbeitungsprozesse, sowohl hinsichtlich des zu umfassenden Merkmalsraumes als auch der Merkmalsdefinition, wenig standardisiert sind.

$$\left.\begin{array}{l} \text{Symptome} \\ \text{Zeichen} \\ \text{Messwerte} \end{array}\right\} \xrightarrow{\;\;r\;\;} I$$

Der Forderung der vollständigen Definition der für einen kognitiven
Prozeß resp. eindeutigen Information (I) notwendigen und sinnvollen
Datenmenge und der Standardisierung der Verarbeitungs- resp. Beurtei-
lungsverfahren (r) ist wegen der unterschiedlichen Zielrichtungen der
ablaufenden Prozesse, der sich entwickelnden pathophysiologischen Vorstellungen und der zeitlichen Abhängigkeit sowie der Interdependenz
der Vorgänge nur sehr mangelhaft nachzukommen.

Der Begriff einer Krankheit ist ein abstrakter; Gegenstand der Medizin ist der kranke Mensch, an dem sich Prozesse manifestieren, nicht
die Krankheit an sich. Dieser Krankheitsprozeß

$$P = f(t_1, t_2)$$

ist sowohl eine Funktion des Alters des Patienten als auch des Alters
des Prozesses selbst. Er spielt sich ab an einem Objekt, das von Fall
zu Fall unterschiedliche Characteristica haben kann. Auch die Ursache
kann ein unterschiedliches und individuelles Maß an Variation zeigen.
In der Handlungskette wird die Menge der Zeichen und Symptome unter
einem diagnostischen Begriff zusammengefaßt und schließlich, auch möglicherweise ohne diesen, einem therapeutischen Aktionsmodell zugeführt:

$$\left\{ S_{1,2,\ldots n} \right\} \xmapsto{\;\gamma_1\;} D \xmapsto{\;\gamma_2\;} T$$
$$\left\{ S_{1,2,\ldots n} \right\} \xmapsto{\;\gamma_3\;} T$$

Die für die Diagnose benutzte Untermenge M_{Dia} der vorliegenden Gesamt-befundmenge M_o

$$\mathcal{M}_{DIA} \subset \mathcal{M}_O$$

ist nicht zwingend identisch mit der für die therapeutischen Entschei-dungen benutzten Untermenge M_{Ph}

$$\mathcal{M}_{TH} \subset \mathcal{M}_O$$

meist von ihr verschieden:

$$\mathcal{M}_{DIA} \neq \mathcal{M}_{TH}$$

Die semiotische Ausrichtung der Therapie kann dabei zu unterschiedli-chen Behandlungen bei gleichen übergeordneten Diagnosen führen und umgekehrt (30).

Aus dem Vorliegen einer bestimmten Symptomenkombination kann nur mit einer wechselnden Unschärfe auf das Vorliegen einer bestimmten diagno-stischen Klassifizierung (und umgekehrt) geschlossen werden.

Bei den therapeutischen Entscheidungen gehen in hohem Maße pragmati-sche, d.h. den individuellen Patienten betreffende Daten ein neben den semantischen, zur Definitionsbestimmung des Prozesses gehörenden Informationen. Viele dieser pragmatischen Informationen sind Bestand-teil des gemeinsamen Kommunikationsraumes in der Behandlungseinheit (z.B. zwischen Ärzten und Schwestern oder zwischen Ärzten einer Be-handlungseinheit) und nicht notwendigerweise in den üblichen Dokumen-tationen (Krankenblatt) enthalten.

Die Versuche zur Herausbildung einer Nomenklatur für bestimmte Berei-

che resp. für eine Definition der zu einem bestimmten diagnostischen
Eingriff gehörenden Inhalte haben z.B. zur Erstellung der "Current
Medical Technology" (9), zu verschiedenen Schlüsselsystemen und zur
Bemühung der WHO zur terminologischen Festlegung der verwendeten Krank-
heitsbegriffe bzw. der Kriterien, die zur Annahme eines bestimmten
Krankheitsbegriffes Voraussetzung sind.

In der ärztlichen Praxis wird die pragmatische und semantische Unschärfe der Informationsinhalte meist, wie auch bei der natürlichen
Sprache, durch Redundanz ausgeglichen, um eine optimale Kommunikation
zu erreichen. Dabei können einzelne Inhalte der übermittelten Daten
durchaus unterschiedlich bei dem mitteilenden und erfahrenden Partner definiert sein, durch die Redundanz der Schnittmenge

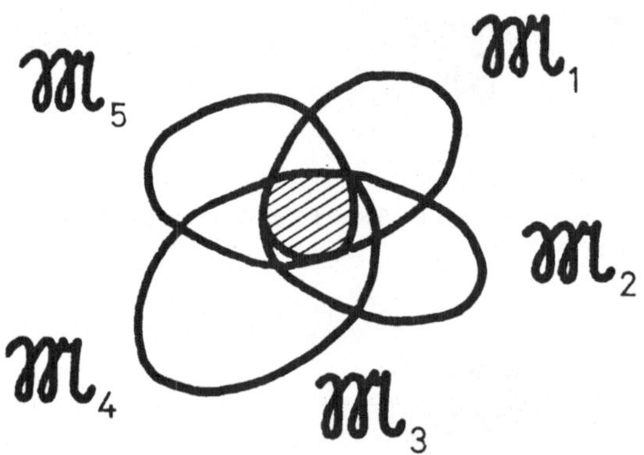

$$I = \mathfrak{M}_1 \cap \mathfrak{M}_2 \cap \mathfrak{M}_3 \cap \mathfrak{M}_4 \cap \mathfrak{M}_{5\ldots} \cap \mathfrak{M}_n$$

wird dann doch ein ausreichender Grad der Übereinstimmung erreicht.

Die zur Kommunikation erforderliche Informationsmenge I ist somit die
Schnittmenge aller übertragenen oder vorhandenen Informationen, die
manchmal nur in einem geringeren Teil im Krankenblatt und oft nicht
in strukturierter resp. definierter Form vorliegen. Die menschliche
Sprache kommt diesem Bedürfnis entgegen und gestattet es, beliebige
Redundanz zu verwenden, um das erstrebte Ziel zu erreichen.

Die meisten Nachrichten über medizinische Tatbestände oder Zusammenhänge werden in verbaler Form übermittelt. Es sind meist Beschreibungen in wenig strukturierter Form, die den individuellen Verhältnissen
angepaßt sind und, wie ausgeführt, ein vielschichtiges Geschehen beschreiben.

Will man diese Information einer analytischen Behandlung oder auch nur
einem leistungsfähigen Informationssystem zuführen, ist eine semantische Bearbeitung und formale Strukturierung notwendige Voraussetzung.
Um einer solchen Strukturierung näher zu kommen, wurden die bereits
geschilderten Schlüssel oder Nomenklaturen entwickelt. Bei meist manuellen Codierungsverfahren ist mit einem erheblichen Zeitaufwand zu

rechnen, von der Fehleranfälligkeit abgesehen. Meist werden nur bestimmte Kategorien in diagnostischer oder therapeutischer Sicht abgebildet. Beziehungen zwischen den einzelnen Kategorien werden nicht hergestellt oder nur unzulänglich angedeutet. Bei frei formulierten Texten werden die Zusammenhänge für den Benutzer meist ausführlicher, genauer und adäquater beschrieben.

Eine Abspeicherung ist aufwendig, redundant und schwer einer Analyse oder auch nur einer kategorischen Auswertung zugänglich. Die individuellen Sprachgewohnheiten gehen in diese Texte ein ebenso wie die verschiedenen Fachdialekte und machen sie noch vielgestaltiger als dies bereits durch das zugrundeliegende komplexe Geschehen bedingt ist. Der klinisch tätige Arzt kann auch nicht zu einem strengen Formalismus der sprachlichen Äußerung gezwungen werden und zwar dies nicht nur, weil eine zeitaufwendige Schulung nicht akzeptabel wäre ebenso wie eine zeitaufwendige Codierung aller aufgezeigten oder mitgeteilten Tatbestände, sondern auch wegen der Dynamik der Entwicklung der Sprache sowohl im allgemeinen als auch im fachspezifischen Sinne. Frühzeitige Standardisierung kann zu einer schwer korrigierbaren fossilen Erstarrung führen.

Eine Strukturierung der Befundaussage wird nicht nur von generellem Interesse sein, sondern auch um Ursache und Wirkung, Zustand und Aktion miteinander in Beziehung zu bringen resp. einer analytischen Betrachtung zuzuführen. Strukturierte Nomenklaturen wie der SNOP (4) sind für die Pathologie mit gutem Erfolg angewandt worden, bedürfen aber noch der Erweiterung, um im allgemeinen medizinischen Bereich zum Einsatz zu kommen (5). Automatische Systeme zur Analyse der Befundaussage eröffnen die Möglichkeit, mit einheitlichen Verfahren zu arbeiten resp. ständige Adaptationen oder Erweiterungen durchführen zu können. Ziel ist es, die Sachverhalte in hierarchisch aufgebauten Kategorien auszudrücken und in ihren Beziehungen zueinander darzustellen.

Bei den bisherigen Versuchen, das Problem der medizinischen Texte zu bewältigen, kann man vier Stufen unterscheiden:

1. Gruppierungstechnik
Bei diesem Vorgehen wird der Text an und für sich unverändert übernommen und in seiner unmittelbaren Gestaltung nicht beeinflußt. Die Verfahren schreiben lediglich eine Gliederung in bestimmte Abschnitte, entsprechend dem Befundungs- und Berichtsvorgang, vor. Dadurch werden die hier auftretenden Begriffe bestimmten Kategorien zugeordnet. Bei Textsuchen und -auswertungen ist es dann in beschränktem Umfang möglich, Beziehungen herzustellen resp.Sachverhalte aufzufinden. So führten z.B. KOREIN und KRICHEFF (16,17,18,19) ein automatisiertes Verfahren in der Neuroradiologie ein, bei dem Befundberichte, in einzelne Abschnitte (Beschreibung, Beurteilung etc.) untergliedert, in vollem Text gespeichert und zur Auswertung auf übereinstimmende Zeichenketten durchsucht werden. Derartige Verfahren können einen hohen technischen Grad und eine hervorragende Eignung für praktischen klinischen Betrieb erreichen (vgl.auch 14,15). Wenn auch hierdurch gewisse analytische Bedürfnisse befriedigt werden können, so sind diese Verfahren doch weit davon entfernt, zu einer Strukturierung der Aussage über den angetroffenen Sachverhalt zu führen.

2.Auswahl- oder Formulartechnik
Bei dieser Technik wird der Benutzer aus einem fest definierten Merkmalsraum ein fixes Angebot zur Auswahl vorgelegt. Mittels der verschiedenen Dateneingabetechniken (Markierungsbogen, Display, Lochbeleg etc.) trifft der Benutzer seine Auswahl. Die so codierte Information kann in festen Strukturen gespeichert, nach Konstellationen durchsucht und - was besonders wichtig ist - auf Plausibilität geprüft werden. Je nach

dem Ansatz des Systems sind hier Hinführungen auf formale Aussagen möglich. Aus der gespeicherten Information lassen sich, auch in etwas anspruchsvollerer Form und unter Verwendung von vom Benutzer spezifizierten Formulierungen und Bedingungen, Texte erstellen für die Wiedergabe. Selbstverständlich sind bei diesen Verfahren auch statistische Auswertungen der z.B. eingegebenen Befunde möglich. Markierungsbogenverfahren (13,23,24) finden sich in dieser Kategorie ebenso wie Lochbelegverfahren oder Formulare zur späteren Eingabe von einem on-line- oder off-line-Erfassungsgerät (6,7,8,11,12). Viele dieser Systeme erlauben dabei prinzipiell Hinzufügen freien Textes, der dann allerdings nicht systematischen Suchen oder Analysen unterliegt. Solche Textergänzungen sind auch in on-line-Verfahren möglich (13).

Unter diese Kategorie fallen auch andere Verfahren, die z.B.optische Darstellungen der Befunde verwenden (2,3), also graphische Symbole und kleine Befundzeichnungen, z.B. zur Auswahl von Röntgenbildern. Diese Tabellen können auch flexibel zusammengestellt werden zur Befundauswahl, entsprechend der sich verzweigenden Wahl des Befundes (14,15).

Solche Systeme befinden sich auf der ersten Stufe zum Wege der strukturierten Befunddarstellung. Je nach der systematischen Zuordnung der zur Auswahl angebotenen Merkmale ist es möglich, zu einfachen grammatikalischen Aussagen über einen Befund zu kommen, wie z.B.:

$$F(L(V(U)))$$

im Sinne der Beschreibung einer (gestörten) Funktion in einer bestimmten Lokalisation bedingt durch eine (morphologische) Veränderung infolge einer bestimmten Ursache.

Meist sind aber komplexere Zuordnungen nicht zu machen bzw. nur fix vorzugeben und nicht miteinander in einer einzigen Aussage in Verbindung zu bringen. Diese Auswahlverfahren eignen sich aber besonders zur Befunderstellung, zur Analyse nach einzelnen Kriterien und zur ersten Stufe einer speicherplatzsparenden Befunddatenbank.

3.Dialoggesteuerte Standardisierung
Die Verfahren der dialoggesteuerten Standardisierung beginnen mit einer quasi freien Texteingabe, in dem einzelne Teile einer Texteingabe resp. aus ihr abgeleitete Schlüsselworte herausgegriffen werden und durch einen Filter des Systems geschickt werden, d.h.,bestimmten Thesauri oder Tabellen zugeordnet werden, aus denen dann Eintragungen entnommen werden, die eine wechselnd definierbare Schnittmenge an syntaktischen Strukturen mit den eingegebenen Begriffen haben. Die weitere Auswahl durch den Benutzer gestattet es dann, seine Aussage zu einer zunehmenden Standardisierung zu führen um sie der dem System inhärenten Nomenklatur oder Klassifizierung weitgehend anzunähern und Befunde damit untereinander vergleichbar zu machen. Der Nachteil dieser Verfahren ist die fehlende Möglichkeit, nicht bereits vorerfaßte Begriffe zu kategorisieren. Gewiß bleibt immer noch der Weg über die Hinzufügung von freiem Text, dieser kann aber bestenfalls erst im Nachhinein standardisiert und verschlüsselt werden. Allerdings können die Verfahren so gestaltet werden, daß eine Ergänzung der benutzten Katalogeintragungen leicht möglich ist. So entstehen Dialogverfahren, bei denen das Eingangswort relativ frei gewählt werden kann. Der nächste Schritt des Systems ist die Darstellung aller Thesauruseintragungen, die den Suchtext enthalten. Aus diesem Angebot kann dann die Auswahl

getroffen und somit die Standardisierung erreicht werden (21,29,34,35).

4.Freitextanalyse
Alle genannten Verfahren sind durch ihren vordefinierten Merkmals- und
Kombinationsrahmen prädeterminiert und sicher geeignet, in bestimmten
Bereichen eine große Zahl der anfallenden Aussagen befriedigend zu er-
fassen resp. weiter zu verarbeiten. Sie reichen aber nicht aus, der
Kommunikationsmöglichkeit der frei formulierten Aussage zu entsprechen.
Die in einer solchen Aussage dargestellten Zusammenhänge, Beziehungen
und Modifikationen machen die Feinheiten der Kommunikation aus, resp.
sind erforderlich, um die für die Handlung notwendigen pragmatischen
Details zu erfassen.

Ferner ist es dem einen Befund erstellenden Kliniker in den wenigsten
Fällen zumutbar, formale Kodierungs- oder Analyseverfahren bei der Formulierung seines Befundes anzuwenden. Ideal erscheint ein Verfahren,
das frei formulierte Texte übernimmt und sie intern und für die Benutzer
transparent zu einer Strukturierung und Formalisierung führt, wobei diese eventuell zur endgültigen Validierung wieder dem Benutzer vorgelegt
werden können. So finden sich schon früh Verfahren, die bestimmte Fachdialekte, wie pathologische (20) oder radiologische (1) Befunde ana-
lysierten und versuchten,ihren Sinngehalt zu erkennen und entsprechende Codierung vorzunehmen. Meist wurde ein Vergleich mit einem Wortthe-
saurus durchgeführt, wobei allerdings vorher semantische Probleme aufzulösen waren, die sich aus Negationen, Abwägungen, Einschränkungen und
anderen Vagheiten oder Nuancen der Sprache ergaben. Diese ersten Verfahren arbeiteten unter off-line-Bedingungen, d.h. die angegebenen Texte wurden zu einem späteren Zeitpunkt analysiert und verarbeitet.

Nach den Grundsätzen der automatischen morpho-semantischen Analyse von
Texten gingen PRATT und Mitarbeiter (22,25,26,27) vor, worüber im Laufe
dieser Tagung berichtet werden wird, ebenso wie über die dabei verwendeten Verfahren. Morpho-semantische Transformationen der Worte führten
über einen Vergleich mit einem systematisierten Thesaurus (Standard
Nomenclature of Pathology; 4). Diese Aussagen enthielten systematische
Einordnungen in morphologische, topographische, ätiologische und Funk-
tionskategorien.

Im deutschen Sprachbereich ist es das Verdienst von RÖTTGER gewesen
(31,32,33), einen Thesaurus mit mehreren Facetten entwickelt zu haben,
der über verschiedene Eingangsworte, auch nach syntaktischen Transformationen, vom freien Text her erreichbar ist.

Die geschilderten Verfahren und Ansätze zur Verarbeitung des freien
(medizinischen) Textes haben sich zunächst aus dem Bedürfnis entwickelt,
die gemachte Aussage
- für spätere Zugriffe zu strukturieren und
- speichersparend aufzuzeichnen.
Darüberhinaus haben Überlegungen in der letzten Dekade dazu geführt,
die immer differenter werdenden Verfahren (oder Prozeduren "P") in
der Medizin auf Grund ihrer Kosten und möglichen Nebenwirkungen in eine kritischere Beziehung zum sie induzierenden Sachverhalt zu bringen.
Die Bestrebungen der amerikanischen Gesundheitsbehörden, Kriterien für
die Rechtfertigung bestimmter Leistungen (einschließlich Krankenhaus-
einweisungen) zu erstellen, sind Ausdruck dieser Bestrebungen. Abstrakter gesehen sind die Versuche, zu einer methodologischen Strukturierung
des ärztlichen Handelns hinzuführen und es soweit wie möglich aus vom
Individuum abhängigen, nicht eindeutig nachvollziehbaren Erfahrungs-
werten in den Bereich logisch nachvollziehbarer Handlungskriterien zu
bringen. Demzufolge müssen, und dies gilt auch zur Darstellung des klinischen Sachverhalts, neben der Beschreibung der einem bestimmten Pro-

zeß zugrundegelegten Daten auch die Handlungen bzw. Prozeduren erfaßt
werden, die von diesem Sachverhalt induziert werden:

$$P(F(L(V(U))))$$

Da eingangs ausgeführt worden ist, daß für die verschiedenen Sachverhalte je nach den Randbedingungen unterschiedliche Verarbeitungsvor-
schriften vorliegen, kann diese einfache Darstellung nicht genügen,
sondern es müssen Kriterien berücksichtigt werden, die bei der Interpretation des angefundenen Sachverhaltes verwendet werden

$$F(L(V(U))) \xrightarrow{Y} I$$

resp. zu einer bestimmten Aktion (vgl.Abb.1) oder Behandlung

$$F(L(V(U))) \xrightarrow{Y_1} I \xrightarrow{Y_2} A$$

führen:

In konsequenter Fortführung der Untersuchungen zur morpho-semantischen
Analyse medizinischer Texte ist PRATT dazu übergegangen, in der Klinik anfallende Prozeduren hinsichtlich des SNOP-beschriebenen topographischen, morphologischen, ätiologischen und funktionellen Zustands
einschließlich der bei der zu einer bestimmten Beurteilung führenden
Kriterien abzuspeichern. Auf diese Weise kann es gelingen, die einer
freien sprachlichen Äußerung zugrundeliegenden Tatbestände darzustellen und einer Analyse zuzuführen, sowohl zur Erforschung von Krank-
heitsentitäten als auch zur Erarbeitung von Aktionskriterien resp.
-analysen von medizinischen Verfahren.

Es soll an dieser Stelle nicht auf die im einzelnen angewandten Com-
puterverfahren eingegangen werden; dies wird weiter im Verlauf der
folgenden Vorträge geschehen. Es ist evident, daß für die weitere Verarbeitung medizinischer Sachverhalte mit den Methoden der Informatik
zur Methodenkritik in der Medizin und zur Erstellung von leistungsfähigen Informationssystemen die Strukturierung und formale Darstellung des medizinischen Sachverhaltes und der daraus resultierenden Aktion im Sinne des in Abb.1 dargestellten Funktionskreises die Analyse
medizinischer Texte eine entscheidende Bedeutung haben wird.

<u>Literaturverzeichnis</u>

1. BARNHARD, H.J.: Automatic Coding and Manipulating of Radiology
   Diagnostic Reports. Vortrag, Nat.Conf.on Computer Applications
   in Radiology, Columbia/Mo., 1967.

2. BROLIN,I.: Automatic Typing and Transmitting of Radiological Reports. Vortrag, Conference on the Use of Computers in Radiology,
   Chicago, 1966.

3. BROLIN,I.M.: MEDELA, A System for Processing Medical Descriptive Data. Vortrag, 8th Internat.Conf.on Medical and Biological Engineering, Stockholm, 228, 1967.

4. Committee on Nomenclature: Systematized Nomenclature of Pathology, College of American Pathologists, Chicago, 1969.

5. COTE, R.: Total Management of Medical Information with a Standardized Nomenclature and Coding System. Vortrag, Journées Electroniques, Toulouse, 4.-8.3.1974.

6. GIERE, W., BAUMANN, H.: Zur Erfassung und Verarbeitung medizinischer Daten mittels Computer. 1.Mitteilung: Ein Erfassungs und Speicherprogramm (DUSP) zur Dokumentation von Krankengeschichten.Meth. Inform.Med.8,11-18 (1969).

7. GIERE, W.: Zur Erfassung und Verarbeitung medizinischer Daten mittels Computer. 2.Mitteilung: Die Fehlerprüfung durch das Datenerfassungs- und Speicherprogramm (DUSP) gespeicherter Daten. Meth. Inform.Med.8,197-200 (1969).

8. GIERE, W.: Zur Erfassung und Verarbeitung medizinischer Daten mittels Computer. 3.Mitteilung: Decoding und Text-Angabe-Programm. Meth.Inform.Med.10,19-25 (1971).

9. GORDON, B.L.: Current Medical Terminology, Vortrag, Amer.Med.Assoc., Chicago, 1964.

10. GREENES, Robert A., PAPPALARDO, A., NEIL, Marble, CURTIS, W.,BARNETT, Octo G.: Design and Implementation of a Clinical Data Management System. Laboratory of Computer Science, Massachusetts General Hospital, Department of Medicine, Boston, Mass., 1969 (Manuscript).

11. HALL, P., MEILNER, Ch., DANIELSON, T.: J5 - A Data Processing System for Medical Information. Meth.Inform.Med.6,1-6, 1967.

12. Hall, P.: Information Science, the Patient and the Medical Record, In: ANDERSON, J.,FORSYTHE, J.M.: Information Processing of Medical Records, Proceedings of the IFIP-TC4 Working Conference on Information Processing of Medical Records, Lyon, 6.-10.April 1970.

13. JACOBITZ, K., BÖRNER, P.: Ein allgemeines System zur Synthese medizinischer Berichte aus Markierungsbögen (FTSS). Meth.Inform.Med. 11,163-172 (1972).

14. KOEPPE, P., SCHÄFER, P., GUTENMORGEN, W., SCHWOERER, I.: Das System "ORVID", ein Beitrag zur programmierten Dokumentation in der Röntgendiagnostik. Fortschr.Röntgenstr.Nukl.Med.112,103-110 (1970).

15. KOEPPE, P.: ORVID, ein Verfahren zur Automatisierung der Befunderhebung. IBM Seminar Datenverarbeitung und Medizin, IBM Form K12-1012-0, Bad Liebenzell, 1970.

16. KOREIN, J., BENDER, A., ROTHENBERG, D., TICK, L.: Computer Processing of Medical Data by Variable-Field-Length Format. J.Amer.Med. Assoc.196, 957-963 (1966).

17. KOREIN,J., GOODGOLD, A., RANDT, C.: Computer Processing of Narrative Data. Neurology 16,848-857 (1966).

18. KOREIN, J., GOODGOLD, A., RANDT, C.: Computer Processing of Medi-
    cal Data by Variable-Field-Length Format. J.Amer.Med.Assoc.196,
    950-956 (1966).

19. KRICHEFF, I.I., KOREIN, J., CHASE, N.E.: Computer Processing of
    Neuroradiologic Reports by Variable-Field-Length Format. Radiolo-
    gy 86,1100-1106 (1966).

20. LAMSON, B.G.: Storage and Retrieval of Medical Diagnostic State-
    ments in Full English Text; National Conf.on Computer Applications
    in Radiology, Columbia/Mo.,1967.

21. LODWICK, G.S. REICHERTZ, P.L., PAQUET, E., HALL. D.L.: "ODARS",
    A Computer Aided System for Diagnosing and Reporting, Part I:Cli-
    nical Problems; In: De HAENE, R., WAMBERSIE, A.: Computers in Ra-
    diology. Proc. of the International Meeting on the Use of Compu-
    ters in Radiology, Brüssel, Sept.1969.

22. PACAK, M., COUSINEAU, L., WHITE, W.: The Segmentation Approach to
    Dictionary Construction. Vortrag, Annual Meeting of the Association
    of Canadian Pathologists, Shebbrooke, Kanada, Juni 1972.

23. POCKLINGTON, P.R.: AMAP - A General Optical Mark Reader Form Eva-
    luation Program. Meth.Inform.Med.12,211-222 (1973).

24. POCKLINGTON, P.R., GUTJAHR, L.: AMAP - A General Evaluation Program
    for Optical Mark Reader Forms and Its Routine Clinical Usage.Journ.
    d'Informatique Med.,Sess.Gest.Admin.des Malades,Toulouse,März 1974.

25. PRATT, A.W., PACAK, M.: System for Identification and Transfor-
    mation of Terminal Morphemes in Medical English.Meth.Inform.Med.8,
    84-90 (1969).

26. PRATT, A.W.: Automatic Processing of Pathology Data. Vortrag,Conf.
    de l'Institut de Recherche d'Informatique et d'Automatique (IRIA),
    St.Lary, Frankreich, 1.-5.3.1971.

27. PRATT, A.W.: Progress Towards A Medical Information System for the
    Research Environment. In: FUCHS,G., WAGNER,G.: Krankenhaus-Infor-
    mationssysteme, 319-336 (1972).

28. REICHERTZ, P.L., LODWICK, G.S., LEHR, J.: Medical Records in Ra-
    diology. In: ANDERSON, J.M.: Information Processing of Medical Re-
    cords. Proc. of the IFIP TC4 Working Conf. on Information Proces-
    sing of Medical Records, Lyon,Frankreich, 6.-10.4.1970; North Hol-
    land Publishing Co., Amsterdam/London, 191-197 (1970).

29. REICHERTZ, P.L., LODWICK, G.S., PAQUET, R., HALL, D.L.: "ODARS",
    A Computer Aided System for Diagnosing and Reporting.Part II:Tech-
    nical Problems.In: De HAENE, R., WAMBERSIE,A.: Computers in Radio-
    logy; Proc. of the Internat.Meeting on the Use of Computers in Ra-
    diology, Brüssel, September 1969; Basel 1970.

30. REICHERTZ, P.L.: Medizinische Informatik - Aufgaben, Wege und Be-
    deutung. Verh.Ges.Dtsch.Naturforscher u.Ärzte 107, 106-120 (1973).

31. ROETTGER, P., REUL,H., KLEIN, I., SUNKEL, H.: Die vollautomatische
    Dokumentation und statistische Auswertung pathologisch-anatomischer
    Befundberichte. Meth.Inform.Med.8, 19-26 (1969).

32. ROETTGER,P., REUL,H., SUNKEL, H., KLEIN, I.: Neue Auswertungsmöglichkeiten pathologisch-anatomischer Befundberichte, Klartextanalyse durch Elektronenrechner. Meth.Inform.Med.9,35-44 (1970).

33. ROETTGER,P.: Analyse der Textstruktur medizinischer Befundberichte. Vortrag, Fachtagung der GI und GMDS "Methoden der Informatik in der medizinischen Datenverarbeitung", Hannover, 12.-14.10.1972.

34. TEMPLETON,A.W.: RADIATE - A Radiological (And Hospital) Computer-Oriented Communicating System. Vortrag, Conf.on the Use of Computers in Radiology, Chicago 1966.

35. TEMPLETON,A.W., REICHERTZ,P.L., PAQUET,E., LODWICK,G.S., LEHR,J.L., SCOTT,F.I.:"RADIATE" - Updated and Re-Designed for Multiple Terminals. Radiology 92, 30-36 (1969).

Aspekte der Klartextverarbeitung in der Röntgendiagnostik

H. Riemann

Kürzlich haben KOEPPE und SCHÄFER einen sehr bemerkenswerten Bericht
über das Ende der praktischen Verwendung von ORVID gegeben, eines Systems der online-Verarbeitung von Röntgenbefunden. Das System beinhal-
tete im Gegensatz zu manchen anderen dieser Art auch die Dokumentation
der erhobenen Befunde. Ferner ergab sich eine sehr große Zeitersparnis
bei der Datenausgabe. Dem stand der entscheidende Nachteil gegenüber,
daß ein erheblicher Mehraufwand an Zeit für die diktierenden Röntgen-
ärzte anfiel.

Ein nicht unbedeutender Vorteil bei dieser Art von Computerhilfe zur
Röntgendiagnose muß in dem Leitschieneneffekt des Systems gesehen wer-
den. Bei dem Angebot von Auswahlbefunden mittels Markierungsbogen, Pro-
jektionsverfahren oder - am modernsten - mittels Videodisplay wird dem
Untersucher eine Vielzahl von möglichen Symptomen und/oder Diagnosen
vorgelegt. Damit wird vor allem weniger erfahreneren Untersuchern eine
Entscheidungshilfe geboten. Dieser didaktische Wert ist bei unserem eigenen System zur Befundung von Thoraxaufnahmen und Urogrammen mittels
Markierungsbelegen allgemein von den Kollegen angenehm empfunden worden.
Die Ablehnung erfolgte ziemlich einhellig wegen des vermehrten Zeitauf-
wandes. Er beträgt das Doppelte bis Dreifache eines normalen Diktates
und läßt sich daher weder mit dem Mangel an Schreibkräften, noch mit
dem Dokumentationsvorteil rechtfertigen.

Der größte Teil der bisher publizierten Systeme zur computerunterstütz-
ten Röntgendiagnose befindet sich noch im Erprobungsstadium; einige
sind bis zur Routineanwendung gelangt. Es ist mir aber kein System bekannt, daß unabhängig von seinen "Vätern" eine längere klinische Routineanwendung überstanden hätte. Was bleibt zu tun ? Die Ziele dieser
Systeme sind oft besprochen worden. Immer werden Arbeitsersparnis für
ärztliche und nichtärztliche Mitarbeiter, organisatorische Erleichterungen und engere Verbindungen mit anderen Disziplinen unseres Faches
genannt. Einige dieser Ziele sind besonders wichtig.

Neben der Beschleunigung der Befundausgabe an den Kliniker steht als
ganz wesentliche Notwendigkeit die Erfolgskontrolle. Radiologischer
Fortschritt ist nur mit ständiger Überprüfung der erhobenen Befunde
denkbar und diese Überprüfung nur mit elektronischer Datenverarbeitung
zu realisieren. Dies beinhaltet die Prüfung der Wichtigkeit einzelner
Röntgensymptome für eine bestimmte Diagnose, wie dies beispielsweise
von NOVACK für das Ulcus des Magens ausgeführt wurde. Sie beinhaltet
aber auch die Befundkontrolle durch klinische und - wenn irgend möglich - pathologisch-anatomische Ergebnisse. Bekanntlich ist ein großer
Anteil unserer Diagnosen rein deskriptiv und damit von vorne herein
vieldeutig. Nicht unwichtig ist auch eine ständige Leistungsstatistik,
die für eine geordnete Untersuchungs- und Personalplanung unerläßlich
ist.

Wenn wir hierfür Verfahren der Klartextanalyse einsetzen wollen, sollte
zuvor möglichst Klarheit herrschen über die Daten, die aus dem Röntgenbild abgelesen werden können. Nimmt man beispielsweise für das Röntgen-
fernsehbild 100 Schwärzungsstufen an, so können mit dem derzeitigen

3×10^5 Bildpunkten etwa $10^{60\,000}$ verschiedene röntgenologische Einzelinformationen dargestellt werden. Wie RÖHER dargelegt hat, beträgt die Zahl der tatsächlich genutzten Befundtyen demgegenüber wahrscheinlich $10^4 - 10^6$. Das bedeutet aber auch, daß die Redundanz der im Röntgenbild enthaltenen Informationen außerordentlich hoch ist und der diagnostisch genutzte Informationsgehalt tatsächlich nur etwa 50 Bit pro Bild beträgt, gegenüber einem maximalen von 2×10^6 Bit pro Bild. Für den Radiologen bedeutet dies die Anwendung von Verfahren der Informationsaufbereitung, um die für die verschiedenen klinischen Befunde oder pathologisch-anatomischen Substrate signifikanten Symptome von den redundanten Bildanteilen zu trennen und möglichst auch in eine meßtechnisch erfaßbare Form zu überführen. Hier sind mit Hilfe der modernen Nachrichtentechnik Verfahren der Subtraktion, Addition und Densitometrie möglich geworden, die einen allmählichen Übergang von einer subjektiv qualitativen Beschreibung der Röntgensymptome zu einer objektiv quantitativen Betrachtungsweise erhoffen lassen. Diese Abschätzung der maximalen Datenmenge bei einer Auswertung von Röntgenuntersuchungen stellt also die derzeitige Obergrenze für Dokumentationsverfahren dar. Die Untergrenze ist schwer zu bestimmen. Aus noch zu besprechenden Gründen kann ein Symptom und eine Lokalisation, z.B. Radiusfraktur, ausreichen oder eine ausführliche Beschreibung anfallen. Zunächst sind wir aber auf eine subjektiv-empirische Deutung der Röntgenuntersuchung angewiesen. Wir haben es demnach mit sehr "weichen" Daten zu tun.

Radiologische Befunde bestehen aus einer mehr oder weniger ausführlichen Beschreibung radiologischer Symptome und einer abschließenden Diagnose. Eigentlich handelt es sich bei der Röntgendiagnose um eine differential-diagnostische Erwägung, auch um eine Art Gruppendiagnose, die eine Reihe von Krankheitsbildern mit gleicher radiologischer Symptomatik umfassen muß. Eine besondere Schwierigkeit resultiert aus der Tatsache, daß der Wahrscheinlichkeitsgrad der gestellten Diagnosen von Fall zu Fall unterschiedlich ist. Während beispielsweise bei einer Radiusfraktur eine fast vollständige Übereinstimmung zwischen Röntgendiagnose und pathologisch-anatomischer Diagnose vorliegt und jene somit eindeutig ist, kommen für die Röntgendiagnose "kleinfleckige, disseminierte Lungenverschattungen" etwa 80 Krankheitsbilder als Ursache in Betracht. Das Beispiel zeigt deutlich das Dilemma, in dem sich jede radologische Dokumentation befindet, wenn sie allein die sog. Röntgendiagnose umfaßt. Überspitzt formuliert kann man sagen, daß dadurch die Röntgendiagnose entweder kritiklos wird oder den konstanten Vorspann "Verdacht auf.. " erhält. Dabei sollte es doch gerade ein wesentliches Ziel aller Dokumentationssysteme sein, verborgene Röntgensymptome aufzuzeigen und Unsicherheiten der abschließenden Röntgendiagnose zu verbessern.

Neben Röntgensymptomatik, abschließender Bewertung und selbstverständlich der Art der ausgeführten Röntgenuntersuchung, also methodischen Angaben, sollte unbedingt eine Zuordnung klinischer und pathologisch-anatomischer Befunde angestrebt werden. Spätestens für die katamnestische Bewertung der erhobenen Befunde sind diese Daten unerläßlich. Meist gehen sie aber bewußt oder unbewußt schon bei der Röntgendiagnose in die Urteilsbildung des Radiologen ein. Wesentlich problemloser stellt sich die Erfassung organisatorischer Daten dar. Sie müssen der Identifikation des Patienten dienen und die Vorlage früherer Vergleichsuntersuchungen ermöglichen. Ferner sind sie unerläßlich für die Leistungsstatistik.

Eine weitere Aufgabe der Dokumentation wäre die Erfassung gleichartiger Fälle, mit dem Ziel, Gemeinsames und Trennendes zu erkennen. Hier ergibt sich eine wichtige Grenze radiologischer Dokumentation. Es ist

nach allen bisherigen Erfahrungen ganz offensichtlich nicht sinnvoll,
Daten für alle späteren Fragestellungen zu speichern, oder anders ausgedrückt, die Beschreibung ist für spätere wissenschaftliche Auswertungen zu ungenau, und der Bearbeiter wird in jedem Falle einer speziellen radiologischen Fragestellung auf das Röntgenbild zurückgreifen
müssen. Die Dokumentation soll ihm aber eine Vorauswahl ermöglichen und
die geeigneten Untersuchungsserien suchen. Sie kann nicht alle röntge-
nologischen Einzelsymptome speichern. Das würde bald zu dem oft zitier-
ten "Datenfriedhof" führen. Das System sollte den Übergang in Detail-
untersuchungen ermöglichen, also Erweiterungen zulassen.

In den allgemeindiagnostischen Röntgenabteilungen unseres Klinikums
werden jährlich etwa 60 000 Patienten untersucht; dabei fallen rund
220 000 Einzelleistungen an. Im Mittel bilden 2-3 Einzelleistungen eine
Röntgenuntersuchung, so daß mit 70 000 Befundberichten jährlich zu
rechnen ist.

Ein sehr wichtiger Gesichtspunkt des angestrebten Klartextsystems liegt
darin, daß dadurch die Arbeitsweise des Radiologen nicht verändert wird.
Gerade der erfahrene Radiologe ist nur selten bereit, die für ihn zur
Zeit rascheste Form des Direktdiktates zu verlassen und Codierungen vorzunehmen, auch nicht in der Form des Lichtgriffels auf dem Videodisplay. Die bei allen bekannten Systemen notwendige zusätzliche Eingabe
von Zusatztexten von größerem oder geringerem Umfang stellt eine unratio-
nelle Belastung für schreibmaschinenungewohnte Ärzte dar. Wir sind der
Ansicht, daß wir bewährte Verfahren übernehmen sollten und beabsichtigen eine enge Zusammenarbeit mit Herrn RÖTTGER, über dessen System für
die Pathologie ich hier nicht zu sprechen brauche. Eine grundsätzlich
gleichartige Lösung haben kürzlich GELL und Mitarbeiter mit dem Klar-
textsystem AURA vorgestellt, das sich eng an PATEXT der Grazer Pathologen anlehnt. AURA erfaßt keine Beschreibung. Dies dürfte bei der Anwendung für Angiographie und vielleicht auch für die Mammographie -
hierfür wurde das System bisher verwendet - möglich sein. Besonders
bei der Angiographie ist die Röntgendiagnose relativ exakt. Bei anderen radiologischen Methoden, z.B. der Thoraxuntersuchung, ist dies
nicht ausreichend aus den bereits abgehandelten Gründen.

Zusammenfassend ergibt sich:
1) Die auf Codierung durch den Röntgenarzt beruhenden Systeme sind zeitraubend und haben sich bisher nicht für die Routineanwendung durchset-
zen können. Im allgemeinen akzeptieren die befundenden Ärzte die Umstellung des gewohnten Arbeitsablaufes nicht. Eine Ausnahme bilden
selbstverständlich die "Väter" des jeweiligen Systems.
2) Die Klartextanalyse erscheint als gangbarer Weg zur Lösung des radiologischen Dokumentationsproblems. Sie bietet für den Arzt ein Minimum an Umgewöhnung und Einschränkung seiner Ausdrucksfreiheit.
3) Wichtigstes Ziel muß nicht die Einsparung von Schreibkräften, sondern die Verbesserung der radiologischen Diagnostik sein.

Ziel dieses Beitrages ist es, eine Bestandsaufnahme zu vermitteln und
die Probleme aus radiologischer Sicht aufzuzeigen, um den Weg für eine
fruchtbare Kooperation vorzubereiten.

Erfassung von bioptischen Befunden im Institut für Pathologie

V. Loy und U. N. Gross

Einleitung:

Der Klartextanalyse stehen wenige Verfahren zur Verfügung, sie ist an
Großrechenanlagen gebunden und sollte unabhängig von regionalen Gegebenheiten durchgeführt werden. Für die Klartexterfassung gibt es zahlreiche, teils sehr unterschiedliche technische Systeme, zum Beispiel:
Lochstreifenschreibmaschine (2,4), Klarschriftleser (1), Bildschirm-
eingabegeräte (3,5), sowie mannigfache Datensammelsysteme. Unterschiedliche Vor- und Nachteile ermöglichen es, die Klartexterfassung an re-
gional heterogene Voraussetzungen anzupassen.

Für das Institut für Pathologie im Klinikum Steglitz gab es drei unab-
dingbare Voraussetzungen: unabhängig von der technischen Konfiguration
sollte 1. eine Doppelerfassung vermieden werden, 2. eine Korrektur der
Texte leicht möglich sein und 3. sollte der Text sofort nach der Eingabe für den klinischen Bereich verfügbar sein.

Technik:

Das seit Juni 1973 im Institut für Pathologie installierte System für
Datenerfassung, über das vorläufig bereits in Wien 1973 berichtet wurde
(3), ist der mittleren Datentechnik zuzurechnen. Es besteht aus einer
Zentraleinheit und einer Gruppe von drei weiteren Erfassungsplätzen
(Abb.1).

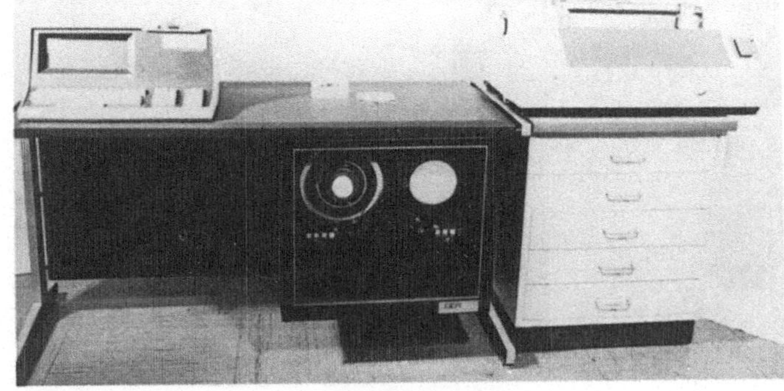

Abb. 1

Die Zentraleinheit setzt sich zusammen aus dem Rechner, einer konventionellen Magnetbandstation und einem Schnelldrucker. Der Rechner ist
als kleine Datenverarbeitungsanlage konzipiert. Er verfügt über einen
internen Halbleiterspeicher mit einer Kapazität von 8000 Bytes, einem
Rechenwerk, einer Ein- und Ausgabeeinheit in Form der Tastatur und des

Bildschirms sowie über zwei Kassettenlaufwerke als externe Speicher.
Bei der angegebenen Kapazität von 8000 Zeichen ist zu berücksichtigen,
daß der Speicher frei programmierbar ist und daß ein in maschinenorien-
tierter Sprache verfasstes Programm wenig Platz beansprucht. Für das
noch näher zu besprechende, über 26 Seiten aufgelistete Erfassungsprogramm genügt eine Speicherkapazität von 4000 Bytes. Speicheraufwen-
diger, aber für die Programmierung komfortabler, sind die ebenfalls
verwendbaren höheren Programmiersprachen 'DATABUS','BASIS' und 'RPGII'.

Diesem aus der Sicht des Datenverarbeiters flexiblen und schnellen internen Speicher steht in der Grundausstattung ein wenig befriedigender
externer Speicher in Form der Bandkassetten gegenüber. Die vergleichs-
weise geringe Schreib- und Lesegeschwindigkeit der Kassettenlaufwerke
erschwert die Datenverarbeitung im engeren Sinne erheblich. Praktisch
läßt sich damit nur eine zeitlich sequentielle Datenerfassung betrei-
ben.Tastatur und Bildschirm dienen sowohl der Programm- als auch der
Datenerfassung. Der Bildschirm hat eine Kapazität von 12 Zeilen zu
80 Spalten. Die Tastatur entspricht der üblichen Schreibmaschinenta-
statur, zuzüglich einer Zehnertastatur und fünf Funktionstasten. Als
weitere 'periphere Einheiten' dienen dem Rechner in der Zentraleinheit ein Schnelldrucker mit einer Geschwindigkeit von 165 Zeichen/
sec. und eine konventionelle Magnetbandstation. Von dem 9-Spur-Magnet-
band können sowohl Programme geladen als auch Daten gelesen werden.
Ferner kann auf das Magnetband geschrieben werden. Seine wesentliche
Funktion in diesem System besteht darin, die auf den Kassetten erfass-
ten Daten über das industriekompatible Magnetband für das Rechenzentrum lesbar zu machen.

```
       INSTITUT FUER PATHOLOGIE

              KLINIKUM STEGLITZ
           FREIE UNIVERSITAET BERLIN
   1 BERLIN 45,HINDENBURGDAMM 30,  TEL. : 7982295/96


P MED

                       BERLIN, DEN 26. 03. 74




   E-NR: 1200974   EINGANGSDAT. : 210374    UNTERSUCHUNGSDAT. : 220374
   NAME:       GELOESCHT                    I-NR:192012401
   VORNAME:    GELOESCHT                    GEB. DAT. :
   GEB. NAME:                               ALTER:     J     T     ST


   MAKROSKOPISCHER BEFUND:

   EIN 3 X 3 X 2 MM GROSSES, GRAU-WEISSLICHES GEWEBSSTUECKCHEN+


   HISTOLOGISCHER BEFUND:

   (PARAFFINSCHNITTE IN STUFEN, SPEZIALFAERBUNGEN):

   DAS GEWEBSSTUECKCHEN STAMMT AUS DEM ENDOBRONCHUS, ZEIGT
   EINEN UEBERZUG DURCH BRONCHIALE SCHLEIMHAUT MIT ETWAS
   VERDICKTER BASALMEMBRAN UND HOCH AUSDIFFERENZIERTEM,
   MEHRREIHIGEM, ZYLINDRISCHEM EPITHEL MIT FLIMMERN+ JENSEITS
   DER SCHLEIMHAUT FIBROESES UND ELASTISCHES FASERGEWEBE UND
   KRAEFTIG ENTWICKELTE GLATTE MUSKULATUR MIT GERINGER
   INTERSTITIELLER FIBROSE+ DIE KAPILLAREN DER SCHLEIMHAUT SIND
   Z. T. ETWAS ERWEITERT UND PERIKAPILLAER ZEIGT SICH EINE
   GERINGE RUNDZELLIGE UND HISTIOZYTAERE, TEILS AUCH PLASMA-
   ZELLULAERE ENTZUENDLICHE INFILTRATION+ ANHALTSPUNKTE FUER
   BOESARTIGKEIT SIND NICHT ZU GEWINNEN+



   DIAGNOSE:

   EXZISAT AUS DEM ENDOBRONCHUS MIT INTERSTITIELLER FIBROSE
   UND GERINGER CHRONISCHER ENTZUENDUNG DER SCHLEIMHAUT+



   BEURTEILT DURCH: GROSS
```

Abb. 2 Versandfertig ausgedruckter, handschriftlich korrigierter und
         unterschriebener Befund

Befunderfassung:

Ein bioptischer Befund ist unterteilt in: Anschrift, Personalien,
makroskopischer Befund, histologischer Befund, Diagnose, Befunder,
(Abb. 2). Sind die Geräte in Betrieb gesetzt, muß nur eine Funktions-
taste gedrückt werden, um ein ganzes Programmsystem zu starten. Nach
wenigen Sekunden erscheint der erste Bildschirm. (Abb. 3)

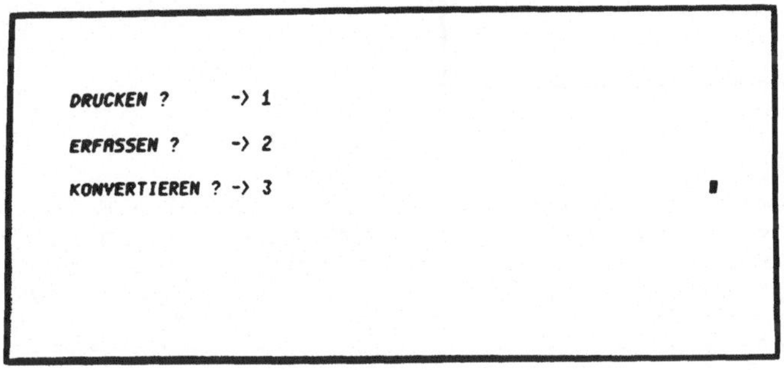

```
DRUCKEN ?       -> 1

ERFASSEN ?      -> 2

KONVERTIEREN ? -> 3
```

Abb. 3

Es ist zu unterscheiden, welche Arbeiten ausgeführt werden sollen:
Drucken, Erfassen oder Konvertieren. Zum Erfassen ist über die Tastatur nur eine "Zwei" einzugeben. Wiederum wenige Sekunden später
erscheint der nächste Bildschirm. (Abb. 4).

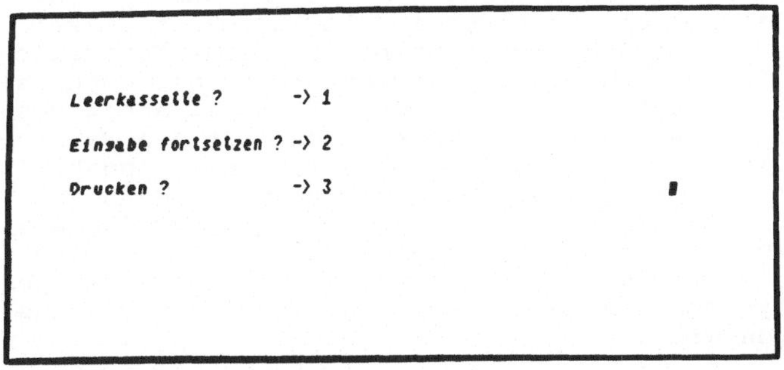

```
Leerkassette ?        -> 1

Einsabe fortsetzen ? -> 2

Drucken ?             -> 3
```

Abb. 4

Der Rechner setzt in diesem Augenblick voraus, daß eine Datenkassette
eingelegt ist. Er erwartet die Information, ob es sich dabei um eine
Leerkassette handelt, bzw. ob auf dieser Kassette bereits erfasst
wurde und die Erfassung nur fortgesetzt werden soll. Es besteht auch
hier die Möglichkeit, zum Druckprogramm zurückzukehren. Wird jetzt
z.B. eine "1" eingegeben, (Abb. 5) erscheint der Bildschirm für die
Aufnahme der Personalien, ein für das Erfassungsprogramm sehr wesentlicher Teil, da hier die meisten Plausibilitätskontrollen durchgeführt werden können und müssen.

Die Eingabe beginnt mit dem Familiennamen. Er kann nicht übersprungen
werden. Es wird, wie auch bei den folgenden Vor- und Geburtsnamen, geprüft, ob fälschlicherweise ein kleiner Buchstabe eingegeben, oder

```
#                                              W
Name                        Vorname

Geb. Name

E-Nr      E-Dat   St  Mi  U-Dat

I/E  Jahre Tage Stunden   Ge. Dat.

I-Nr            TZ        Art

AZ  T-Nr                              I
```

Abb. 5

wichtiger, ob mit einer Leertaste begonnen wurde. Es folgen die Felder für Vorname und Geburtsname mit den bereits erwähnten Prüfungen.
Diese Felder können übersprungen werden. Ausgiebig geprüft wird die
Eingangsnummer. Nur Ziffern können eingegeben werden, es müssen genau
sieben sein. Werden Fehler gemacht, ertönt ein Signal, und die Eingabe des Feldes muß von Anfang an wiederholt werden. Die letzten beiden Ziffern müssen entweder 74 oder 73 lauten. Bei 73 wird kontrolliert,
ob die E-Nummer über 10 000 liegt, anderenfalls wird sie abgelehnt.
Dies gibt die Möglichkeit, nach dem Jahreswechsel auch noch Befunde
aus dem vergangenen Jahr einzugeben. Die vier folgenden Felder Eingangs-
datum, die entsprechende Uhrzeit sowie das Untersuchungsdatum werden
allein darauf überprüft, ob sie numerisch sind und ob die vorgeschrie-
bene Länge von 6 bzw. 2 Ziffern eingehalten wurde. Sie können nicht
übersprungen werden. Im nächsten Feld wird entschieden, ob es sich um
einen externen oder internen Patienten handelt. Interne haben eine Identifikationsnummer mit einem bestimmten Format. Aus dieser Nummer geht
das Geburtsdatum hervor. Die Felder zur Altersangabe können in diesem
Fall übersprungen werden. Bei der I-Nummer finden ausgiebige Kontrollen
statt: Nur Ziffern werden akzeptiert, es müssen neun sein, der Geburts-
tag kann höchstens mit 31, der Geburtsmonat höchstens mit 12 angegeben
werden. Die neunte Stelle gibt Auskunft über das Geschlecht des Patienten: eine 1 bedeutet männlich, eine 2 bedeutet weiblich. Bei Eingabe
einer 1 wird abgefragt, ob ein Geburtsname eingegeben wurde. Wenn ja,
wird diese Nummer vom Rechner abgelehnt. Es folgt ein Feld für die Anzahl der eingesandten Töpfe mit den Proben eines Patienten, sowie ein
Feld für die Entnahmeart. In der letzten Zeile können für die Abrechnung
bis zu 8 verschiedene Tarifnummern angegeben werden, auf deren Prüfung
hier nicht näher eingegangen wird.

```
                                      E-Nr 0001274
1                      den

2                                  I

3                      Kopie an

4 #                                I

5                                  I

W A 1 2 3 4 5 Y Z
```

Abb. 6

Ist die Erfassung der Personalien abgeschlossen, besteht die Möglichkeit
zur Korrektur. Der Blinker, die Eingabeposition auf dem Bildschirm mar-
kierend,, springt in die rechte obere Ecke neben das "W". Hier können
die beiden ersten Buchstaben des Feldes, das verbessert werden soll,
angegeben werden, z.B. "NA" für Name. Der Blinker springt dann an den
Anfang des betreffenden Feldes und kehrt nach Abschluß der gezielten
Korrektur in die rechte obere Ecke zurück. Wird hier ein "W" mit folgender Leertaste angegeben, werden die Personalien für die Kassette
beschrieben und es erscheint der nächste Bildschirm (Abb. 6).

Anschrift des Einsenders, Datum und mögliche Verteiler sind hier anzu-
geben. Über den nächsten Bildschirm (Abb. 7) kann die klinische Diagnose, so vorhanden, von dem Untersuchungsantrag übernommen werden. Sie
wird derzeit nicht ausgedruckt.

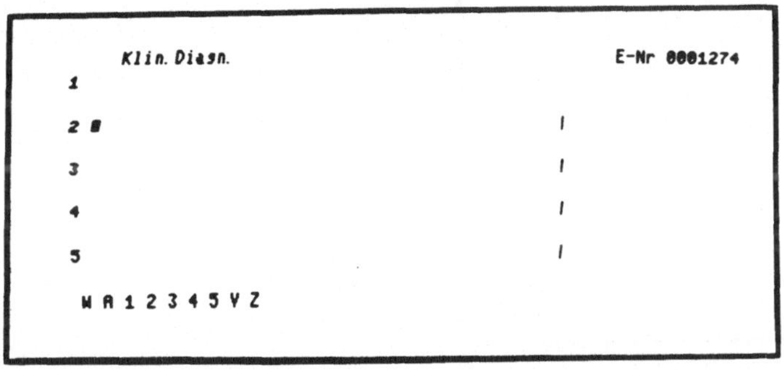

Abb. 7

Es wird der makroskopische Befund geschrieben. (Abb. 8) Zur Kontrolle
wird bei jedem Bildschirm die entsprechende E-Nummer automatisch rechts
oben auf dem Schirm ausgegeben. Die senkrechten Striche kennzeichnen
das festgelegte Zeilenende, darüberhinaus ist nur die Eingabe von einem
Buchstaben möglich. Nach vier Zeilen springt der Blinker nach rechts
unten, jetzt kann eines der in der untersten Zeile vermerkten Zeichen
angegeben werden. Die Ziffern bedeuten: Entsprechende Zeile löschen und
neu eingeben. "W": Der Inhalt des Bildschirms wird nach oben geschoben,
die vier nächsten Zeilen werden eingegeben. "A": Der Inhalt des Bildschirms wird ebenfalls nach oben geschoben und eine neue Überschrift
ausgegeben (histologischer Befund).

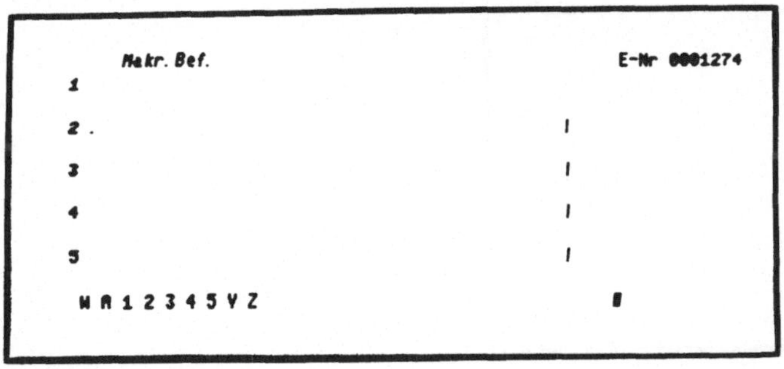

Abb. 8

Sollte sich allerdings herausstellen, daß die Eingabe unter der falschen
Überschrift erfolgte, besteht die Möglichkeit, auch dies noch zu ändern:
Ein "V" löscht die zuletzt geschriebenen vier Zeilen und gibt die nächste Überschrift aus. Ähnlich wird bei Eingabe eines "Z" verfahren. Die
letzten vier Zeilen werden der vorausgegangenen Überschrift zugerechnet.
Diese Korrekturmöglichkeiten beziehen sich allerdings immer nur auf den
Bildschirm. Daten, die einmal auf der Kassette stehen, sind keiner Korrektur mehr zugänglich. Über die in Abb. 9 und 10 dargestellten Schirme
werden der histologische Befund und die Diagnose erfasst.

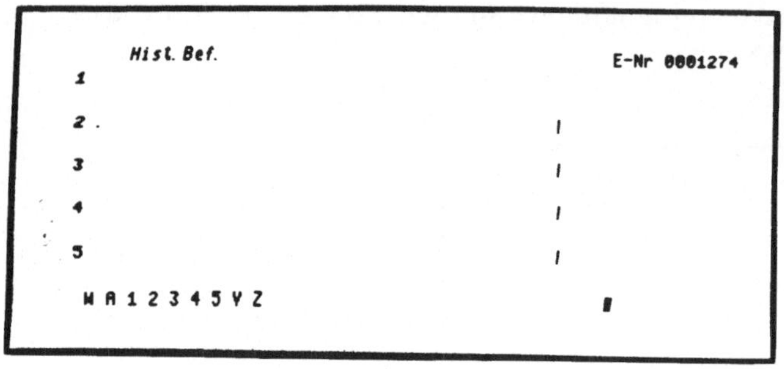

Abb. 9

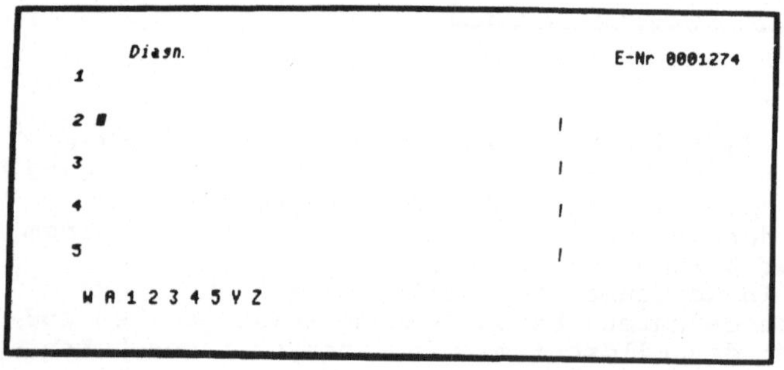

Abb. 10

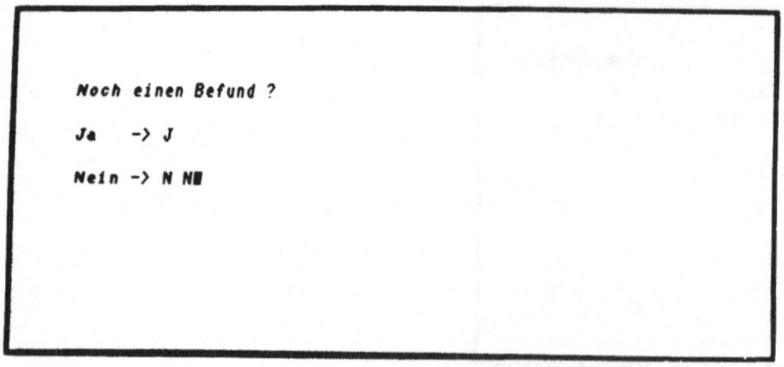

Abb. 11

Kein Bildschirm kann übersprungen werden. Erfolgt keine Eingabe eines
erlaubten Zeichens, springt der Blinker zurück in die erste Eingabe-
zeile. Am Ende eines Befunde muß der Name des Untersuchers eingegeben
werden. Auf dem folgenden Schirm (Abb. 11) erwartet der Rechner die
Entscheidung über den weiteren Eingabeverlauf. Wird ein "J" eingegeben,
erscheint der Bildschirm für die Personalien und der nächste Befund
kann erfasst werden. Bei "N" wird eine Ende-Marke auf die Kassette geschrieben, und (Abb. 12) es erfolgt der Hinweis, daß die Kassette jetzt
aus dem Laufwerk entfernt werden kann. Das Programm befindet sich in
einem Wartezustand. Eine Verzweigung zu anderen Programmen ist möglich.

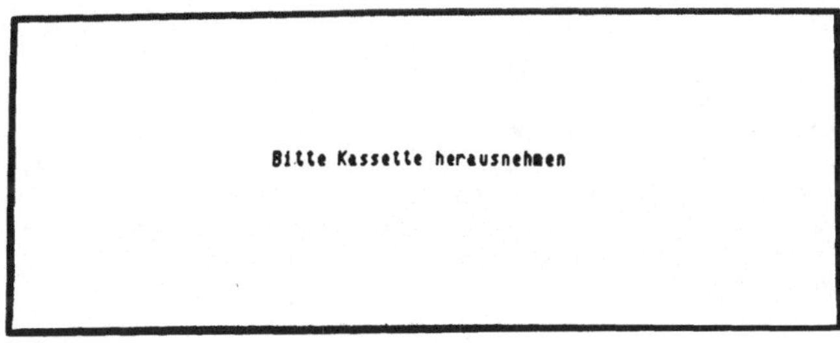

Abb. 12

Organisation:

Beziehungen zwischen dem Institut und Rechenzentrum zeigt Abb. 13.

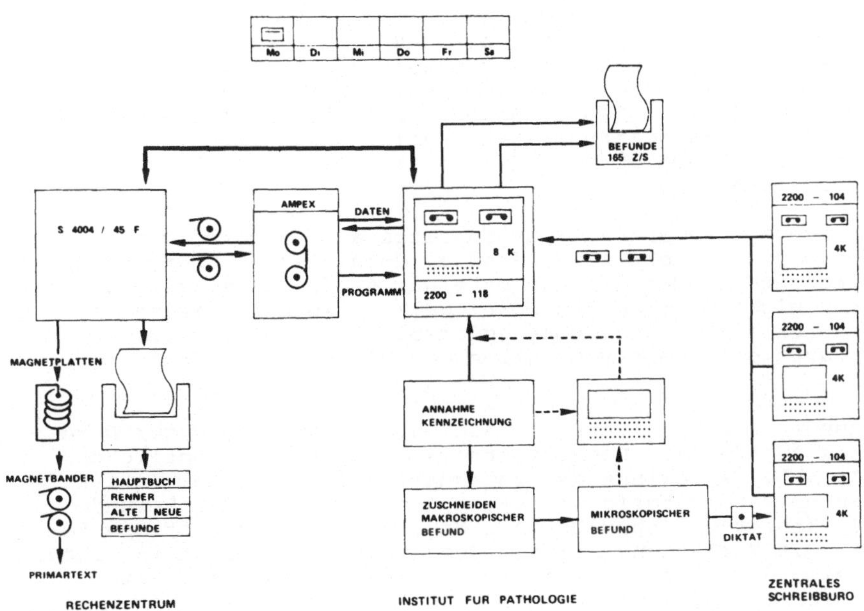

Abb. 13 aus (3)

In diesem Schema ist die Zentraleinheit mit Rechner, Magnetbandstation
und Drucker zu sehen, außerdem die drei anderen, kleineren Rechner. Der
in der rechten Hälfte dargestellte Kreis wurde bereits am Beispiel des
Erfassungsprogramms demonstriert. Die beschriebenen Kassetten werden

einmal täglich mit Hilfe eines gesonderten Programms in der Zentraleinheit auf ein konventionelles Magnetband überschrieben. Das Band wird
von einem Boten abgeholt und zum Rechenzentrum gebracht. Dort werden
die Daten sortiert und auf Archivbändern gesammelt. In kurzen zeitlichen
Abständen werden Hauptbuch, die nach aufsteigenden E-Nummern sortierten Personalien und Diagnosen, sowie Renner mit den über längere Zeit
alphabetisch sortierten Patientennamen und entsprechenden E-Nummern
ausgedruckt. Hier werden die Bänder mit dem primären Text geschrieben.
Ein Test hat gezeigt, daß die Bänder aus dem Institut für Pathologie
in Berlin kompatibel sind mit den entsprechenden Bändern der Medizinischen Hochschule Hannover.

<u>Allgemeine Probleme</u>:

Leider fordert die Technik von dem Benutzer ein hohes Maß an Geduld.
Es ist der Firma, die dieses System vertreibt, über längere Zeit nicht
gelungen, einen zweifelsfreien dauerhaften Betrieb zu ermöglichen. Die
einzelnen Geräte fielen auf Grund verschiedener technischer Defekte
häufig aus. Dies belastet die zeitlich gebundene Übermittlung der bi-
optischen Befunde außerordentlich.

Eine andere Schwierigkeit stellen die Programme dar. Auch in der mittleren Datenverarbeitung sind sie in der Regel so komplex, daß sich die
Gesamtheit aller Fehler erst in der Routine herausstellt.

Aus technischen Gründen weicht das Druckbild der verschiedenen Ausgabe-
geräte in der Datenverarbeitung von dem bislang üblichen mehr oder weniger ab. Dies führt gelegentlich zu Nachfragen oder Beschwerden.

Ein weiteres Problem ist die Eignung des Bedienungspersonals. Die Geräte sind noch zu kurz auf dem Markt, als daß sich ein spezifisches
Berufsbild hätte auch nur annähernd entwickeln können. Einerseits wird
von den Herstellern daraufhingewiesen, es sei ein Vorteil dieses Systems, daß es jeder bedienen könne, andererseits bedeutet dies aber
auch eine erhebliche Einschränkung: Sind nämlich umfassende Kenntnisse
des Systems vorhanden, läßt es sich für ein Institut flexibler und
gewinnbringender einsetzen.

Das derzeitige Konzept beruht auf der Kassette als primärem Datenträger. Dies erfordert eine sehr zuverlässige, detaillierte Organisation
des Erfassungsbereiches. Hat die Kassette das Laufwerk verlassen,
können die Daten nicht mehr unmittelbar gelesen werden, wie das für
Schreibmaschinentexte gilt. Es droht jederzeit ein großer Datenver-
lust, der nur durch eine hohe Motivation der Mitarbeiter verhindert
werden kann.

Für die Beziehungen der institutsinternen Datenverarbeitung zur Datenverarbeitung des zuständigen Rechenzentrums gibt es im wesentlichen
zwei Formen: In Abb. 14 beginnt der Informationsfluß bei dem Patienten "P". Das entnommene Material erreicht den Befunder, der Befund
wird bereits im Institut lesbar geschrieben, er geht zum Arzt des Patienten zurück. Die Verkettung mit dem Rechenzentrum erfolgt in einem
gesonderten Kreis, d.h. die dortige Datenverarbeitung benutzt ein
Duplikat der Information.

Dieses Organisationsprinzip liegt der Arbeit in unserem Institut zugrunde. Die Zuordnung der Rechenanlage ist in Abb. 15 verdeutlicht.
In der Peripherie wird die Datenverarbeitung nahezu autonom durchgeführt. Ein Ausfall des Rechenzentrums stört die Befundverwaltung,
behindert aber die vom Institut wahrzunehmende Krankenversorgung
nicht unmittelbar.

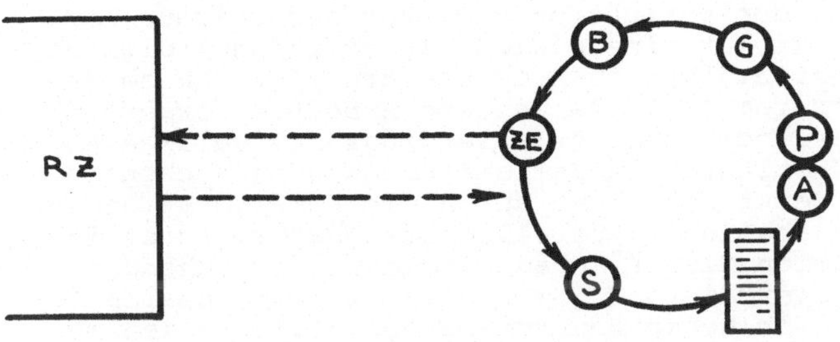

RZ: Rechenzentrum   ZE: Zentraleinheit   S: Ausdruck
A : Arzt   P : Patient   G: Gewebe
B : Befunder

Abb. 14

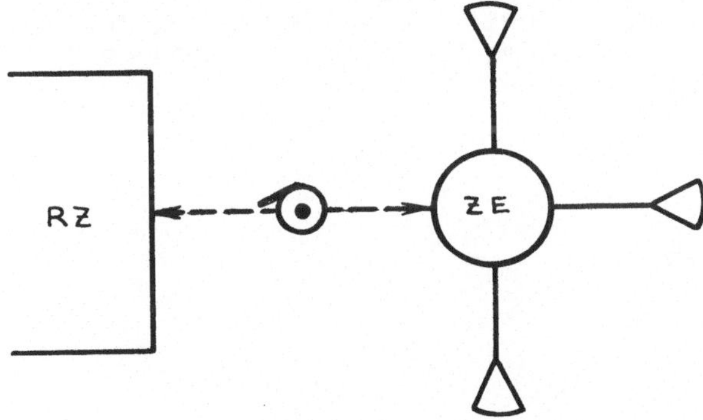

Abb. 15

Beim zweiten Versuch (Abb. 16) durchläuft die Information bis zum Untersucher den gleichen Weg. Der Befund wird aber auf einem Datenträger an das Rechenzentrum weitergeleitet, verarbeitet und erst als Ausdruck in das Institut zurückgebracht. Die Anordnung des Systems entspricht Abb. 17.

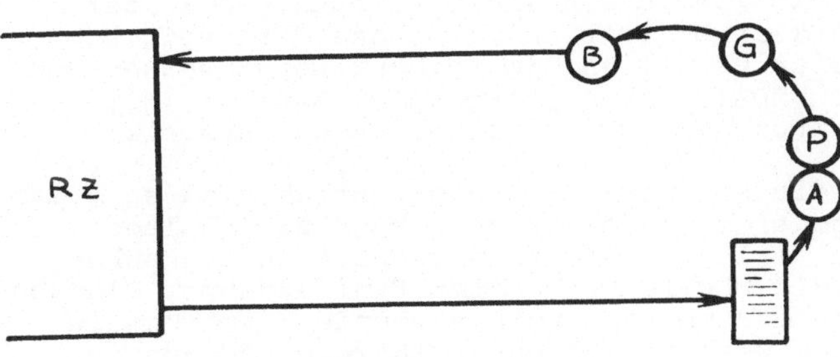

Abb. 16

Das zweite Verfahren ist für den peripheren Benutzer das weitaus komfortabelste und schnellste. Er muß eine gewisse Information lediglich erfassen. Sie wird als Dienstleistung im Rechenzentrum für ihn so zubereitet, daß von der Benutzerseite keine weitere Arbeit erforderlich ist. Die Besonderheit dieser Anordnung ist allerdings die völlige Abhängigkeit des jeweiligen Instituts von dem entsprechenden Rechenzentrum. Dies spielt dort kaum eine Rolle, wo durch die Konfiguration der Großrechenanlage ein nahezu absoluter Ausfallschutz gewährleistet ist, und wo die gesamte Organisation dieser Anlage in den entsprechenden medizinischen Bereich integriert ist. Muß man aber, wie in unserem Institut, davon ausgehen, daß ein Rechenzentrum bewußt nicht in den medizinischen, sondern den allgemein universitären Bereich eingegliedert ist, kann man diesem Verfahren, (Abb. 17), wenn überhaupt, nur mit Bedenken zustimmen. Die Krankenversorgung wird hierdurch abhängig von Institutionen, deren Denkweise häufig medizinischen Notwendigkeiten entgegensteht. Es ist problematisch, daß auf der unteren Ebene praktisch nur Mitarbeiter zur Verfügung stehen, die aus dem kommerziellen Sektor oder aus dem nicht medizinischen wissenschaftlichen Bereich kommen und die deshalb den medizinischen Problemen meist sehr fern stehen. Es ist weitaus bedenklicher, wenn die leitenden Gremien der entsprechenden Rechenzentren dem Einfluß der Medizin weitgehend entzogen sind.

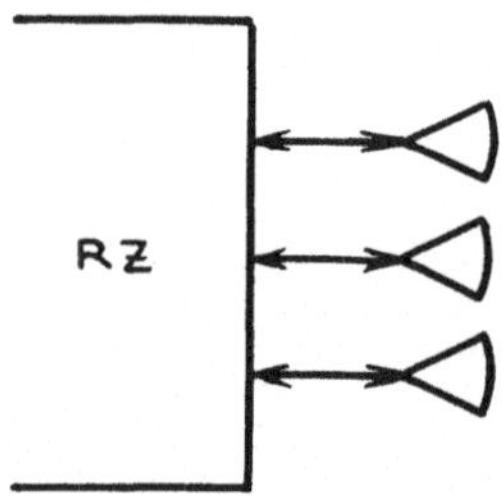

Abb. 17

<u>Probleme der Projektentwicklung</u>:

Die Entwicklung des Projekts der Klartextverarbeitung im Institut für Pathologie im Klinikum Steglitz wird seit mehreren Jahren im wesentlichen von einem Hochschullehrer und seit 1972 zusätzlich von einem wiss. Assistenten neben der Routinetätigkeit betrieben. Die Texterfassung erfolgt durch Schreibkräfte, die keine Vorkenntnisse in der Datenerfassung und keine stärkere Motivation für diese Tätigkeit besitzen. Die Programme der Befundverwaltung im Rechenzentrum werden von zwei Programmierern (Abt. II ZEDAT, Freie Universität Berlin), die allerdings durch andere Arbeiten nahezu ausgelastet sind, erstellt.

Die Planungsunterlagen über die Hardware im Rechenzentrum sind seit längerer Zeit, aus hier nicht zu erörternden Gründen kaum zu erhalten. Die Entwicklung der Hardware verläuft für den Aussenstehenden unübersehbar, sprunghaft und ohne die Möglichkeit einer Einflußnahme. Planung und Kooperation des Projektes mußten ohne vorhergehende Erfahrung in der Datenverarbeitung und ohne wesentliche Unterstützung von aussen durchgeführt werden. Die eigentliche Erfassung ist auf ungeschulte Kräfte angewiesen. Das Institut für Pathologie, zur Krankenversorgung verpflichtet, mußte sich eine weitgehende Autonomie gegenüber dem Re-

chenzentrum bewahren, da dessen Arbeitsfähigkeit für den Aussenstehenden nicht vorhersehbar ist.

Diese Schwierigkeiten und die bereits erwähnte Forderung, eine Doppelerfassung zu vermeiden sowie Texte leicht korrigieren zu können, lassen
bisher den hohen Aufwand für Hard- und Software erträglich erscheinen.

Die Flexibilität des Rechners erlaubt es durch entsprechend aufwendige Programmierung die Geräte einfach und schreibmaschinenähnlich zu
bedienen. Weitreichende Plausibilitätskontrollen und Korrekturen können durchgeführt werden. Eine umfassende Peripherie gestattet es, alle
für die Routine notwendigen Arbeitsgänge im Institut selbst durchzuführen und die institutsinterne Datenverarbeitung jederzeit an die
Entwicklung im Rechenzentrum anzupassen.

Der Abt. I ZEDAT, Freie Universität Berlin sind wir für die Bereitstellung der Geräte zu Dank verpflichtet. Für die Durchführung des
Tests der Magnetbänder in der Medizinischen Hochschule Hannover danken
wir Herrn Prof. Dr. P.L. Reichertz und seinen Mitarbeitern, insbesondere Herrn cand.med. W. Küsel.

<u>Literatur</u>

1. FEIGL, W.: Symposium über Klartextanalyse in der Medizin, Die Erfassung von Obduktionsbefunden im pathologisch-anatomischen Institut der Universität Wien, Siemens AG, Abt. DvV. Wien, 23.6.1973.

2. GELL, G., BECKER, H.: Klartextanalyse pathologischer Biopsiebefunde
   mit Bildschirmerfassung. Meth. Inform. Med. <u>12</u>, 10 (1973).

3. GROSS, U., LOY, V.: Symposium über Klartextanalyse in der Medizin,
   Erfassung von Biopsie- und Autopsie-Befunden im Institut für Patho-
   logie im Klinikum Steglitz der Freien Universität Berlin, Siemens
   AG, Abt. DvV. Wien, 23.6.1973.

4. RÖTTGER, P., REUL, H., KLEIN, J., SUNKEL, H.: Die vollautomatische
   Dokumentation und statistische Auswertung pathologisch-anatomischer
   Befundberichte. Meth. Inform. Med. <u>8</u>, 19 (1969).

5. WINGERT, F., RIES, P.: Pathologie-Befund-System. Meth. Inform. Med.
   <u>12</u>, 150 (1973).

Ein variables Auswertungsprogramm für das Pathologie-Befund-System

W. KÜSEL, P. RIES, F. WINGERT, P. RÖTTGER, H. WESTERMANN

Im Verlauf der letzten drei Jahre wurde an der Medizinischen Hochschule
Hannover ein umfassendes Programmsystem zur Dokumentation und zur Auswertung pathologisch-anatomischer Befundberichte entwickelt. Es besteht
aus einem Programmsystem zur Datenerfassung, das im online-Dialogver-
fahren über Bildschirmterminals die Daten der Befundberichte erfasst
und entsprechend den vielfältigen Erfordernissen eines Institutes für
Pathologie verarbeitet. Die Codierung der so gespeicherten Daten erfolgt mit der Methode der Klartextanalyse (1,6). Das eigentliche Programm zur Auswertung verschlüsselt die Protokolldaten automatisch mit
Hilfe des Thesaurus der Arbeitsgemeinschaft für Klartextanalyse und
hält eine Reihe von Auswahlkriterien bereit, die sehr variabel kombiniert werden können und entsprechend deren Definition die Auswertungen
am Untersuchungsgut durchgeführt werden. In Abb. 1 ist das Ineinander-
greifen der Programmsysteme dargestellt.

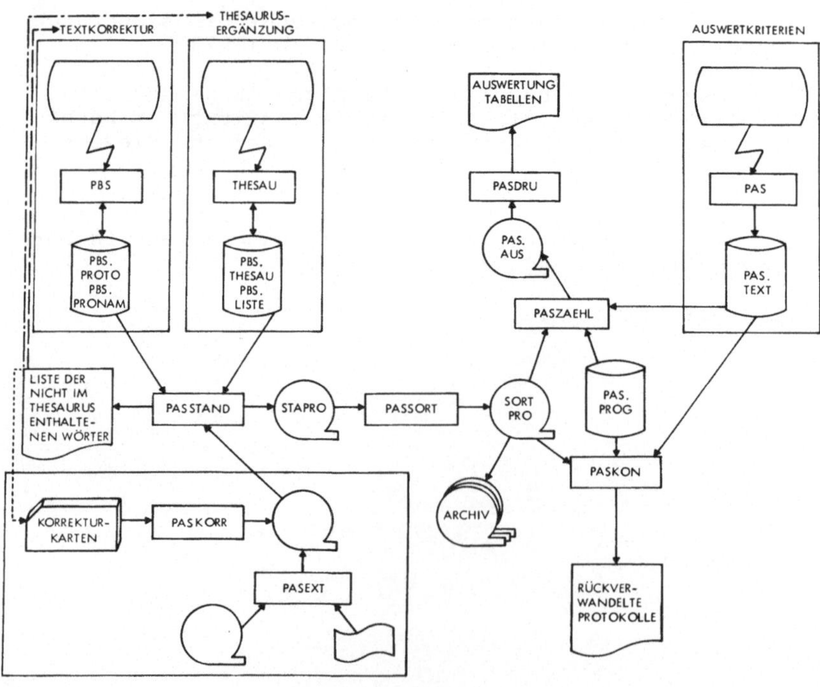

Abb. 1 Diagramm des Ineinandergreifens von Datenerfassung (PBS),
Thesaurusergänzung (THESAU), Datenkorrektur (PASSKORR) und Datenauswertung (PAS) mit vorausgehender Standardisierung (PAS-
STAND) und Sortierung (PASSORT). Ausgabe der Ergebnisse in Tabellenform (PASZAEHL) oder Auflistung ausgewählter Patienten-

gruppen mit rückverwandeltem Standardtext (PASKON). Daten externer Institute werden über PASEXT eingegeben.

Das PBS - von Wingert programmiert und seit zwei Jahren in unserem Institut routinemäßig eingesetzt - leistet die Datenerfassung (2,8,9, 10,11). Über Bildschirmterminals, von denen drei in unserem Institut lokalisiert sind, werden die Protokolle abschnittsweise im Dialogverkehr eingegeben. Je nach ihrem Aufbau aus Abschnitten werden verschiedene Protokolltypen unterschieden (Abb. 2). Jeder Abschnitt ist mit einem Kennbuchstaben versehen. Von besonderer Wichtigkeit sind die Abschnitte A, D und E in den cytologischen und histologischen Protokollen (Patientenstammdaten, Untersuchungsmaterial und Diagnose). Die einzelnen Protokolltypen sind durch Buchstaben vor der laufenden Labornummer gekennzeichnet. Das PBS erstellt aus den einmal eingegebenen Daten die versandfertigen Befundprotokolle, daneben alphabetische Namenslisten und, getrennt nach Labor, Hauptbücher und Mahnlisten, in denen die noch nicht abgeschlossenen Protokolle, gestaffelt nach der Anzahl zurückliegender Tage, aufgeführt sind.

	OBDUKTIONS-PROTOKOLL	HISTOLOGIE-PROTOKOLL	CYTOLOGIE-PROTOKOLL
PROTOKOLLTYP-KENNZEICHNUNG	S nnnnn/aa	E nnnnn/aa (Eingang) A nnnnn/aa (Akrylat) I nnnnn/aa (Immunhistol.) H nnnnn/aa (Histochemie)	T nnnnn/aa
PROTOKOLL-ABSCHNITT-BEZEICHNUNG			
A	Patienten-stammdaten	Patienten-stammdaten	Patienten-stammdaten
D	Klinische Diagnose	Untersuchungs-material	Untersuchungs-material
I		Makroskopie-befund	
J		Mikroskopie-befund	Mikroskopie-befund
E	Makroskopische Einzeldiagnosen	Beurteilung	Beurteilung
H	Histologische Befunde		
B	Bakteriologie		
V	Virologie		
M	Organgewichte		
G	Grundleiden		
T	Todesursache		
P	Epikritische Beurteilung	Epikritische Beurteilung	Epikritische Beurteilung
U	Bemerkungen	Bemerkungen	Bemerkungen

Abb. 2 Protokolltypen und ihr Aufbau nach Abschnitten.

Alle eingegebenen Protokolldaten können auch auf den Bilddisplays abgefragt werden. So zeigt Abb. 3 einen am Bildschirmgerät aufgerufenen Hauptbucheintrag, in dem die wichtigsten Daten eines Protokolles (Abschnitte A, D und E) übersichtlich zusammengefaßt sind. Auf diese Daten beziehen sich auch unsere Auswertungen.

Die eingegebenen Daten sind für ca. 6 Wochen auf Magnetplatte gespeichert und von dort online aufrufbar. Dann werden sie auf Magnetband ausgelagert, wo sie für Auswertungen zur Verfügung stehen.

```
                            +————————————————————————————+ ..........
EINGANGSNUMMER:  I T 5003/72                            I( .........
                            +————————————————————————————+( .........
NAME                 TESTNAME,TESTVORNAME                    ( ......
EING./TODESDATUM  03.08.72( ........................................
EINGANGSNUMMER    T 5003/72 ( .......................................
ALTER             22 J  4 M  7 T( ..................................
GESCHLECHT        W( ...............................................
ADRESSE           MHH/POLI/SCHILD ( ................................
BEFUNDER          RIES           ( ................................
UNTERS.-DATUM     04.08.72( ........................................
                          DIAGNOSEN:                        ...
SCHILDDRUESENPUNKTION:KLASSE I NACH PAPANICOLAOU. SEHR
  ZELLARMES, UNAUFFAELLIGES PUNKTIONSMATERIAL. .........
  ..................................................................
  ..................................................................
  ..................................................................
  ..................................................................
  ..................................................................
  BITTE OPTION EINGEBEN ...........................................◀
```

Abb. 3 Aufruf eines Hauptbucheintrages auf dem Bildschirm.

Bevor die Daten der Protokolle ausgewertet werden können, müssen sie verschlüsselt werden. Dieser Vorgang ist vollständig automatisiert, der Klartext wird mit Hilfe eines Thesaurus codiert, der von der Arbeitsgemeinschaft für Klartextanalyse erstellt wurde und der auf Arbeiten von Röttger aufbaut (1,3,4,5,6). Im Prinzip besteht der Thesaurus aus zwei Anteilen:
1. den sog. Standardnotationen, denen ein Schlüssel zugeordnet ist,
2. den Eingangswörtern.
Eine beliebige Anzahl von Eingangswörtern kann auf eine Standardnotation zurückgeführt werden, die in dieser Standardnotation ihren gemeinsamen Nenner hat. Bei der Codierung des Klartextes wird dessen Variabilität (z.B. Deklinationsformen oder Synonyma) auf einen Standardtext reduziert. Das Ausmaß dieser Reduktion spiegelt sich im Verhältnis der Zahl der Eingangswörter (zur Zeit ca. 45 000) zur Zahl der Standardnotationen (zur Zeit ca. 9 400).

Jede Standardnotation kann durch Facettennotationen spezifiziert werden. Sechs Facettenklassen werden unterschieden:
1. Lokalisation 1. und 2. Ordnung
2. Befund
3. Lokalisation 1. und 2. Ordnung
4. Attribut
5. Verschiedenes
6. Allgemeine Pathologie.

Die Bedeutung der Facettennotationen beruht darauf, daß bei der Auswertung nicht nur direkt auf die Standardnotation, sondern auch indirekt über bis zu 10 Facettennotationen zugegriffen werden kann. Diese sind im Text nicht explizit angegeben, werden jedoch durch die Standardnotation impliziert. Der Spielraum der Auswertungsmöglichkeiten wird dadurch erheblich erweitert.

Der Thesaurus muß laufend auf dem neuesten Stand sein, denn er soll

alle Befundtexte codieren können. Die Thesauruspflege wurde wesentlich erleichert und verbessert durch das Thesaurus-updating-Programm,
das Wingert entwickelte und programmierte. Im online-Dialogverkehr
können alle Informationen aus dem Thesaurus abgerufen werden. Neuein-
fügungen, Löschen, Ändern von Eingangs-, Standard- und Facettennotationen sind möglich.

Das PBS und der Thesaurus werden nun durch ein Programmsystem ergänzt,
das wir PAS (Pathologiebefund-Auswertungssystem) genannt haben. Wie
aus Abb.1 ersichtlich erfüllt das PAS drei Aufgaben:
1. Standardisierung und Vorsortierung der Protokolldaten,
2. Definition der Auswahlkriterien zur Auswertung
3. Ausgabe der Ergebnisse in Tabellenform und in Form von Klartextlisten.
Im ersten vorbereitenden Schritt zur Datenauswertung erfolgt die Standardisierung der Klartexte aus den Abschnitten D und E der Protokolle,
in denen Untersuchungsmaterial und Diagnosen angeben sind.

Jedes im Orginaltext enthaltene Wort wird im Thesaurus bei den Eingans-
wörtern aufgesucht, auf das entsprechende Standardwort zurückgeführt,
durch dessen internen Schlüssel ersetzt und zusammen mit den Schlüsseln
der Facettennotationen, die dem Standardwort anhängen, übernommen. In-
signifikante Wörter werden unterdrückt. Das dabei neu erstellte Daten-
band STAPRO enthält neben den Patientenstammdaten (Namen, Vornamen,
Geburtsdatum, Geschlecht) und allgemeinen Angaben (Art des Labors, Kenn-
ziffer des Institutes, Jahr der Untersuchung, Einsender und Befunder)
nur noch die Schlüssel der Standardnotationen mit den zugehörigen
Schlüsseln der Facettennotationen.

Intern sind die Standardnotationen des Origianltextes durch ein posi-
tives, die Facettennotationen durch ein negatives Vorzeichen markiert.
Der ursprüngliche Inhalt der Sätze der Diagnosen bleibt erhalten, denn
auch in der standardisierten Form sind alle Schlüssel der Wörter eines
Satzes zu einer Einheit zusammengefaßt. Wird ein Wort des Diagnose-
textes im Thesaurus nicht gefunden, so erscheint es mit der zugehörigen
Protokollnummer auf einer Liste, die zusammen mit einer Statistik am
Ende des Standardisierungsvorganges ausgedruckt wird.

Es handelt sich dabei um Wörter, die bei der Dateneingabe fehlerhaft
getippt wurden, oder um Wörter, die nicht im Thesaurus vorhanden waren.
Im ersten Fall kann die Korrektur des Textes über Bildschirm erfolgen,
wenn die Protokolldaten noch auf der Magnetplatte gespeichert sind,
oder über Lochkarten und ein Batchprogramm (PASKORR), das die bereits
auf Magnetband ausgelagerten Protokolle verbessert. Im zweiten Fall
muß der Thesaurus um das fehlende Wort ergänzt werden. Dies ist über
das Thesaurus-Programm jederzeit möglich.

Solche Standardisierungen laufen regelmäßig, bevor die Protokolle von
der Magnetplatte auf Magnetband ausgelagert werden. Ursprünglich war
beabsichtigt, schon während der Eingabe der Protokolldaten den Origi-
naltext durch den Thesaurus prüfen zu lassen, um Schreibfehler sofort
berichtigen zu können. Dieses System erwies sich jedoch als zeitlich
zu aufwendig. Die Fehlerfreiheit der Befundtexte ist nunmehr garantiert
durch die routinemäßigen Korrekturen vor dem Auslagern der Befunde.

Während des Standardisierungsvorganges wird für jedes Protokoll auf
einer Kontrolliste notiert, ob die Standardisierung erfolgreich war.
Ein Befundabschnitt wird für jedes Protokoll als 'NICHT STANDARDISIERT'
gekennzeichnet, wenn wenigstens ein Wort nicht als Eingangswort im
Thesaurus vorhanden war.

Protokolle, die im ersten Durchgang nicht standardisiert werden konnten, werden entsprechend markiert und nach der Korrektur der Tippfehler bzw. der Erweiterung des Thesaurus erneut verarbeitet.

Auch aus anderen Instituten können Protokolldaten über das Programm PASSTAND standardisiert werden. (Abb. 1). Voraussetzung dafür ist ein bestimmter formaler Aufbau der Protokolldaten und die Einhaltung bestimmter Konventionen beim Abfassen der Befunde. Die Arbeitsgemeinschaft für Klartextanalyse hat darüber Richtlinien erarbeitet (<u>7</u>).

Es wurden bereits Protokolle des Pathologischen Institutes Frankfurt und des Pathologischen Institutes am Klinikum Steglitz in Berlin sowie auch aus Bern verarbeitet. Hierfür sind zusätzliche Programme zur Adaptation der Datenstrukturen an das Standardisierungsprogramm erforderlich. Ausserdem kann die Korrektur fehlerhafter Abschnitte nur mit dem Batchprogramm (PASKORR) erfolgen (Abb. 1).

Der Standardisierung folgt ein Sortierlauf, in dem die Patientendaten, die auf Magnetband ursprünglich nach Protokollnummern geordnet sind, auch nach anderen Kriterien geordnet werden können, z.B. nach Patientennamen und nach zeitlicher Reihenfolge der Untersuchungen. Nach der Standardisierung und Sortierung liegen die Daten nun auf Magnetband (SORTPRO) so aufbereitet vor, daß die eigentliche Auswertung beginnen kann.

Das PAS ist dabei so konzipiert, daß die Definition der Auswahlkriterien auf Bildschirm erfolgt, während die Ergebnisse wahlweise in tabellarischer Form oder in Form von Klartextlisten ausgedruckt werden. Folgende Auswahlkriterien stehn zur Verfügung:

*AGE, *SXM, *SXF	beziehen sich auf Alter und Geschlecht; dabei können Altersgruppen in beliebiger Weise bestimmt werden (z.B.*/AGE/ (<u>10</u>,<u>19</u>)).
*CYT, *BIO	sprechen nur cytologisches und bioptischhistologisches Untersuchungsmaterial an.
*MAT	bedeutet Zugriff auf ein Untersuchungmaterial, das im Klartext spezifiert werden muß, z.B. 'LUNGE' *MAT.
*JAG	sucht Protokolle eines bestimmten Jahrganges auf, z.B. *JAG (73).
*ORG	bezieht sich nur auf Standardnotationen von Wörtern des Klartextes, ohne die implemntierten Facettennotationen zu beachten.
*LST	berücksichtigt bei der Auswertung nur die jeweils letzte Diagnose, wenn von einem Patienten mehrere Untersuchungen vorliegen.
*PAP(M)	spezifiert in cytologischen Befundprotokollen die gewünschte Papanikolaou-Klassifizierung (PAP(1): unverdächtiges Material, bis PAP(5): maligner Tumor).
*PMX	sucht das Protokoll mit der höchsten Papanikolaou-Klassifizierung auf, wenn von einem Patienten mehrere Untersuchungen vorliegen.
*SNT, * ALL	beziehen die Auswahl von gesuchten Diagnosen auf jeweils einen Satz oder auf den gesamten Abschnitt des Diagnosetextes.

Als Auswahlkriterien können auch alle im Thesaurus enthaltenen Wörter angegeben werden, z.B. 'ADENOCARCINOM'. Die Auswahlkriterien können durch Operatoren (und, oder, exclusives oder) und eine Ausschlußbedingung zu logischen Ausdrücken kombiniert werden. Mit Hilfe dieser Auswahlkriterien bzw. der logischen Ausdrücke solcher Auswahlkriterien werden die Auswertungstabellen definiert, wobei maximal 20 Zeilen und 12 Spalten pro Tabelle zugelassen sind. Die Formulierung der Auswer-

tungskriterien erfolgt über ein Eingabeprogramm auf Bildschirmterminals.
Das Auswertungsprogramm PAS ist seiner Konzeption nach nicht nur zur
Auswertung innerhalb des PBS vorgesehen, sondern kann auch nach ent-
sprechender Adaptierung in anderen Programmsystemen angewandt werden.

Das Programm PASZAEHL wertet die Daten auf dem Magnetband SORTPRO entsprechend den definierten Auswahlkriterien aus (Abb. 1). PASDRU for-
matiert die Tabellen, setzt die errechneten absoluten und prozentualen
Werte in jedes Feld, berechnet die Zeilen- und Spaltensummen und liefert die Definitionen der Zeilen und Spalten mit.

Für wissenschaftliche Arbeiten in der Morphologie ist es wichtig, auf
Einzelfälle zurückgreifen zu können. Deshalb wurde die Möglichkeit geschaffen, aus den gespeicherten Protokolldaten des Magnetbandes SORTPRO
Patienten nach beliebig definierten Auswahlkriterien herauszusuchen
und aufzulisten. Das Programm PASKON übersetzt dabei die standardisierten Protokolle aus der verschlüsselten Form zurück in Klartext (Abb. 4).
Die implzierten Facettennotationen in den übersetzten Texten sind durch
einen Stern markiert.

```
      3    07300      STERNALMARC
     -1    00835      BLUTBILDUNGSMARC
     -1    06790      SCELETTSYSTEM
     -3    07305      STERNUM
     -3    04455      MEDULLA
      5    08628      ABSTRICH
```

RUECKVERWANDELTER STANDARDTEXT:

```
    STERNALMARC  *BLUTBILDUNGSMARC  *SCELETTSYSTEM  *STERNUM  *MEDULLA ABSTRICH .
```

```
      4    02904      GESTEIGERT
      2    08657      ERYTHROPOESE
     -1    00835      BLUTBILDUNGSMARC
     -2    03107      HAEMOPOIESE
      5    08714      BEI
      2    08729      HYPERURICAEMIE
     -6    07333      STOFFWECHSEL/NUCL
      2    08778      EISENMANGELSYNDROM
     -2    00288      ANAEMIE
     -2    02180      EISENMANGEL
     -4    03555      HYPOCHROME
     -6    07331      STOFFWECHSEL/MIN
     -6    08543      HAEMAT/ANAEM
```

RUECKVERWANDELTER STANDARDTEXT:

```
    GESTEIGERT ERYTHROPOESE  *BLUTBILDUNGSMARC  *HAEMOPOIESE BEI HYPERURICAEMIE  *ST
    OFFWECHSEL/NUCL EISENMANGELSYNDROM  *ANAEMIE  *EISENMANGEL  *HYPOCHROME  *STOFFW
    ECHSEL/MIN  *HAEMAT/ANAEM .
```

Abb. 4 Beispiel eines cytologischen Protokolls, das aus dem Standard-
        text rückverwandelt wurde. Die rückverwandelten Standardworte
        sind mit Facettenklasse und Schlüssel angegeben. Im rückver-
        wandelten Standardtext sind die implizierten Facettennotationen
        durch Stern gekennzeichnet.

Einige Beispiele sollen die Leistungsfähigkeit des Systems belegen. Es
handelt sich hier um erste Ergebnisse, die sich auf das Einsendegut des
cytologischen Labors an unserem Pathologiscehn Institut vom Jahrgang
1973 beziehen.

Abb. 5 zeigt eine Tabelle, in deren Spalten die Papanikolaou-Klassen
1 - 5 und in deren Zeilen eine Altersaufschlüsselung der untersuchten
Patienten vorgenommen wurde. PMX sucht bei mehrfach untersuchten Patienten die jeweils höchste Papanikalaou-Klasse auf. Ausgewertet wurden

```
     - P A S -    AUSWERTUNG VCM 25.03.74   FUER   INST.F.PATH. DER MHH


     FUER DIESE TABELLE WURDEN  14374 PROTOKOLLE AUSGEWERTET.


             LISTE DER DEFINITIONEN
             ****************************


AUSWAHLKRITERIUM:
     *PMX

SPALTE   1:     *PAP(1)
SPALTE   2:     *PAP(2)
SPALTE   3:     *PAP(3)
SPALTE   4:     *PAP(4)
SPALTE   5:     *PAP(5)

ZEILE    1:     *AGE(0,20)
ZEILE    2:     *AGE(21,30)
ZEILE    3:     *AGE(31,40)
ZEILE    4:     *AGE(41,45)
ZEILE    5:     *AGE(46,50)
ZEILE    6:     *AGE(51,55)
ZEILE    7:     *AGE(56,60)
ZEILE    8:     *AGE(61,70)
ZEILE    9:     *AGE(71,80)
ZEILE   10:     *AGE(81,100)
```

Abb. 5 a

```
     - P A S -     AUSWERTUNG VCM 25.03.74   FUER   INST.F.PATH. DER MHH
```

SPALTE ->	1	2	3	4	5	ZEILEN-SUMMEN
ZEILE						
1	90	126	11	6	24	257
	1.04	1.46	0.13	0.C7	0.28	2.98
2	167	326	9	3	11	516
	1.94	3.78	0.10	0.03	0.13	5.98
3	290	621	38	11	31	991
	3.36	7.20	0.44	0.13	0.36	11.49
4	185	363	40	12	38	638
	2.14	4.21	0.46	0.14	0.44	7.40
5	204	493	48	18	63	826
	2.36	5.71	0.56	0.21	0.73	9.57
6	190	456	63	24	75	808
	2.20	5.29	0.73	0.28	0.87	9.37
7	185	470	63	26	138	882
	2.14	5.45	0.73	0.30	1.60	10.22
8	436	1149	219	73	393	2270
	5.05	13.32	2.54	0.85	4.56	26.31
9	235	631	109	52	245	1272
	2.72	7.31	1.26	0.60	2.84	14.74
10	28	86	18	10	25	167
	0.32	1.00	0.21	0.12	0.29	1.94
SPALTEN-SUMMEN	2010	4721	618	235	1043	8627
	23.30	54.72	7.16	2.72	12.09	60.00

Abb. 5 b

213

14 374 Befundberichte, die von 8627 (=60,02%) Patienten stammten. In
den einzelnen Feldern der Tabelle sind die absoluten Zahlen angegeben,
die Prozentwerte darunter beziehen sich auf die Zahl der ausgewerteten
Patienten.

```
- P A S -    AUSWERTUNG VOM 25.03.74   FUER  INST.F.PATH. DER MHH


FUER DIESE TABELLE WURDEN  14374 PROTOKOLLE AUSGEWERTET.


             LISTE DER DEFINITIONEN
             =======================


AUSWAHLKRITERIUM:
     *PAX, 'BRONCHUS'

SPALTE  1:      *PAP(1)
SPALTE  2:      *PAP(2)
SPALTE  3:      *PAP(3)
SPALTE  4:      *PAP(4)
SPALTE  5:      *PAP(5)

ZEILE   1:      *AGE(0,20)
ZEILE   2:      *AGE(21,30)
ZEILE   3:      *AGE(31,40)
ZEILE   4:      *AGE(41,45)
ZEILE   5:      *AGE(46,50)
ZEILE   6:      *AGE(51,55)
ZEILE   7:      *AGE(56,60)
ZEILE   8:      *AGE(61,70)
ZEILE   9:      *AGE(71,80)
ZEILE  10:      *AGE(81,100)
```

Abb. 6 a

```
- P A S -    AUSWERTUNG VOM 25.03.74   FUER  INST.F.PATH. DER MHH


                                              | ZEILEN-
SPALTE ->|   1  |    2  |    3  |    4  |    5  | SUMMEN
ZEILE    +------+-------+-------+-------+------++--------+

  1      |     4      14       0       1      4 |     23
         |  0.31    1.07    0.00    0.08   0.31 |   1.76

  2      |    25      43       0       0      1 |     69
         |  1.91    3.28    0.00    0.00   0.08 |   5.27

  3      |    33      65       1       2      4 |    105
         |  2.52    4.97    0.08    0.15   0.31 |   8.02

  4      |    28      39       3       1     13 |     84
         |  2.14    2.98    0.23    0.08   0.99 |   6.42

  5      |    35      41       1       3      8 |     88
         |  2.67    3.13    0.08    0.23   0.61 |   6.72

  6      |    37      60      11       8     26 |    142
         |  2.83    4.58    0.84    0.61   1.99 |  10.85

  7      |    55      62       9       5     35 |    166
         |  4.20    4.74    0.69    0.38   2.67 |  12.68

  8      |   106     158      26      14    122 |    426
         |  8.10   12.07    1.99    1.07   9.32 |  32.54

  9      |    51      78       9      11     45 |    194
         |  3.90    5.96    0.69    0.84   3.44 |  14.82

 10      |     4       2       2       2      2 |     12
         |  0.31    0.15    0.15    0.15   0.15 |   0.92

---------+------+-------+-------+-------+------++--------+
SPALTEN- |   378     562      62      47    260 |   1309
SUMMEN   | 28.88   42.93    4.74    3.59  19.86 |   9.00
```

Abb. 6 Auswertung von 14374 cytologischen Protokollen nach Panikolaou-
        Klassifizierung und Altersgruppen, wobei nur jeweils die höch-
        ste Pap.-Gruppe von den Patienten berücksichtigt wird, deren
        Untersuchungsmaterial vom Bronchialsystem stammt.

In Abb. 6 wurde neben PMX als zusätzliches Auswahlkriterium 'BRONCHUS'
*MAT eingefügt. 14374 Befundberichte wurden ausgewertet. Für 1309 Pa-
tienten trafen die definierten Auswahlkriterien zu. Die Aufschlüssel-
ung der Felder entspricht der von der Tabelle in Abb. 4.

Abb. 7 demonstriert, daß auch pathologisch-anatomische Diagnosen im
Klartext als Auswahlkriterium zugelassen sind. Die Spalten definieren
drei Diagnosen, die Zeilen zwei Arten der Materialgewinnung. Berücksichtigt werden nur PAP(4) und PAP(5), da nur in solchen Papanikolaou-Klassen maligne Tumoren eingruppiert werden. Damit ist der Möglichkeit vorgebeugt, Ausschlußdiagnosen mit in die Auswertung einzubeziehen. Die Diagnose 'Für Plattenepithelkarzinom kein Anhalt' ist
gewöhnlich mit einer Papanikolaou-Klasse (1) oder (2) verknüpft.

```
     - P A S -     AUSWERTUNG VOM 27.03.74   FUER   INST.F.PATH. DER MHH


     FUER DIESE TABELLE WURDEN   14374 PROTOKOLLE AUSGEWERTET.


              LISTE DER DEFFINITIONEN
              ****************************

AUSWAHLKRITERIUM:
     *PMX, *PAP(4) | *PAP(5)

SPALTE   1:    *BRONCHIOLCALVEOLARCARCINOM* | *ALVEOLARCARCINOM*
SPALTE   2:    *PLATTENEPITHELLCARCINOM*
SPALTE   3:    *ADENOCARCINOM*

ZEILE    1:    *SPUTUM*
ZEILE    2:    *BRONCHUS*
```

Abb. 7 a

```
     - P A S -     AUSWERTUNG VOM 27.03.74   FUER   INST.F.PATH. DER MHH


                     |                 | ZEILEN-
SPALTE ->|   1   |    2   |   3   | SUMMEN
ZEILE    +-------+--------+-------+---------+
         |
    1    |     13      227      20 |      260
         |   2.85    49.78    4.39 |    57.02
         +                        +
    2    |     15      148      33 |      196
         |   3.29    32.46    7.24 |    42.98
         +                        +
---------+-------+--------+-------+---------+
SPALTEN- |     28      375      53 |      456
SUMME  I |   6.14    82.24   11.62 |     3.00
```

Abb. 7 b

Abb. 7   Diagnosen im Klartext als Auswahlkriterium. Durchsucht werden
         zwei Untersuchungsmaterialien. Jeweils die höchste Pap.-Gruppe
         pro Patient wird berücksichtigt und weiter einschränkend nur
         Pap 4 und Pap 5.

Das geschilderte Datenverarbeitungssystem, das vom Institut für Klinische Informatik in enger Zusammenarbeit mit dem Pathologischen Institut an der Medizinischen Hochschule entwickelt wurde, stellt ein in
sich abgerundetes System dar; Datenerfassung, Verschlüsselung aus dem
Klartext und Datenauswertung sind in einem System integriert.

Der Einsatz von Bilddisplays, die einen online-Dialogverkehr ermöglichen, hat alle drei Funktionsbereiche leicht zugänglich gemacht. Spezielle Programme haben den Umgang mit den Daten weitgehend automatisiert. Die Befundtexte können ohne wesentliche Einschränkungen frei formuliert werden.

Der Schwerpunkt der Probleme, die in der Dokumentation auftreten, ist von der quantitativen auf die qualitative Bewältigung der Daten verschoben. Fehlerfreie Dateneingabe, kontinuierliche Thesauruspflege auf Seiten des Pathologischen Institutes und Pflege und Weiterentwicklung der Programmsysteme auf Seiten der Klinischen Informatik sind die wichtigstenVoraussetzungen geworden, um jenes Ziel zu erreichen, das wir alle ansteuern: das Datenmaterial in den Griff zu bekommen und nach jeder Richtung auswerten zu können.

<u>Literaturangaben:</u>

1. ARBEITSGEMEINSCHAFT FÜR KLARTEXTANALYSE (RÖTTGER, P., GRÄPEL, P., RIES, P., FEIGL, W., SCHALCK, GROSS, U., MATAKAS): Thesaurus der Arbeitsgemeinschaft für Klartextanalyse (Stand vom Dezember 1973), unveröffentlicht.

2. RIES, P., WINGERT, F., BOGENSTÄTTER, P., THEUNS, U., HEIMERS, A.: Die Erfassung von Biopsieberichten mit dem Pathologie-Befund-System. Vortrag auf der Sitzung der Sektion Klartextanalyse der Arbeitsgruppe Medizinische Informatik in der GMDS, Wien, 23.6.1973.

3. RÖTTGER, P., REUL, H., KLEIN, I., SUNKEL, H.: Die vollautomatische Dokumentation und statistische Auswertung pathologisch-anatomischer Befundberichte. Meth. Inform. Med. <u>8</u>, 19 - 26 (1969).

4. RÖTTGER, P.: Die Klartextanalyse pathologisch-anatomischer Befundberichte durch Elektronenrechner. Verh.dtsch.Ges.Path. <u>54</u>, 582 - 588 (1970).

5. RÖTTGER, P., REUL, H., KLEIN, I., SUNKEL, H.: Neue Auswertungsmöglichkeiten pathologisch-anatomischer-Befundberichte, Klartextanalyse durch Elektronenrechner. Meth. Inform. Med. <u>9</u>, 35 - 44 (9170).

6. RÖTTGER, P., WINGERT, F., FEIGL, W., GREAPEL, P., RIES, P., SCHALK, D., GROSS, W.M., MATAKAS, F.: Konzeption und Organisation des AGK Thesaurus, Symposium über Klartextanalyse in der Medizin, Erlangen: Siemens-Schriftenreihe 'Datenverarbeitung in der Medizin', 52 - 60 (1973).

7. RÖTTGER, P., KLEIN, I., HERRMANN, H., KÜSEL, W.: Die off-line Erfassung von Autopsie-Berichten, Symposium über Klartextverarbeitung in der Medizin. Wien: Siemens-Schriftenreihe 'Datenverarbeitung in der Medizin', 106 - 118 (1973).

8. WINGERT, F.: Das Pathologie-Befundsystem, Vortrag auf der Sitzung des Arbeitskreises Pathologie der GMDS auf der 56. Tagung der Dtsch. Ges. für Pathologie, Graz, 18.5.1972.

9. WINGERT, F.: Das pathologische Befundsystem, Vortrag an der Fachtagung GI und GMDS, Hannover, 12.10.1972.

10. WINGERT, F.: Klartextverarbeitung in der Pathologie. Nds.Ärzteblatt <u>45</u>, 156 - 159 (1972).

11. WINGERT, F., RIES, P.: Pathologie-Befund-System. Meth. Inform. Med. <u>12</u>, 150 - 155 (1973).

Das Textverarbeitungssystem von PRATT

F. WINGERT

1. Systematized Nomenclature of Pathology (SNOP)

Für jede Form automatischer Textverarbeitung wird ein semantisches
Lexikon benötigt (PACAK and PRATT; 1971). Wenn auch die ideale Form
eines solchen Lexikons nicht bekannt ist, so ist doch sicher, daß zwei
Funktionen erfüllt sein müssen:
- Das Dictionary enthält eine Liste von Wörtern und Phrasen, die das
  wesentliche Vokabular der zu analysierenden Sprache umfaßt,
- das Dictionary enthält eine Struktur, die die Art wiedergibt, in der
  Wörter und Phrasen Objekte, Zustände und Prozesse erklären, die in
  der verwendeten Sprache beschrieben werden.
SNOP erfüllt diese beiden grundlegenden Forderungen besser als jede
andere vorhandene Terminologie. Wörter und Phrasen, die die Objekte
in der pathologischen Anatomie beschreiben, werden zusammen aufgelistet
in einer Ordnung, die den semantischen Gegebenheiten entspricht (PRATT,
1973).

SNOP ist unterteilt in die vier Listen TOPOGRAPHIE, MORPHOLOGIE,AETIO-
LOGIE und FUNKTION. Das Konzept der SNOP geht daher davon aus, daß jede pathologisch-anatomische Aussage sich in Elementaraussagen zerle-
gen läßt, die einer der vier Listen angehören. Jedem Text ist ein fünfstelliger Code zugeordnet. Das erste Zeichen des Codes markiert die Zugehörigkeit zu einer der vier Listen (T, M, E, F), die restlichen vier
Zeichen sind soweit wie möglich hierarchisch strukturiert. So geht aus
dem Code für LEBER (T5600) die Zugehörigkeit der Leber zum Gastroin-
testinaltrakt (T5) hervor. Synonyma werden unter der gleichen Code-
Nummer aufgelistet. Da es Wörter bzw. Phrasen mit Informationen gibt,
die verschiedenen Listen angehören, ist eine Implikationsstruktur
vorgesehen, die die fehlenden Informationen addiert. So steht z.B.
PHARYNGITIS unter der Code-Nr. M4000 (ENTZUENDUNG) mit der Implikation T6010 (PHARYNX). Jedes Element der SNOP besitzt die Struktur:

$$k \quad w_1 \ldots w_m \quad \text{IMP} \quad \text{CODE}$$

Dabei sind k, w_1, ..., w_m die Wörter, aus denen der englische Text besteht, IMP ist ein eventuell vorhandener Implikationscode und CODE ist
der SNOP-Code für diesen Text.

Beispiele:

w_1 .... w_m	IMP	CODE
w_1 .... w_m	IMP	CODE
UTERUS LOWER SEGMENT	∅	T8230
PHARYNX	∅	T6010
PHARYNGITIS	T6010	M4000
INFLAMMATION BLENORRHAGIC	∅	M4040

Das Ziel der automatischen Analyse einer Aussage ist die Abbildung in
eine Folge von sogenannten TMEF-Statements, deren Aussage der sprach-
lich formulierten Aussage äquivalent ist.

Die Aussage: CARCINOM DES RECHTEN HAUPTBRONCHUS wird abgebildet in

T2610   M8103   EOOO   FOOO

(T2610: HAUPTBRONCHUS, RECHTS)
(M8103: CARCINOM)

PRATT beschreibt ein sehr wirkungsvolles Verfahren zur Verarbeitung
pathologisch-anatomischer Texte auf der Basis der SNOP, dessen Erfolge
es wert erscheinen lassen, auf dem eingeschlagenen Weg weiterzu-
gehen.

PRATT unterscheidet drei Phasen:
1. Vorbereitung einer Aussage
2. Phase einer Grammatik finiter Zustände
3. Generierung der Datenstruktur

2. Vorbereitung einer Aussage

In dieser ersten Phase wird die Datenstruktur generiert, auf der der
Encoder operiert. Diese Datenstruktur besteht aus einem Wortfeld und
aus einem Wortsymbolfeld. Das Wortfeld repräsentiert die Aussage während der Verarbeitung. Das Wortsymbolfeld enthält im wesentlichen syntaktische Informationen und Informationen für die folgende Phase.

Jede Aussage wird zu Beginn in ein Wortfeld übergeführt. Dabei ist
ein "Wort" ein Wort im allgemein sprachlichen Sinn, ein Kunstwort oder
ein Interpunktionszeichen. So bedeutet z.B. L4: Vierter Lendenwirbel.
Bei der Bildung des Wortfeldes werden Bindestriche und Anführungsstri-
che unterdrückt, Abkürzungen werden in ihre volle Form transformiert
oder in Abkürzungen ohne Punkt. Obligate Wortsequenzen mit eindeutiger
syntaktischer oder semantischer Funktion (z.B.: bedingt durch) werden
transformiert in einzelne Kunstwörter.

Die Wortsymbolliste wird erstellt anhand von Informationen in speziellen Listen, auf die in selteneren Fällen über das Wort selbst zugegriffen wird. Der Hauptalgorithmus besteht in der Suche nach produkti-
ven Endungen der Wörter der Originalaussage. Von rechts beginnend
wird die längste Endung gesucht, die mit einem Eingang in einer der
Listen übereinstimmt. Die Informationen, die mit dieser Endung gekoppelt sind, werden in das Wortsymbolfeld übertragen. Jedes Wort, für
das keine Information gefunden wird, wird mit der Information "Hauptwort" versehen.

Die Wortsymbole enthalten folgende Informationen:
- Markierung von Phrasengrenzen
- Syntax (Hauptwort, Adjektiv,...)
- Transformation Pluralform zu Singularform
  für Englisch, Latein und Griechisch
- Transformation Adjektiv zu Hauptwort
- Transformation Hauptwort zu Hauptwort
- Unterdrücken einiger Präfixe
- Transformation von Synonyma
- Ersatz von Hauptwort-Pluralformen bei bilateralen
  Organen durch die Information "rechts und links"
- Relevanzgrad eines Wortes bezüglich der verwendeten
  Nomenklatur
- Direkte Assoziierung von SNOP-Codes zu Wörtern
- Spezifikation eventueller Code-Modifier
- Markierung von Ausnahmen zu generellen Regeln

Nach dieser Phase ist daher ein Feld v_i ($i = 1, 2, \ldots, n$) generiert das im wesentlichen aus den Wörtern des ursprünglichen Textes besteht (Wortfeld), und ein Wortsymbolfeld t_{ij}, das für jedes Wort v_i die Informationen t_{ij}, $j = 1, \ldots$ enthält. Diese Informationen sind meist gleichzeitig Funktionen aus dem Wort v_i.

Beispiele:

v_i	t_{i1}	t_{i2}	t_{i3}
MALIGNANT	A	N1CY	
LYMPHOMA	N		
TESTIS	N	A1CULAR	
BOWEL	N1NTESTINE		
ATYPICAL	A	N3X	N3A

Dabei bedeutet A = adjective, B = noun

Eine auf A oder N folgende Ziffer 1 bedeutet: Das Wort wird zum Adjektiv bzw. Noun, wenn die letzten 1 Zeichen gestrichen werden und die auf 1 folgende Zeichenkette angehängt wird (TESTIS wird zum Adjektiv durch Streichen von S und Anhängen von CULAR). Die Liste der t_{ij} kann bei festem i mehrere Möglichkeiten vorsehen, von denen nicht alle zutreffen müssen (siehe ATYPICAL), da diese Liste nur durch Analyse der Endung erstellt wurde.

3.Phase einer Grammatik finiter Zustände

Die SNOP-Nomenklatur ist indexsequentiell auf einem Magnetplattenspeicher organisiert, mit dem englischsprachigen Teil eines jeden SNOP-Entry als Key.In dieser zweiten Phase wird ein sehr allgemeines Konzept zum Vergleich von Phrasen mit einem phrasenorientierten Dictionary benutzt. Dabei dienen die Informationen der in der ersten Phase generierten Wortsymbolliste zur Transformation morphosyntaktisch verschiedener, aber semantisch gleicher Phrasen ineinander. Grundkonzept ist daher die Benutzung des Textes der Aussage zur Generierung des englischen Textes der Nomenklatur.

Zum Verständnis dieser Phase seien einige Begriffe erläutert. Während der Verarbeitung kann ein Wort zu verschiedenen Zeiten verschiedenartig benutzt werden. Ein Wort kann benutzt werden als Schlüssel.Zur gleichen Zeit werden andere Wörter benutzt in Begleitlisten. Eine oder mehrere solcher Begleitlisten (im Fall zusammengesetzter Adjektivphrasen) existieren für jeden Schlüssel. Diese Begleitlisten werden erstellt aus den dieses Wort umgebenden Wörtern (Kontext).

Die Wortsymbolliste ist grundsätzlich in zwei Teile geteilt: So gibt es Informationen, die für ein Wort gelten, wenn dieses Wort in der Begleitliste benutzt wird, und es gibt Informationen, die für dieses Wort gelten, wenn das Wort als Schlüssel verwendet wird.

Unter einer minimalen Hauptwortphrase wird eine nicht leere Folge von Wörtern verstanden zwischen

- Wörtern des Typs L (phrase delimiters, z.B. Interpunktionszeichen, "AND", "OF THE") und
- dem Beginn bzw. dem Ende der Äußerung.

Aus dem Text der Originalaussage wird daher nach einem noch zu er-
läuternden Verfahren eine variable Anzahl von Elementen mit folgender Struktur generiert:

$$t(v_j) \qquad v_1 \dots\dots v_m$$

Schlüssel   Begleitliste

Dabei sind v_j und v_1 bis v_m Wörter aus dem Wortfeld und t ist eine
Transformation, die auf v_j angewendet wird, wenn v_j Schlüssel ist.
t kann auch die identische Transformation $t(v_j) = v_j$ sein.

3.1 Auswahl eines Schlüssels

Schlüssel werden von rechts nach links ausgewählt aus der Überlegung,
daß in englischen Hauptwortphrasen das Hauptwort rechts steht. Um als
Schlüssel ausgewählt werden zu können, muß ein Wort in seiner Wortsymbolliste ein Symbol des Typs N oder A als erstes Symbol haben. Diemi-
nimalen Hauptwortphrasen werden in der Reihenfolge von rechts nach
links abgearbeitet. Innerhalb einer minimalen Hauptwortphrase werden
zuerst alle Hauptwörter und in einem zweiten Durchgang alle Adjektive
als mögliche Schlüssel ausgewählt.

3.2 Auswahl der Begleitliste

Die Auswahl der Begleitliste kann nach zwei verschiedenen Methoden erfolgen. Die erste Methode wird angewendet im Fall kombinierter adjek-
tivischer Phrasen, wie z.B.:
        GASTRISCHE, PYLORISCHE und AXILLAERE LYMPHKNOTEN.
Die verschiedenen Begleitlisten in diesem Fall sind GASTRISCHE bzw.
PYLORISCHE bzw. AXILLAERE.

Eine etwas allgemeinere Methode wird in allen anderen Fällen angewendet. Zu einem Schlüssel werden alle in der Umgebung des Schlüssels
stehenden Wörter in die Begleitliste aufgenommen, deren erstes Symbol
vom Typ N, A, G, X oder C ist: Vom ausgewählten Schlüssel ausgehend,
wird nach links gesucht bis zum nächsten Operator (Symbol L in der
Symbolliste). Dann wird nach rechts gesucht bis zum nächsten Operator.
Danach wird vom ersten Operator links gesucht bis zum zweiten Operator
links. Diese Prozedur schreitet abwechselnd von links nach rechts fort,
bis entweder das Ende bzw. der Anfang der Aussage erreicht ist oder
6 Wörter in der Begleitliste enthalten sind. Schlüssel und Begleitliste repräsentieren eine Hauptwortphrase und im allgemeinen Fragmen-
te anderer Hauptwortphrasen durch Einschluß signifikanter Hauptwörter
und Adjektive.

3.3 Aufsuchen möglicher übereinstimmender Elemente der Nomenklatur

Für den weiteren Verlauf des Algorithmus gilt nun folgende Definition:

Ein Element

$$k \qquad w_1 \dots w_m \qquad IMP \qquad CODE$$

der Nomenklatur heißt "übereinstimmend" mit einem Element

$$t(v_j) \qquad v_1 \dots v_n$$

der Originalaussage, wenn

$$k = t(v_j) \quad \text{und}$$

$$\left\{ w_1, \ldots, w_m \right\} \quad \varepsilon \quad \left\{ t_i(v_j), \ i = 1, 2, \ldots; \ j = 1, 2, \ldots, n \right\}$$

ist. Dies bedeutet:
1. Die Nomenklatur enthält ein Element, dessen KEY mit dem Wort v_j beginnt und
2. jedes weitere Wort w_1 .... w_m stimmt überein mit einem transformierten Wort der Begleitliste $(v_1, \ldots, v_n)$. Dabei müssen zwei verschiedenen Wörtern w auch zwei verschiedene Wörter der Begleitliste entsprechen.

Schlüssel werden aus einem Wort v_j solange generiert, bis entweder die Liste der erlaubten Transformationen erschöpft ist oder bis ein Zugriff erfolgreich war.

Nach erfolgreicher Benutzung eines Schlüssels kann das Auffüllen von Begleitlisten aus dem rechtsseitigen Kontext modifiziert werden aus der Überlegung, daß verschiedene Dictionary-Entries der gleichen Kategorie wahrscheinlich Teile verschiedener Hauptwortphrasen sind und nicht in derselben Begleitliste erscheinen sollten. Hier wird daher auf Grund des semantischen Kontexts ein Rückschluß auf die syntaktische Struktur gezogen. Sektionsdiagnosen enthalten oft lange Listen topographischer Begriffe, getrennt durch Komma oder Strichpunkt. Diese Technik begrenzt also die Aufnahme signifikanter Wörter aus verschiedenen Lokalisationen in die Begleitlisten.

Nach der erfolgreichen Benutzung eines Schlüssels werden die resultierenden SNOP-Kategorien auf Konsistenz geprüft, sofern nur eine einzige SNOP-Kategorie vorliegt. Der gerade erhaltene Code wird verglichen mit dem vorher erhaltenen Code. Sind beide von der gleichen SNOP-Kategorie mit jeweils verschiedener erster Ziffer, dann wird angenommen, daß die beiden Schlüssel zu verschiedenen Hauptwortphrasen der gleichen Kategorie gehören. In diesem Fall wird das Auffüllen der Begleitlisten vor dem früheren Schlüssel geblockt. Dieser einfache Algorithmus ist manchmal falsch.

Nun sei noch kurz die Benutzung der Begleitlisten während dieser Phase erläutert. Mit der erfolgreichen Benutzung eines Schlüssels erhält das Programm ein oder mehrere SNOP-Entries, die diesen Schlüssel als KEY haben. Zu jedem SNOP-Entry gibt es verschiedene englische Begleitwörter. Einige davon sind Artikel, Konjunktionen oder Präpositionen. Da solche Wörter nicht in der Begleitliste enthalten sind, werden sie unterdrückt. Das gleiche gilt für allgemeine Wörter mit einem geringen semantischen Inhalt wie REGION oder DISEASE. Letztere heißen "bedingt unterdrückbar" in SNOP. Beim Vergleich der Begleitliste mit dem SNOP-Entry wird keine Rücksicht auf die ursprüngliche Wortreihenfolge genommen.

Zu einem Element

$$v_j \qquad v_1, \ldots, v_m$$

gibt es daher eventuell Elemente der Nomenklatur

$$k_1 \qquad w_{11} \ \ldots \ w_{1m} \qquad IMP_1 \qquad CODE_1 \qquad 1 = 1, \ldots, L$$

wobei $k_1 = t(v_j)$ und t eine Schlüssel-Transformation von v_j ist.

Beim weiteren Vorgehen wird folgende Strategie benutzt:

(1) Jedes Wort w_{1k}, $k = 1, \ldots,$ das nicht bedingt unterdrückbar ist, wird verglichen mit allen Transformationen aller Wörter v_i, $i = 1, \ldots,$ n der Begleitliste.

(2) Gibt es nach diesem Schritt noch ein w_{1k}, das nicht mit einem v_i übereinstimmt, dann werden - sofern vorhanden - zusätzliche Transformationen angewendet, die ebenfalls in der Wortsymbolliste vermerkt sind. Diese Transformationen werden jedoch nur auf solche v_i angewendet, deren Übereinstimmung bereits nachgewiesen ist. In vielen Fällen generieren sie Mehrwortphrasen aus einem einzigen Wort. Diese Mehrwortphrasen werden dann verglichen mit allen nicht-übereinstimmenden w_{1k}. Bleiben nach dieser Phase noch nicht-übereinstimmende w_{1k}, die nicht bedingt unterdrückbar sind, wird Nichtübereinstimmung des SNOP-Entry angenommen.

(3) Wenn es bedingt unterdrückbare Wörter unter den w_{1k}, $k = 1, \ldots,$ eines übereinstimmenden SNOP-Entry gibt, dann werden diese verglichen mit der Begleitliste in der gleichen Weise wie unter (1) beschrieben.

Die Anzahl aller übereinstimmenden SNOP-Entries, bezogen auf einen bestimmten Schlüssel v_j, wird unter folgenden Aspekten reduziert:

- ein SNOP-Entry wird unterdrückt, wenn seine Wortmenge eine Untermenge der Wortmenge eines anderen übereinstimmenden SNOP-Entry ist, wenn also gilt:

$$\left\{ w_{11}, \ldots, w_{1L} \right\} < \left\{ w_{j1}, \ldots, w_{jJ} \right\}, \qquad j \neq 1$$

- ein SNOP-Entry wird unterdrückt, wenn er nicht übereinstimmende bedingt unterdrückbare Wörter enthält, wenn es gleichzeitig einen übereinstimmenden SNOP-Entry gibt, der alle nicht-unterdrückbaren Wörter enthält. So würde für einen Aussageteil: SCALENE LYMPH NODE der SNOP-Entry SCALENE REGION unterdrückt werden.

4. Generierung der Datenstruktur

Die Prozeduren der dritten Phase haben die Ziele:
- Unterdrücken von SNOP-Entries mit redundanten oder unerwünschten SNOP-Codes
- Kombinieren der SNOP-Statements aus den vier Kategorien
- Anwenden der SNOP-Code-Modifikation für Entzündung, Neoplasmen und Leukämie
- Anwenden semantischer Konsistenzregeln, die in der Code-Struktur und den Implikationen von SNOP festgelegt sind
- Editing der Computerausgabe
Die einzelnen Logarithmen sind:
1. Principle of longest match
   Dieses Prinzip ist bereits erwähnt worden. Ein SNOP-Entry wird unterdrückt, wenn seine Wortmenge eine Untermenge der Wortmenge eines anderen SNOP-Entry ist.

Beispiel: INFECTIOUS HEPATITIS VIRUS
              E3918 INFECTIOUS HEPATITIS VIRUS
              [M4000 HEPATITIS (T5600)]
              [E3000 VIRUS   ]

Diesem Prinzip liegen zwei sich widersprechende Annahmen zugrunde:
- jeder SNOP-Entry impliziert alle SNOP-Entries, die aus Untermengen
seiner Wörter bestehen
(M3850 BLUTUNG, ←— M3851 PETECHIALE BLUTUNG)
- ein übereinstimmender SNOP-Entry aus einer Untermenge von Wörtern
eines übereinstimmenden SNOP-Entry ist ein Artefakt
(TOX40 PLASMA ⇍ M9733   PLASMA CELL MYELOMA)
2. SNOP-Entries mit vier oder mehr übereinstimmenden Wörtern in fester Reihenfolge dominieren über gleichzeitig übereinstimmende SNOP-
Entries, wenn diese auf genau einem Wort überlappen und wenigstens
zwei übereinstimmende Wörter weniger haben.

Beispiel:

          FOREIGN BODY GIANT CELL REACTION, KNEE JOINT
            M4414 FOREIGN BODY GIANT CELL REACTION
            T1272 KNEE JOINT
          [M391 JOINT BODY (T1200)]

Ausgenommen davon ist der Fall, daß das überlappende Wort ein topographischer Modifier ist (z.B."links").

Beispiel:
          LEFT VENTRICULAR PAPILLARY MUSCLES AND ATRIUM
        T3341 PAPILLARY MUSCLES LEFT VENTRICAL
        T3230 ATRIUM LEFT
3. Addition der Informationen, die aus Implikationen stammen.
4. Addition der SNOP-Codes aus den Wortsymbollisten bei nicht übereinstimmenden Wörtern.
5. SNOP-Entries mit spezifischer Information werden in manchen Fällen
unterdrückt, wenn SNOP-Entries vorhanden sind, deren Information
noch spezifischer ist, z.B. METACARPAL BONE gibt

              T1154 METACARPAL
              [T1100 BONE]

Die gleiche Prozedur wird angewendet bei den topographischen Re-
gionalcodes (TY000 bis TY999). Diese werden unterdrückt, wenn ihre
nachfolgenden Wörter die nachfolgenden Wörter von SNOP-Entries überlappen, die keine topographischen regionalen Codes haben.

Beispiel:

              T1111 FRONTAL BONE
              [TY011 FRONTAL REGION]

6. Der SNOP-Entry M9593 MALIGNANT LYMPHOMA wird unterdrückt als redundant, wenn irgendeine der mehr spezifischen malignen Lymphom-
klassen vorhanden ist (SNOP-Codes M9603-9703 und M9750-9799).
7. Dictionary-Entries mit dem allgemeinen Code für Neoplasmen (M8000
bis 8009) werden als redundant unterdrückt, wenn ein mehr spezifischer Code für Neoplasmen (M8010-M9799) vorhanden ist.
8. Anwendung der generellen Code-Modifikatoren ("chronisch", "akut",
bei Entzündungen bzw. Leukämien).
9. Die SNOP-Statements werden nach diesen Prozeduren durch Permuta-
tion erzeugt. Einige davon werden wieder gestrichen, wenn eine
Inkonsistenz besteht zu einer Implikation im selben Statement.
Dazu wird jeder T-Code mit jedem M-Code gepaart, jedes dieser Paare

mit jedem E-Code und jedes dieser Tripel mit jedem F-Code. Inkonsistenz ist hier definiert als Nichtübereinstimmung in den ersten
beiden Zeichen der Topographie-Codes und der Implikation des SNOP-
Statements.

5. Übertragbarkeit des Verfahrens für die deutsche Sprache

Grundsätzlich gibt es keine Hinderungsgründe beim Versuch, das beschriebene Verfahren auch für die deutsche Sprache einzusetzen. Nach
den bisherigen Untersuchungen bestehen weder semantische noch strukturelle Probleme. Dennoch wäre eine einfache Übertragung sehr unökono-
misch. Der Grund hierfür liegt in erster Linie in der Bildung zusammengesetzter Wörter, die in der deutschen Sprache sehr viel häufiger
und komplexer vorgenommen wird als in der englischen Sprache. Ein na-
heliegender Ausweg könnte in der Aufnahme dieser zusammengesetzten Begriffe in eine deutsche SNOP-Übersetzung sein. Nach grober Schätzung
würde dies jedoch eine Vermehrung des Umfangs um etwa den Faktor 4
bewirken. Da zudem die meisten zusammengesetzten Wörter Informationen
aus verschiedenen semantischen Klassen zusammenfassen, wäre die Implikationsstruktur in einem Maß zu erweitern, das einerseits das ganze Verfahren komplizieren und andererseits eine wesentlich höhere Up-
date-Frequenz bewirken würde.

Daher bietet sich die Analyse der zusammengesetzten Wörter und ihre
Zerlegung in kleinere Bestandteile an. Bei einem Ersatz der Grundeinheit "Wort" durch die Grundeinheit "Morphem" kann die SNOP sogar ver-
kleinert werden. Dafür ist jedoch zusätzlich ein Analyseschritt ein-
zufügen, der logisch vorwiegend in die Phase der Vorbereitung der Aussage fällt.

Erste Erfolge auf diesem Weg sind mit dem Aufbau eines Morphem-Dictionary erzielt worden. Da dieses Verfahren nicht sprachabhängig ist, ist
das Dictionary für Deutsch und Englisch entwickelt worden. Es enthält
z.Zt. etwa 7000 Elemente, von denen etwa zwei Drittel identisch für
Deutsch und Englisch sind und 256 morphosyntaktische Regeln für die
Analyse (WINGERT, 1974). Auf dieses Verfahren wird in einer gesonderten Publikation näher eingegangen werden.

Literatur

1. PACAK, M. and PRATT, A.W.: Symp.Inform.Storage Retrieval;Univ.Mary-
   land, 5-18 (1971).

2. PRATT, A.W.: Medicine, Computers, and Linguistics; Advances in Bio-
   medical Engineering 3, 97-140 (1973).

3. WINGERT,F.: Word Segmentation and Morpheme Dictionary for Pathology Data Processing; MEDINFO 74, Stockholm, 5.-10.8.1974.

Thesen zum gegenwärtigen Stand der Klartextverarbeitung im deutschen Sprachbereich

P. Röttger, W. Feigl

Gegenwärtig stehen bei den verschiedenen im deutschen Sprachbereich mit
Klartextverarbeitung befaßten Arbeitsgruppen zwei Verfahrensalternativen zur Diskussion: Worteingabe-Wortausgabe-Systeme einerseits und
Worteingabe-Schlüsselausgabe-Systeme andererseits. Das Schwergewicht
scheint sich mehr dem letzteren Verfahren zuzuneigen. Unter diesem aktuellen Bezug erscheint es uns angebracht, die nachstehenden Thesen zur
Diskussion zu stellen, die sich überwiegend aus der Arbeit in der AGK
und in der Sektion Klartextverarbeitung ergeben haben:

These 1
Ein auf die Kapazität von verschlüsselnden Personen ausgerichtetes Sy-
stem ist nicht notwendigerweise ein System, das auf die Kapazität eines
Computers ausgerichtet ist.

These 2
Die Kompatibilität mit manuellen Verschlüsselungssystemen ist auf die
Dauer kein Kriterium für die Konzeption eines automatischen Verschlüs-
selungssystems.

These 3
Informationstheoretisch betrachtet unterscheiden sich automatische Ver-
schlüsselungssysteme von manuellen wie Computer von menschlichen Ge-
hirnen:
1. Die Maschine bedarf keiner mnemotechnischen Unterstützung.
2. Für die Maschine gibt es nicht Selbstverständliches.

These 4
In der medizinischen Kommunikation sind die theoretische und die angewandte Nomenklatur verschieden, die angewandte Nomenklatur umfaßt nur
Teile der theoretischen und umgekehrt.
1. Das Spektrum der theoretischen Nomenklatur muß alle erreichbare Information mit einbeziehen.
2. Das Spektrum der angewandten Nomenklatur richtet sich nach der zu
   betrachtenden Situation und nach der Beherrschung der theoretischen
   Nomenklatur durch die Untersucher.
3. Sofern die theoretische Nomenklatur Klassifizierungsmöglichkeiten
   zuläßt, können sie in der angewandten wahrgenommen werden, sofern
   die Möglichkeiten der theoretischen Nomenklatur nicht ausreichen,
   nicht akzeptiert werden oder nicht bekannt sind, werden zur Erreichung des Kommunikationszieles eigene Bereiche der angewandten Nomenklatur entwickelt.
4. In der angewandten Nomenklatur kann differenziert werden zwischen
   einem Ist-Zustand (= tatsächliche Übereinstimmung mit der theoretischen Nomenklatur) und einem Soll-Zustand (= maximal mögliche Übereinstimmung).
5. Der Ist-Zustand kann nur empirisch ermittelt werden.

These 5
Von einem ohne Empirie erstellten System kann lediglich angenommen werden, daß es Teil-Bereiche der theoretischen Nomenklatur sowie subjektiv

festgelegte (z.B. SNOP-Komitee) Teil-Bereiche der angewandten Nomenklatur einbezieht.

These 6
Es bestehen also Unterschiede zwischen empirisch erprobten und empirisch nicht-erprobten Systemen.

These 7
Zwischen theoretischer und angewandter Nomenklatur besteht ein dynamisches Verhältnis in Gestalt laufender wechselseitiger Beeinflussungen.

These 8
Da das Verhältnis zwischen angewandter und theoretischer Nomenklatur nicht statisch sondern dynamisch ist, ist auch kein statisches Textauswertungssystem über längere Zeit hin verwertbar bzw. hinreichend.

These 9
Das Auswertungssystem medizinischer Befundtexte muß die Dynamik zwischen Theorie und Praxis im Sinne eines Fließgleichgewichtes an Informationsinhalten einschließen.

These 10
In einem Textauswertungssystem bedeutet ein Fließgleichgewicht, daß Informationen bzw. Systemanteile laufend
1. in Frage gestellt werden und bei Nichtbedarf eliminiert werden,
2. Systemergänzungen erwogen und bei Bedarf integriert werden.

These 11
Es gibt kein ideales System, sondern nur ein System der maximalen Näherung im Spannungsfeld theoretischer und angewandter Nomenklatur. Die maximale Näherung wird erreicht durch:
1. eine breite empirische Grundlage
2. fortlaufende Berücksichtigung des Ergänzungs- und Eliminationsbedarfes.

These 12
Es kann nicht von vorneherein als gegeben angenommen werden, daß ein festes Verschlüsselungssystem die für ein Textauswertungssystem erforderliche Dynamik überhaupt aufzuweisen imstande ist.
1. Ein streng hierarchisch aufgebautes Verschlüsselungssystem ist von seiner Grundstruktur her nicht dynamisch sondern statisch.
2. Ein Verschlüsselungssystem mit laufender Änderung des Codes verbindet die Nachteile ("Unübersichtlichkeit") eines Wortsystems mit den Nachteilen ("Unvollständigkeit") eines Verschlüsselungssystemes.

These 13
Das Übertragen von pathologisch-anatomischen Sachverhalten bedient sich des Mediums der Sprache.
1. Sachverhalte werden durch Übertragung in Worte encodiert.
2. Aus Worten werden die Gedankeninhalte zu Sachverhalten vom Message-Empfänger decodiert.
3. Die Aufnahme von Worten in ein Informationssystem muß in einer Form erfolgen, die berücksichtigt, daß das Retrieval durch Personen erfolgt, die von ihrer täglichen Routinearbeit her Sachverhalte in Wortform assoziieren.
4. Der Informationsbedarf stellt sich demnach in Gestalt von Wortassoziationen beim potentiellen Fragesteller dar.
5. Verschlüsselte Informationen müssen zum Zwecke des Retrievals demnach wieder in Worte übersetzt, d.h. nochmals decodiert werden.
6. Worte bedürfen einer derartigen Decodierung nicht.

<u>These 14</u>
Das Näherungssystem wird durch Quantität und Qualität der initialen und
persistierenden empirischen Anwendung festgelegt.
1. Die Anwendung erbringt zugleich die einzige sichere Aussage über seine Brauchbarkeit.
2. Bedarfserwägungen sind keine Bedürfnisse.
3. Die Systemökonomie ist nicht von vorneherein einschätzbar, sie ist
   eng verzahnt mit der systemimmanenten Dynamik des Klassifikations-
   prozesses.
4. Der Auswertungsbedarf steht und fällt mit der erfolgreichen bzw.
   erfolglosen Anwendung im "information retrieval".

<u>These 15</u>
Bezüglich des Information-Retrieval wird zwischen dem fixen Bedarf (Te-
lefonbuchaspekt) und dem projektgebundenen Bedarf (prospektive und retrospektive Untersuchungen) unterschieden.
1. Der projektgebundene Bedarf kann im Auswertungssystem nur begrenzt
   vorhergesehen werden.
2. Projekte sollten in ihren Dimensionen nicht durch die Kapazität des
   Schlüsselsystemes, sondern durch den sich aus der speziellen Projekt-
   fragestellung ergebenden Informationsbedarf bestimmt werden.
3. Projektbedürfnisse bestimmen das Auswertungssystem sowohl positiv
   als auch negativ.
4. Nicht in Anspruch genommene Teile des Auswertungssystems sind zu
   überprüfen und gegebenenfalls zu eliminieren.

<u>These 16</u>
Speziell bei der Frage der <u>Lokalisation von Krankheitsprozessen</u> ist zu
unterscheiden zwischen systematisierter Zuordnung und topographischer
Zuordnung.
1. Die systematische Zuordnung muß erfolgen, ohne daß die topographische Zuordnung eingeschränkt ist.

<u>These 17</u>
Bezüglich der <u>Ätiologie von Erkrankungsprozessen</u> muß das Auswertungssystem die notwendige Variabilität besitzen, um im Einklang mit der
heute möglichen Analyse von komplexen Krankheitsprozessen zu bleiben.
Dazu gehört:
1. Pluricausale Krankheitsgeschehen dürfen nicht aus Gründen der System-
   begrenzung in pseudo-monocausale Vorgänge verwandelt werden.
2. Beim Vorliegen verschiedener Einflußfaktoren muß das System so lei-
   stungsfähig sein, daß die differierenden Angaben eingebrachter Informationen erfaßbar bleiben.
3. Pluricausale Prozesse mit nicht eindeutig bestimmbaren Einflußfaktoren dürfen nicht mit Rücksicht auf das Auswertungssystem simplifiziert, d.h. in Prozesse mit scheinbar erfaßten Einflußfaktoren umgewandelt werden.
4. Die ätiologische Abklärung eines Krankheitsprozesses, soweit sie in
   der Primärkommunikation erfolgt, darf nur durch Erweiterung und In-
   tensivierung der Untersuchung selbst erfolgen. Bestehende Unklarhei-
   ten müssen im Information-Retrieval erhalten bleiben.

<u>These 18</u>
<u>Befundbegriffe bzw. morphologische Benennungen</u> sind sinngemäß in das
Informationssystem aufzunehmen. Dazu gehört:
1. Schwer klassifizierbare Benennungen dürfen nicht simplifiziert werden.
2. Unklare Benennungen dürfen nicht in eindeutige Begriffe übertragen
   werden.
3. Die Auswahl von Benennungen muß auf die Anforderungen der Routine-
   Kommunikation, d.h. auf den Stand des jeweiligen Fachwissens, auf

Verständniserweiterung des Dialogpartners, nicht aber auf das Vorhandensein in einem theoretisch konzipierten Auswertungssystem ausgerichtet sein.

<u>These 19</u>
Modifizierende Angaben sind im Einzelfall wesentliche Informationsträger. Sie müssen in sinngemäßer Form erfaßt werden.

<u>These 20</u>
Die Häufigkeit des Begriffanfalles entscheidet über die Verwendung. Als Verwendungsmöglichkeiten kann die Aufnahme in Suchprogramme (fixe Routineauswertung/variable Projektauswertung) oder die Aufgliederung des Standardisierungsverfahrens durch Verwendung von Thesaurusfraktionen in Frage kommen.
1. Die Seltenheit der Anwendung eines Begriffes ist kein Anlaß zur Elimination, sondern eine Indikation zur Strukturänderung des Systems.
2. Die Nichtverwendung eines Begriffes bei längerer empirischer Testung ist Anlaß zur Begriffsüberprüfung im Sinne der Ballastreduktion.

Erfahrungen mit der Erstellung halbautomatischer medizinischer Berichte

R. THURMAYR

Zusammenfassung

Die halbautomatische Erstellung von medizinischen Berichten ist ein
computerunterstütztes Dokumentationssystem, das in einem Arbeitsgang
Daten unmittelbar bei der Erhebung erfaßt, sie für die Dokumentation
speichert und einen Bericht in vollständigen Sätzen liefert. Der Unter-
schied zwischen solch einer Textsynthese und der Textanalyse wird dargestellt. Die Daten werden aufgrund eines Abfragesystems durch Ausfüllen eines Fragebogens oder eines Displaybildes gesammelt. Ein gespeicherter Textvorrat steuert die Berichtausgabe und die formale Fehlerkontrolle.

Dieses System wird seit 4 Jahren zur Erstellung von Operationsberichten,
chirurgischen Arztbriefen und jüngst auch für die Röntgenbefunde eingesetzt. Der Dokumentationsablauf wird für diese Anwendungsgebiete im
einzelnen besprochen.

Die Erfahrung zeigt, daß dem organisatorischen Bereich die größte Bedeutung für das Funktionieren solcher Systeme zukommt. Dokumentations-
assistentinnen kontrollieren die Vollzähligkeit und Vollständigkeit der
Daten während der Interviewerfassung und Dokumentationsärzte sehen auf
die Plausibilität und Widerspruchsfreiheit der Daten. Die Wirkung des
Systems auf die Güte der Berichte wird demonstriert.

Einleitung

Unter halbautomatischer Erstellung von Berichten verstehen wir ein computerunterstütztes Dokumentationssystem mit unmittelbarer Erfassung
digitaler Daten für die Dokumentation und gleichzeitige Erstellung eines Berichtes (GIERE, JACOBITZ). Unser Verfahren (THURMAYR) beruht auf
Erfassung der Daten im Dialog mit Hilfe eines Abfragesystems, automatischer Fehlerkontrolle, Speicherung der Daten und Erstellung eines Berichtes in einem Arbeitsgang. Das Abfragesystem enthält die einem Be-
richtsgebiet zugrunde liegende Systematik und besteht aus Einzelfragen
mit vorgegebenen Antworten. Für die Berichterstellung ist ein Textvorrat gespeichert, dessen Textkonserven aufgrund der Eingabe zu einem Bericht mit grammatikalisch vollständigen Sätzen zusammengestellt werden
(Textsynthese). Die Daten werden bis zur endgültigen Freigabe in einer
Zwischendatei gespeichert und dann in unser Datenbanksystem (ISIS) überführt, das erlaubt, die Daten nach beliebigen Merkmalskombinationen
wiederzugewinnen. Das Dokumentationssystem ist von Eingabeform (Markierung oder Codenummer) und Eingabemedium (Display, Belegleser oder Lochkarte) unabhängig.

Das System unterscheidet sich von einer Berichterstellung mit Schreib-
automaten durch die Fehlerkontrolle während der Eingabe und Zusammen-
fassung aller Funktionen des Dokumentationssystem zu einem einzigen
Lauf. Außerdem können Schreibautomaten nur in besonderen Fällen zur
Speicherung von Daten benutzt werden. Die Textanalyse wiederum ist ein
Verfahren, bei dem Daten in freiem Klartext eingegeben werden und

durch den Computer analysiert bzw. automatisch kodiert werden (RÖTTGER).
Sie verzichtet im Gegensatz zu unserer Textsynthese auf ein Abfragesystem und verläßt sich in punkto Vollständigkeit der Daten völlig auf
den Benutzer. Eine unmittelbare Fehlerkontrolle ist mit der Erfassung
frei diktierter Texte nur schwer zu verknüpfen. Während der diktierende
Arzt durch ein Dokumentationssystem mit Textanalyse völlig uneinge-
schränkt und unbelastet bleibt, muß der Arzt bei der Textsynthese das
Abfragesystem beantworten, erhält jedoch als Ausgleichsprodukt für
seine investierte Arbeit einen automatisch erstellten Bericht angeboten. Halbautomatisch bezeichnen wir unser System, da Dateneingabe,
-speicherung und -ausgabe gleichzeitig stattfinden. Unser System kann
auch zu einer automatischen Berichterstellung eingesetzt werden, wobei
aus bereits abgespeicherten Daten Berichte synthetisiert werden.

Abfragesystem

Das Abfragesystem basiert auf dem logischen hierarchischen Aufbau eines
Fachgebietes. Es besteht aus einzelnen Fragen nach dem vorliegenden
Sachverhalt. Im Abfragesystem werden dem Benutzer die möglichen Antworten vorgegeben, so daß er die zutreffende auswählen kann. Der Benutzer kann entsprechend dem vorliegenden Sachverhalt jede Antwort
durch Klartext präzisieren oder zu jeder Frage eine eigene, neue Antwort formulieren. Durch diese Eigenschaft des Abfragesystems können
wir uns die Vorgabe der Antwort "Sonstiges" zu jeder Antwort ersparen.

Jede Frage ist durch die Anzahl der zulässigen Antworten charakterisiert. Wir unterscheiden Fragen, bei denen der Benutzer höchstens, genau oder mindestens eine Antwort auszuwählen hat. Weiter sind die Fragen nach Haupt- und Folgefragen unterteilt. Bei einer Hauptfrage führt
eine Antwort - meist "Nein" oder "Normal" - über eine Reihe von Folgefragen, die als nicht zutreffend mit einem vom Abfragesystem vorgegebenen, festen Sprung übergangen werden. Schließlich besteht in unserem
Dokumentationssystem die Möglichkeit, eine Frage mit "keine Angabe" zu
beantworten. Diese Antwortmöglichkeit wird ähnlich wie bei "Sonstiges"
nicht im Abfragesystem vorgegeben, sondern wird durch einen vom Benutzer auslösbaren, freien Sprung über die Fragen angezeigt, die nicht
beantwortet werden können.

Darstellung des Abfragesystems

Bei der Darstellung des Abfragesystems auf Papier oder Bildschirm werden dem Benutzer nicht nur die Fragen und Antworten angeboten, sondern
auch die Stellung der Frage innerhalb der Abfragesystematik und die
Beantwortungsregeln angezeigt.

Wegen der hohen Flexibilität gegenüber Änderungen benutzen wir für die
Darstellung auf Papier den Computer. Das Programm FRAGEB übernimmt
die Gestaltung solch eines Fragebogens aufgrund von Steuernummern, welche die Behandlung eines Textes in Bezug auf Sperrung, Unterstreichung,
Art der Durchnummerierung und Einrücken angeben (Abb. 1). Außerdem
wird die Kombinierbarkeit von Antworten angezeigt. Die festen Sprünge
werden am Rande des Fragebogens eingezeichnet, deren Gestaltung ebenfalls das Programm übernimmt. Im Fragebogen werden die bei der Erster-
stellung automatisch vergebenen Codenummern für die Übertragung der
Markierungen in den Computer mit ausgedruckt. Die Codierung durch den
Benutzer erfolgt in Selbstcodierung, da die Codenummer neben der Mar-
kierungsstelle steht. Ein Fragebogenausdruck kann mehrfach verwendet
werden, da die Blätter in Klarsichthüllen gesteckt werden, auf denen
mit Fettstift markiert wird und die Markierungen nach der Datenübertragung wieder abgewischt werden.

```
A) BESCHAFFENHEIT DER APPENDIX
   ---------------------------
   1) WAND
            APP. NICHT DARGESTELLT++++++++++++++++++++++++XXXX   95---0
            VOELLIG ZERSTOERT, NICHT BESCHREIBBAR++++++++++XXXX   94---0
            REIZLOS+++++++++++++++++++++++++++++++++++++++XXXX   87-0  |
            LEICHT GEROETET------------------------------XXXX   88  |  |
            MITTELSTARK GEROFTET-------------------------XXXX  242  |  |
            STARK GEOETET--------------------------------XXXX   89  |  |
            KEINE ANGABEN--------------------------------XXXX  243  |  |
                                                                  |  |
            OEDEMATOES-------------------------------------XX   90  |  |
            PHLEGMONOES------------------------------------XX   91  |  |
            GANGRAENOES------------------------------------XX   92  |  |
            NEKROTISCH++++++++++++++++++++++++++++++++++++XXXX   93-0  |
   2) GEFAESSINJEKTION                                             |  |
            NEIN+++++++++++++++++++++++++++++++++++++++++XXXX  102-0  |
            JA------------------------------------------XXXX  101  |  |
            NICHT BEURTEILBAR++++++++++++++++++++++++++++XXXX  244-0  |
      STAERKE                                                     |  |
            GERINGE GEFAESSINJEKTION---------------------XXXX  105  |  |
            MITTELSTARKE GEFAESSINJEKTION----------------XXXX  260  |  |
            STARKE GEFAESSINJEKTION----------------------XXXX  106  |  |
      LOKALISATION                                                |  |
            LOKAL AN DER SPITZE-------------------------XXXX  103  |  |
            AN DER GANZEN APPENDIX----------------------XXXX  104  |  |
            IM DISTALEN DRITTEL-------------------------XXXX  245  |  |
   3) DICKE                                                       |  |
            NORMAL DICK+++++++++++++++++++++++++++++++++XXXX   96-0  |
            DUENN--------------------------------------XXXX  246  |  |
            BLEISTIFTDICK------------------------------XXXX  247  |  |
            KLEINFINGERDICK----------------------------XXXX   97  |  |
            DAUMENDICK---------------------------------XXXX   98  |  |
            SONSTIGE DICKE-----------------------------XXXX  -99  |  |
   4) KOTSTEIN                                                    |  |
            NEIN---------------------------------------XXXX  249  |  |
            JA-----------------------------------------XXXX  248  |  |
            *                                                     V  |
            UND KOLBIG AUFGETRIEBEN--------------------------  100     |
   5) LAENGE                                                             |
            LAENGE DER APP. GEMESSEN-------------------XXXX  108        |
            LAENGE DER APP. GESCHAETZT-----------------XXXX  109        |
            *                                                          |
            LAENGENANGABE IN CM-----------------------XXXX-110         |
            *                                                          |
            APPENDIX MIT FIBRIN BELEGT----------------------  107      |
            DIE APPENDIX IST GEKNICKT-----------------------  112      |
            DAS LUMEN DER APP. IST OBLITERIERT--------------  111      |
```

Abb. 1 Fragebogen

Die Darstellung des Abfragesystems am Bildschirm besorgt das Programm
DESAF (GOTHIER). Mit ihm können Bilder für die Wiedergabe des Fragebogens am Bildschirm im Dialog aufgebaut werden. Der Benutzer markiert
die zutreffenden Antworten mit Hilfe eines Lichtgriffels oder eines
Tabulators, der nur die zugelassenen Eingabestellen anspringt. Am Bildschirm kann auf die Wiedergabe der Codenummer verzichtet werden, da die
Codierung der Markierung vom Programm automatisch durchgeführt wird.
Ebenso werden Sprünge durch die automatische Bildfolgesteuerung eingehalten, so daß Bilder mit nicht zutreffenden Fragen am Bildschirm
nicht gezeigt werden. Freie Sprünge kann hier der Benutzer durch Ent-
koppelung der automatischen Bildfolgesteuerung auslösen.

Textvorrat

Der Textvorrat steuert die Berichtausgabe und die formalen Fehlerkon-
trollen. Im Gegensatz zu Systemen ähnlicher Art (KOEPPE), die dem Benutzer Textbruchstücke zur freien Auswahl und Kombination anbieten,
legen wir im Abfragesystem die Reihenfolge der Beantwortung von Fragen
fest. Diese feste Ablaufsteuerung, die allein eine ausreichende Voll-
ständigkeitskontrolle garantiert, gestattet eine Vorformulierung der
Ausgabe in grammatikalisch vollständigen Sätzen. Lediglich die Kombination von Antworten benötigt einen kleinen grammatikalischen Eingriff
seitens des Programms: Bei mindestens zwei Kombinationen muß die Kon-
junktion "Und" und bei mindestens drei das Komma eingefügt werden.
Der einer Antwort entsprechende Satz, meist jedoch Satzteil, wird als
Textkonserve abgespeichert.

Durch den Steuerteil des Textvorrates wird die Verbindung zwischen
Textkonserve und Codenummer hergestellt und die Folgeadresse der zu-
lässigen Textkonserven angegeben und so der Ablauffluß gesteuert. Da
wir Textkonserven ohne Codenummerzuweisung kennen, gibt es Vor- und
Nachtext, der aus Gründen der Platzersparnis aus mehreren gemeinsamen
Textkonserven extrahiert wird und vor bzw. nach der Textkonserve aus-

gedruckt wird, falls der Ablauffluß die Textkonserve erreicht. Umgekehrt
haben wir im Steuerteil die Abfrage nach Vorhandensein einer Codenummer ohne Textausdruck vorgesehen. Solche Stellen können zur Ablaufsteuerung und Fehlerkontrolle benutzt werden, wobei eine Codenummer an verschiedenen Stellen des Textvorrats abgefragt werden kann. Mit dieser
Regelung sind wir von der Reihenfolge in der Codenummer-Eingabe unabhängig. Dies bedeutet aber auch, daß die Wiederholung einer Codenummer bei einem Patienten nicht möglich ist; eine Graph-Struktur können
wir somit nur durch Umwandlung in die platzaufwendigere Baumstruktur
lösen. Am Zeilenende wird bei der Berichtausgabe der Text ohne Rücksicht auf die Silbentrennung abgebrochen. Stehen jedoch 4 Zeichen eines
Wortes noch vor dem Zeilenende, so werden sie auf die nächste Zeile
verschoben.

Dokumentationsablauf

Der Dokumentationsprozess gestaltet sich nach Anwendungsgebiet verschieden. Wir haben die halbautomatische Berichterstattung bisher für die
Operationsbericht-, Arztbrief- und Röntgenbefund-Erstellung eingesetzt.

Zur Operationsberichterstellung interviewt die Dokumentationsassistentin gegen Ende der Operation den Operateur noch am Operationstisch und
füllt dabei den für das Operationsgebiet zutreffenden Fragebogen aus.
Anschließend begibt sie sich an den Bildschirm und überträgt die gesammelten Daten (Markierungen und Klartext). Nach Abschluß der Eingabe
erscheint am Bildschirm ein vorläufiger Bericht, der von der Dokumentationsassistentin auf inhaltliche Richtigkeit durchgelesen werden muß.
Gleichzeitig achtet sie auf die grammatikalisch richtige Einfügung der
Klartexte, die dunkel gesteuert sind, und auf die im Text lokalisier-
ten Fehleranzeigen (Abb. 2).

Muster eines Operationsberichtes

CHIRURGISCHE KLINIK RECHTS D. ISAR DER TU MÜNCHEN   03.02.71

                    OPERATIONSBERICHT

DUMMY FANNY   STATION 10 ALTER 30

OPERATEUR / FISCHER   ASSISTENTEN / DÖHRING
ANÄSTHESIST / BAUER

KLINISCHE DIAGNOSE / APPENDICITIS ACUTA.
DIAGNOSE NACH DER OPERATION / APPENDICITIS PHLEGMONOSA.
AUSGEFÜHRTE OPERATION / APPENDEKTOMIE (NOTOPERATION)
HISTOLOGIE / APPENDIX,
BAKTERIOLOGISCHER ABSTRICH / EXSUDAT, STUMPF DER APPENDIX.

NACH ERÖFFNUNG DER BAUCHHÖHLE DURCH TRANSREKTALEN UNTERBAUCH-
SCHNITT RECHTS IN EINER LÄNGE VON 15 CM FINDET SICH TRÜBES, SERÖSES
EXUDAT VON GERINGER MENGE, DIE APPENDIX LIEGT FREI IN DER BAUCH-
HÖHLE ZWISCHEN DEN DÜNNDARMSCHLINGEN UND KANN NACH EINIGEN
HANDGRIFFEN DARGESTELLT WERDEN, BREITFLÄCHIGE, FRISCH ENTZÜNDLICHE
VERKLEBUNGEN ZWISCHEN APPENDIX UND NETZ WERDEN STUMPF GELÖST.
DIE APPENDIX IST PHLEGMONÖS, DAUMENDICK. DIE GANZE APPENDIX ZEIGT
VERMEHRTE GEFÄSSINJEKTION UND FIBRINBELAG. IHRE GESCHÄTZTE LÄNGE
BETRÄGT 6 CM. DAS COECUM BEFINDET SICH IM RECHTEN OBERBAUCH. REVISION
DES OPERATIONSGEBIETES, DABEI ZEIGT SICH FOLGENDER BEFUND: UTERUS
ENTSPRECHEND EINER SCHWANGERSCHAFT IM 5. MONAT BIS KURZ UNTER DEN
NABEL VERGRÖSSERT.

PROGRADE ABTRAGUNG DER APPENDIX DURCH QUETSCHUNG AN DER BASIS, LIGA-
TUR UND DURCHTRENNUNG. VERSENKEN DES STUMPFES IN DIE TABAKSBEUTEL-
NAHT UND DOPPELTER STUMPFÜBERDECKUNG DURCH Z-NAHT, SORFÄLTIGE BLUT-
STILLUNG DURCH VERKOCHEN. KEINE DRAINAGENVERSORGUNG. DIE WUND-
VERSORGUNG GESCHIEHT DURCH SCHICHTWEISEN BAUCHDECKENVERSCHLUSS.
HAUTVERSCHLUSS MIT PRIMÄR VERZÖGERTER NAHT. DAUER DER OPERATION /
45 MINUTEN. DIE ANGABEN MACHTE DER OPERATEUR.

Abb. 2 Beispiel eines Operationsberichtes

Anschließend begibt sie sich in eine Dialog-Schleife zwischen Fehler-
verbesserung und Berichtdarstellung, die sie nach Erreichen der endgültigen Fassung verläßt. Dieser Bericht wird am angeschlossenen Daten-

schreiber als Hartkopie abgedruckt. Gleichzeitig werden die eingegebenen Daten in eine Zwischendatei gespeichert. Das Original des Operationsberichtes wird an den Operateur geleitet, der es auf Richtigkeit
überprüft und im Krankenblatt abheftet. Nebenbei läuft eine automatische Plausibilitätskontrolle über die zwischengespeicherten Daten, die
Widersprüche zwischen den Merkmalsausprägungen anzeigt. Nach diesen
Kontrollen werden die Daten in die endgültige Sonderdatenbank für Operationsberichte überführt, von wo aus sie patientenweise oder nach statistischen Gesichtspunkten mit beliebiger Relation zwischen den Merk-
malen abgerufen werden können.

Der Arztbrief unterscheidet sich vom Operationsbericht durch den viel
größeren Berichtbereich. Während ein Operationsbericht mit seiner Beschreibung des Befundes und des operativen Vorgehens fast völlig mit
Hilfe geschlossener Fragen erfaßt werden kann (95 %), sind es im Arztbrief nur 83 % gegenüber von 17 % offener Fragen, die im Klartext beantwortet werden müssen. Es würde die Praktikabilität des Arztbrief-
Fragebogens überfordern, wenn alle Antwortmöglichkeiten vorgegeben würden; man denke nur an die vielen Medikamente.

Zur Beschleunigung der Arztbrieferfassung überträgt die Dokumentationsassistentin die bereits in der Krankengeschichte gesammelten Daten in
den Fragebogen. Erst dann erfolgt das Interview mit dem Stationsarzt,
der die Übertragung kontrolliert und Fehlendes ergänzt. Vor der Eingabe
werden Diagnosen, Risikofaktoren, Operationen und Histologie von der
Dokumentationsassistentin verschlüsselt. Diese Daten werden außer in
der Sonderdatenbank auch in der Basisdatenbank gespeichert, welche die
Grundlage unseres Auskunftsystems für stationäre Patienten bildet. Die
halbautomatische Arztbrieferstellung dient so zugleich der Erfassung
der medizinischen Basisdaten (LANGE).

Die Röntgenbilder werden vor der Dateneingabe von einer mit dem System
und der Röntgenbefundung vertrauten Ärztin mit dem zuständigen Röntgen-
facharzt durchgesprochen und dann von ihr unmittelbar am Bildschirm
durch Markierung eingegeben. Der Röntgenbericht wird vorwiegend mit ge-
schlossenen Fragen erfaßt. In der Version für Geübte wird auf die Ver-
neinung der Fragen verzichtet; damit entfällt eine Vollständigkeits-
prüfung wie bei den Operationsberichten. Hingegen wird der Arzt durch
die automatische Bildablaufsteuerung zu einem Vorschlag der aufgrund
der Befunde möglichen Diagnosen geleitet. Stimmt dieser Diagnosenvorschlag mit der vom Arzt gefaßten Diagnosenmeinung nicht überein, so
ist dies ein Hinweis für eine falsche Markierung bei der Befundung. Für
den Ungeübten ist dieser Diagnosenvorschlag eine Diagnostikhilfe.

<u>Erfahrungen mit dem Dokumentationssystem</u>

Die Operationsberichterfassung läuft seit dem Jahre 1969 in der Chirurgischen Klinik der Universität München. Im Jahre 1970 wurde das Verfahren in der Chirurgischen Klinik der Technischen Universität München
(TUM) übernommen und 1971 auf die Arztbrieferfassung auf 3 Stationen
erweitert. Alle Operationen, die in ein bereits erarbeitetes Abfragesystem fallen (Tab. 1) - es sind etwa 60 % der Klinik - werden hier
vollzählig erfaßt. Dies zeigt, daß das Abfragesystem flexibel genug
ist, um sich auch den komplizierten Fällen anzupassen. Bis 31.9.1973
haben wir 2561 Operationen und 3568 Arztbriefe gespeichert. Die Erweiterung auf Röntgenberichte (HEEREN) in Zusammenarbeit mit dem Institut
für Röntgendiagnostik der TUM konnte eben abgeschlossen werden. Durch
einen Vergleich von 45 frei diktierten Berichten mit standardisiert
erfaßten Berichten über die gleichen Operationen konnte gezeigt werden,
daß die Vollständigkeit der Daten von 64 % auf 95 % erhöht werden

konnte. Durch die Gepflogenheit in der Medizin, Normalbefunde nicht zu
beschreiben, muß der Leser annehmen, was nicht beschrieben ist, sei
normal. Daher kommt es, daß die Zahl der falsch negativen Angaben in
den freien Berichten (40 %) sehr hoch ist gegenüber den standardisierten (10 %), während die falsch positiven in beiden Berichtsarten unge-
fähr gleich sind (4 % gegenüber 5 %).

Tabelle 1.

IN DEN EINZELNEN FRAGEBOGEN-SACHGEBIETEN
GESAMMELTE DATENARTEN.

FRAGEBOGEN SACHGEBIET	ERFASSTE FÄLLE	VORGEGEBENE ANTWORTEN	ANGABEN PRO PATIENT	ANTEIL NUMERI- SCHER ANGABEN (%)	ANTEIL KLAR- TEXT ANGABEN (%)	KLARTEXT- LÄNGE IN BYTE PRO PATIENT
APPENDIX	407	255	50	6,2	3,8	84
MAMMA	365	240	44	11,1	6,8	154
STRUMA	530	351	97	11,7	6,0	192
GALLE	528	312	73	6,7	6,8	201
MAGEN	299	564	96	6,1	10,4	389
REKTUM	61	247	110	5,4	5,4	153
SPRUNG-GELENK	197	279	64	8,2	4,9	131
UNTER-SCHENKEL	114	276	55	12,0	8,0	262
LEISTEN-HERNIE	128	389	74	9,8	5,2	162
SCHRITT-MACHER	29	455	141	4,4	14,8	673
ALLE OPERATIONEN	2658	3368	71	8,6	6,9	210
ARZTBRIEFE	3568	308	43	53,8	24,7	671

Das System übt einen nicht zu unterschätzenden Erziehungseffekt auf
die Kollegen in der Klinik aus. Allein die Einführung des Fragebogens
"MAMMA" als Diktathilfe für freie Briefe verbesserte die Vollständigkeit der frei diktierten Berichte von 50 % auf 62 %.

Als die zwei Säulen, durch die das Dokumentationssystem in Gang gehalten wird, erweisen sich das Interview des Klinikers durch die Dokumentationsassistentin und die Kontrolle aller Berichte durch den für die
Datenbank verantwortlichen Dokumentationsarzt im Institut. Die Dokumen-
tationsassistentin wacht über die Vollzähligkeit der Diktate und mahnt
Säumige an. Während des Interviews achtet sie auf die Ausfüllung des
Fragebogens nach den angezeigten Regeln. In der Klinik versuchte man
z.B. unser Dokumentationssystem ohne Dokumentationsassistentin einzu-
führen. Das Vorgehen scheiterte, da die Fragebögen von den Ärzten aus
Zeitmangel nicht sorgfältig ausgefüllt wurden. Dies unterstreicht die
Notwendigkeit der Zwischenschaltung der Dokumentationsassistentin im
Klinikbetrieb.

Der Dokumentationsarzt wacht über die Vollständigkeit und Widerspruchsfreiheit der Berichte auch im Bereich der Klartextangaben. Bei der
Kontrolle der Verschlüsselung von Diagnosen werden z.B. 16 % Fehler
aufgedeckt. Durch Rückweisung des Briefes wird die Dokumentationsassistentin zu Rückfragen beim Stationsarzt gezwungen. Sie versucht dann
bereits im ersten Interview solche Fehler zu vermeiden. Die Rückweis-
rate verminderte sich von anfänglich 33 % auf 15 %. Durch diesen Lernprozess beobachtet man eine fortschreitende Verbesserung der Klartextangaben. So stieg der Zeilendurchschnitt der standardisierten Berichte
durch die Überwachung der Klartexte von 20 auf 27 (frei diktierte 10
Zeilen pro Bericht).

Für die Erstellung und Wartung von Abfragesystem, Textvorrat und Auskunftssystem eines Berichtes, auf deren Ablauf und Problematik nicht eingegangen werden kann, wurden mehrere Hilfsprogramme geschrieben, um die mit dem Abfragesystem eingegebene Logik und Texte für Textvorrat und Auswertung weiter verwerten zu können.

Die Ärzte selbst halten nach Gewöhnung an die formalen Schwierigkeiten (Großschreibung, Zeilenabbruch, Starrheit in Formulierung und Anpassung an die zeitliche Reihenfolge) die Briefe eher überschießend in ihrem Informationsgehalt, sehen jedoch in diesem System die Chance, daß von jedem Patienten die später wissenschaftlich interessierenden Daten einheitlich dokumentiert werden.

Literatur

1. GIERE, W., BAUMANN, W.: Zur Erfassung und Verarbeitung medizinischer Daten mittels Computer, 1. Mitteilung. Meth. Inform. Med. $\underline{8}$, 11 - 18 (1969).

2. GOTHIER, W.: Dateneingabe und Fehlerkontrolle am Terminal mit dem Programm PESAF, Vortrag auf der 5. Diagnostik-Woche, Düsseldorf, 1973.

3. HEEREN, K., ANACKER, H., THURMAYR, R. et al.: Halbautomatische Befundung und Diagnosenhilfe in der Röntgenologie. Diagnostik $\underline{5}$, 665 - 668 (1972).

4. INSTITUT FÜR MED. DATENVERARBEITUNG: ISIS, Ein medizinisches Datenbanksystem. München: GSF 1972.

5. JACOBITZ, K., BÖRNER, P.: Ein allgemeines System zur Synthese medizinischer Berichte aus Markierungsbögen (FTSS). Meth. Inform. Med. $\underline{11}$, 163 - 172 (1972).

6. KOEPPE, P., SCHÄFER, P., GUTENMORGEN, W.: Das System ORVID, Der Versuch einer Echtzeitlösung für die Befundung und Dokumentation von Röntgenbilder. IBM Nachr. $\underline{20}$, 14 - 21 (1970).

7. LANGE, H.-J., THURMAYR, R., BRANDNER, M. et al.: Auskunftssystem über Basisinformationen über stationäre Patienten in einem Klinikum. Münch. Med. Wochenschr. $\underline{114}$, 321 - 323 (1972).

8. RÖTTGER, P., REUL, H., SUNKEL, L. et al.: Neue Auswertungsmöglichkeiten pathologisch-anatomischer Befundberichte, Klartextanalyse durch Elektronenrechner. Meth. Inform. Med. $\underline{9}$, 35 - 44 (1970).

9. THURMAYR, R.: Ein Dokumentationssystem zur Erfassung der Operationsdaten mit Fragebogen und Erstellung eines programmierten Operationsberichtes. Meth. Inform. Med. $\underline{9}$, 218 - 222 (1970).

G. Fuchs: Mathematik für Mediziner und Biologen
90 Abbildungen. XII, 212 Seiten. 1969
(Heidelberger Taschenbücher, Band 54)
DM 14,80; US $6.10   ISBN 3-540-04549-X

Dieses Buch erleichtert es dem Mediziner, diejenigen
mathematischen Methoden, die in zunehmendem
Maß für ihn wichtig werden, zu erlernen. Die rasch
anwachsende Anzahl von Vorlesungen über Statistik
Dokumentation etc. zeigt, wie stark die Wichtigkeit
dieser Gebiete zunimmt.

K.P. Hadeler: Mathematik für Biologen
52 Abbildungen. IX, 232 Seiten. 1974
(Heidelberger Taschenbücher, Band 129)
DM 16,80; US $6.90   ISBN 3-540-06236-X

Das Buch behandelt die Grundlagen der Analysis,
Algebra und Stochastik mit Bezug zu den Anwendungen in der Biologie sowie eine Reihe von mathematischen Modellen aus der Ökologie, Genetik,
Neurophysiologie, Epidemietheorie etc. in abgeschlossenen Darstellungen.

Statistische Methoden I
Grundlagen und Versuchsplanung
Herausgegeben von E. Walter
VIII, 338 Seiten. 1970 (Lecture Notes in Operations
Research, Volume 38). DM 24,–; US $9.90
ISBN 3-540-04961-4

Statistische Methoden II
Mehrvariable Methoden und Datenverarbeitung
Herausgegeben von E. Walter
IV, 157 Seiten. 1970 (Lecture Notes in Operations
Research, Volume 39). DM 18,–; US $7.40
ISBN 3-540-04962-2

Preisänderungen vorbehalten

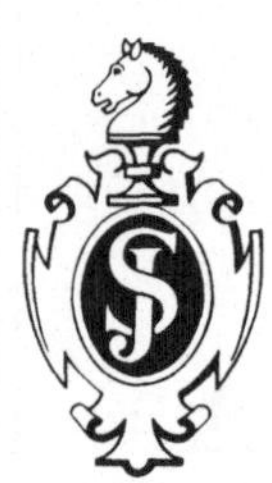

Springer-Verlag
Berlin Heidelberg New York